예방치과

실천 핸드북

예방치과

실천 핸드북

予防歯科臨床教育協議会 편

권 호 근 역

dh 대한나래출판사

DaehanNarae Publishing, Inc.

Deokwon Bldg. #202
102-65 Yongdu-dong
Dongdaemun-gu
SEOUL 130-820, KOREA
TEL: +82-2-922-0840
FAX: +82-2-922-0841
E-mail: dhpub@chol.com
Website: www.dhpub.com

予防歯科実践ハンドブック（予防歯科臨床教育協議会 編）
医歯薬出版株式会社（東京），2004.
Title of the original Japanese language edition:
Handbook for Practices of Preventive Dentistry
Edited by TAKEHARA, Tadamichi et al.

Translated into Korean by DaehanNarae Publishing, Inc.

ISBN 978-89-5741-156-8

Printed in Korea

서 문

예방치과임상교육협의회가 편집한 "실천예방치과"가 처음 출판된 것은 1999년이었다. 그리고 벌써 5년이 지났다. "실천예방치과" 출판 직후부터 실천에 보다 철저한 핸드북을 출판하려고 기획했지만 너무 늦어지고 말았다. 주된 원인은 치과대학 예방치과의 환경이 크게 변화되었기 때문이다. 예방치과학은 전후 어느 시기까지 의학부를 모방해 기초에 속하는 구강보건학의 한 분야로 여겨져 왔다. 그 후 치아우식증이 많이 발생하는 시기에 발맞추어 치아우식증 예방방법을 학생에게 교육하는 장으로서 예방치과학 전환이 요구되었다. 치아우식증 대유행기에는 국립대학을 비롯해 많은 사립대학에서 예방치과학을 임상과로 규정해 왔다.

그러나 최근 수 십 년 이래 치아우식증은 감소기에 들어오고 치과의사 과잉시대를 맞이하여 치과대학과 치학부의 존립이 어려워지자 병원경영은 치료중심주의로 회귀되면서 과거의 노선으로 후퇴되고, 수입을 올리지 못하는 임상과를 축소하는 방침으로 인해 대학병원 예방치과는 존망의 위기에 서게 되었다. 한편 예방치료의 필요에 대한 여론은 크게 확대되어 예방치과의 중요성은 예방치과 전공자가 목소리를 높여 주장할 필요가 없을 정도로 높아지고 있다. 국민의 목소리는 대학 정책보다 더 영향력이 있는 관계로 치과의료의 최전선에 있는 개업 치과의원의 경영방침에 민감하게 반영될 수밖에 없고 많은 개업 치과의원은 '예방치과'를 제창하기에 이르렀다.

이렇게 임상에서의 예방치과학을 교육의 지고의 선으로 지향하는 예방치과학계 주변 상황은 복잡함을 더하고 있다. 그러나 임상교육의 장으로서의 '예방치과'가 있는 대학과 그렇지 않은 대학의 양극화현상이 현저해지면서 그 결과가 명확하게 밝혀질 날도 멀지 않다고 생각한다. 좋은 결과가 나올지, 나쁜 결과가 나올지 우리들에게 부과된 책임은 매우 무겁다고 할 수 있다. 예방을 요구하는 국민의 목소리에 어떻게 응답할까? 우리들은 이 여론을 외면할 수 없는 가운데, 우리들이 해야 할 일을 숙연하게 실천해 가야하는 상황에 몰리고 있다.

본 서를 편집하면서 다음의 두 가지 점에 주의하였다. 하나는 실천에 보다 철저하고, 다른 하나는 병원구조의 변화에 완벽하게 대응해야 한다는 점이다. 예방의 실천은 의료 본연이다. 그러나 옳은 생각이라고 하여 주의 · 주장만을 소리 높여 부르짖는다고 해도 국민들은 받아들이지 않는다. 예방이 개념이라면 우리들은 오히려 도구와 기술을 가슴에 새기며 하나 하나 실천해 갈 필요가 있을 것이다.

다음은 병원구조 변화를 충분히 파악하고 대응하는 것이 중요하다. 병원구조 변화란 인식의 변화이기도 하다. 예컨대 치아우식증에 대해 생각해 보자. 영구치치아우식증경험지수 논리로 호도되고 있지만 정말 치료가 필요한 치아는 국민 한 사람당 1.2개이다. 이는 치료보다 예방 카테고리에 속하는 치아가 다수를 차지하고 있다는 점을 의미한다. 앞으로 치과의료, 치의학교육이 예방을 중심으로 구축되는 필요성을 여실히 보여주는 것이 아닐까? 우리들은 확신을 갖고 예방치과의 길을 나아가야 할 것이다.

2004년 9월

편집책임자 **竹原直道**

집필진

[編集委員]

雫石　聰　大阪大学大学院歯学研究科教授
新庄　文明　長崎大学大学院医歯薬学総合研究科教授
竹原　直道　九州歯科大学教授
宮﨑　秀夫　新潟大学大学院医歯学総合研究科教授
森田　学　北海道大学大学院歯学研究科教授

[執筆者]

秋房　住郎　九州歯科大学助手
荒川　浩久　神奈川歯科大学教授
粟野　秀慈　九州歯科大学講師
安細　敏弘　九州歯科大学助教授
飯島　洋一　長崎大学大学院医歯薬学総合研究科助教授
五十嵐敦子　新潟大学大学院医歯学総合研究科助教授
伊藤　博夫　鹿児島大学大学院医歯学総合研究科助教授
稲葉　大輔　岩手医科大学歯学部助教授
岩倉　政城　東北大学大学院歯学研究科助教授
植田耕一郎　日本大学歯学部教授
上村　参生　大阪歯科大学講師
小島　美樹　大阪大学大学院歯学研究科助手
於保　孝彦　鹿児島大学大学院医歯学総合研究科教授
尾山　正高　長崎大学大学院医歯薬学総合研究科助手
柿木　保明　国立病院機構福岡病院歯科医長
川口　陽子　東京医科歯科大学大学院医歯学総合研究科教授
川下由美子　長崎大学医学部・歯学部附属病院助手
河村　誠　広島大学医学部・歯学部附属病院講師
神原　正樹　大阪歯科大学教授
岸本　悦央　岡山大学大学院医歯学総合研究科助教授
北村　雅保　長崎大学大学院医歯薬学総合研究科助手
熊谷　崇　酒田市開業
黒瀬真由美　岡山市開業
小関　健由　東北大学大学院歯学研究科教授
小林　清吾　日本大学松戸歯学部教授
斎藤　俊行　九州大学大学院歯学研究院講師
雫石　聰　大阪大学大学院歯学研究科教授
品田佳世子　東京医科歯科大学大学院医歯学総合研究科助手
高橋　健作　日本歯科大学総合診療科助教授
田中　宗雄　大阪大学歯学部附属病院講師
谷口　威夫　長野市開業
玉川　裕夫　大阪大学歯学部附属病院助教授
田村　文誉　日本歯科大学附属病院口腔介護リハビリテーションセンター講師
千葉　逸朗　北海道医療大学歯学部教授
築山　雄次　福岡市開業
柘植　紳平　恵那市開業
筒井　昭仁　福岡歯科大学助教授
角町　正勝　長崎市開業
永田　英樹　大阪大学大学院歯学研究科助教授
中村　譲治　福岡市開業
蓜島　弘之　昭和大学歯学部助教授
橋本　明彦　新潟大学医歯学総合病院講師
花田　信弘　国立保健医療科学院口腔保健部部長
埴岡　隆　福岡歯科大学教授
濵嵜　朋子　九州歯科大学助手
林田　秀明　長崎大学医学部・歯学部附属病院講師
原賀　滋久　山鹿市開業
日野出大輔　徳島大学大学院ヘルスバイオレンス研究部助教授
廣瀬　公治　北海道医療大学歯学部助教授
福田　英輝　長崎大学大学院医歯薬学総合研究科助手
福本恵美子　長崎大学大学院医歯薬学総合研究科助手
本多　丘人　北海道大学大学院歯学研究科助教授
松平　文朗　鶴見大学歯学部助教授
松本　勝　明海大学歯学部講師
三重　幸恵　鹿児島大学大学院医歯学総合研究科助手
三宅　達郎　大阪歯科大学講師
宮﨑　秀夫　新潟大学大学院医歯学総合研究科教授
向井　美惠　昭和大学歯学部教授
村上多恵子　愛知学院大学歯学部講師
村田ゆかり　神奈川歯科大学助手
森下　真行　広島大学大学院医歯薬学総合研究科講師
森田　一三　愛知学院大学歯学部講師
森田　学　北海道大学大学院歯学研究科教授
八木　稔　新潟大学大学院医歯学総合研究科助教授
山賀　孝之　新潟大学大学院医歯学総合研究科助手
山下　喜久　九州大学大学院歯学研究院教授
山本　龍生　岡山大学医学部・歯学部附属病院講師
吉岡　昌美　徳島大学病院講師
吉田　明弘　九州歯科大学助手
葭原　明弘　新潟大学大学院医歯学総合研究科助教授
米満　正美　岩手医科大学歯学部教授
渡邊　達夫　岡山大学大学院医歯学総合研究科教授

（五十音順）

역자서문

21세기에 치과치료의 큰 변화는 그간의 치료 위주의 surgical 모델에서 예방적인 접근이 강조되는 medical 모델로의 전환이다. 이러한 medical 모델이 가능하게 된 것은 초기우식증을 조기에 발견하여 치면세균막을 제거해 주고 불소도포 등의 예방처치를 해주면 탈회된 부위를 재광화시켜 줄 수 있다는 것이 실험적으로나 임상적으로 가능하다는 것이 입증되었기 때문이다. 따라서 조기에 철저하게 구강위생 관리를 해주고, 초기에 병소를 발견하여 예방처치를 해준다면 우리는 나이가 들어서도 건강한 치아를 보유할 수 있다. 이러한 측면에서 21세기 치과치료는 치료보다는 치유가 중요하고 치과치료에 있어서 예방적 접근은 아무리 강조하여도 지나치지 않다고 사료된다.

구강건강이 전신건강과 밀접한 관련이 있다는 점에서 치과치료의 전인적인 접근 방법 또한 강조되고 있다. 특히 예방적 진료야말로 치아건강 뿐만 아니라 전신건강 증진을 목표로 한다는 점에서 전인적인 접근이 필요하다. 한국사회가 급격하게 고령화됨으로써 노인구강건강 증진이 사회적인 문제로 대두되고, 노인들의 전신건강 증진을 위한 구강건강의 중요성이 강조됨으로써 치과치료 시의 전인적인 접근 방법은 더욱 필요하다.

일본임상예방치과학회에서 발간된 이 책은 한국보다는 임상 예방치료가 비교적 활발하게 이루어지고 있는 일본 치과대학의 임상 예방치과 교수들이 집필한 책으로 현재 일본의 임상 예방치과에서 시술되고 있는 모든 치료 방법들이 단계적으로 잘 요약되어 있다. 특히 환자가 진료실에 내원하여 치과의사와 면담하는 단계의 대화 방법부터 구강병 발생 위험도를 측정하고 이에 필요한 임상 처치와 추후 관리 방법까지 전인적인 접근이란 측면에서 체계적으로 잘 정리되어 있다.

역자는 평소 한국에서 예방진료가 활성화되기 위해서는 일선에서 국민 구강보건을 책임지고 있는 모든 개원 치과의사들이 예방진료의 중요성을 인식하고 진료실에서 예방치료 시술이 활발하게 이루어져야 국민 구강건강 증진도 이루어지고 치과의사들의 직업적인 보람과 목적이 달성될 수 있다고 믿고 있다. 그렇게 되기 위해서는 개원 치과의사들도 쉽게 이해할 수 있고 체계적으로 일목요연하게 정리된 저서가 필요하다. 이번에 번역 출간된 "임상 예방치과 실천 핸드북"은 이러한 측면에서 아주 적합한 책이라고 사료되어 번역 출간하게 되었다. 비록 일본에서 개발된 사례들이지만 일반 개원가에서도 쉽게 적용할 수 있는 방법들이다. 본 역서 발간이 한국의 임상 예방치과 발전에 일조하였으면 하는 바람이고, 이를 계기로 또한 빠른 시일 내에 한국적 상황에 맞게 개발된 임상 예방치과학 교재가 발간되었으면 하는 바람이다. 국민 구강건강 증진을 위한 임상 예방치과의 활성화를 위하여 꼭 필요한 내용들이니 예방치과 전공 치과의사 뿐만 아니라 모든 일반 개원 치과의사 및 모든 치과위생사들에게도 일독을 권하고 싶다.

2009년 7월

연세대학교 치과대학 예방치과학교실

권호근

Contents

SECTION

1

진 찰 편

본 편에서는 먼저 환자를 전체적으로 파악하기 위해 '의료 상담', '환자의 고민 듣기' 라는 항목을 마련하였다. 이들 항목을 이해하고 실천하면 치과의사-환자 간의 신뢰관계를 구축할 수 있게 된다. 이들 사항에 기초해 '영아 · 유아', '고령자', '지적 장애인' 의 경우를 더 자세하게 살펴보겠다. 다음은 치과진료 시에 필수항목인 '혀', '생활습관' 에 대한 진찰법을, 마지막으로는 '진료기록부 기재법', '전화상담법' 에 대해 살펴보겠다.

1 의료 상담

Point

의료 상담의 목적은 치과의사와 환자 간에 상호 신뢰관계를 만드는 것이다. 신뢰관계가 형성되면 환자에게서 정확한 정보를 수집할 수 있다. 또한 그 후 진료에 관한 환자의 이해도 · 협력도가 높아지고 환자 교육 · 지원도 능률적으로 진행할 수 있다.

또한 예방치과의 진료는 구강 질환 문제로 고민하는 환자뿐만 아니라 정상인도 대상이다.

한편 환자는 건강정보를 많이 알고 있고 독자적인 생각을 갖고 있다는 점을 인식하여야 한다.

1. 기본사항

- 환자에게 안도감을 주어야 한다. 즉 '여기 오길 잘했다' 라고 느끼게 해야 한다.
- 환자의 말을 자신의 문제로 여기고 고민해야 한다. 즉 '이 선생님은 지금 나에게 관심을 집중하고 있다' 라는 느낌을 주어야 한다.
- '의사에서 환자로', '환자에서 의사로' 라는 양방향의 인간관계를 만들어야 한다.

2. 좋은 관계를 만들려면

齊藤[1]에 따르면 정보 교환에는 언어적인 메시지와 비언어적인 메시지가 있다. 인간관계에 대한 영향은 비언어적인 메시지가 더 많은 영향을 준다. 한편 말씨와 목소리 톤은 언어의 한 부분이지만 언어로 표현할 수 있는 것과는 다른 정보를 전해준다는 점에서 준언어적인 메시지라고 한다.

1) 비언어적인 메시지

장소: 주변에 많은 치료기기와 재료가 있는 곳보다 간소하고 청결한 장소를 선택한다.
심각한 고민을 호소하는 환자에게는 조용하고 사생활을 보호할 수 있는 장소를 선택한다.

용모: 청결하고 단정한 용모가 필수적이다.
환자가 보아도 분명하게 알 수 있는 치료되지 않은 충치와 치은염 등이 치과의사의 구강 내에서 보이면 안 된다.

태도: 치과의사 본인이 건강해야 한다. 치과의사가 아프거나 좋지 않은 태도를 보이면 환자가 불쾌해진다.

자세: 환자와 정면에서 대하기보다 조금 옆에서 대하는 것이 위압감이 적다.

2) 준언어적인 메시지

말씨: 첫 대면 시에는 정중한 말씨로 대등한 관계임을 느끼도록 한다.

목소리 크기: 환자의 목소리 크기와 호소하는 내용에 맞게 조절한다.

의학용어: 환자의 지식과 기량에 맞춰 그에 맞는 용어를 사용한다.

3. 상담의 실제(언어적인 메시지, 정보 수집과 설명 · 지원)

1) 도입

인사, 이름 확인, 자기 소개, 앞으로 할 일을 설명

2) 정보 수집 · 공감 · 요약

- 주소(언제, 어디가, 어떻게, 어느 정도, 어떤 때에, 수반증상 등)
- 가장 불편한 사항, 진료에 기대하는 것

- 전신적인 기왕력, 다른 의원의 수진 유무
- 요약 확인(환자가 호소하는 내용을 직접 정리요약하여 말해주고 확인 받는다)

〈기타〉

- 직업, 가정환경, 생활양식, 구강보건행동 등의 정보
- 직접적인 내원 동기와 관계가 없는 사항(예컨대 가족의 치아에 관한 상담)
- 과거의 치과 치료 경험

〈주의사항〉

- 열린 질문(환자가 자유롭게 대답할 수 있는 질문)부터 시작해 닫힌 질문(예 · 아니오로 대답할 수 있는 질문)으로 진행하면 초점을 좁히기 좋다.
- 환자가 말하는 도중에 방해하지 않는다.
- 고개를 끄덕이거나 환자의 말을 반복하면서 지지하고 공감하는 태도를 보인다.
- 상투적인 상담이 되어서는 안 된다. 어디까지나 인간간의 대화이다.

3) 의사가 환자에게 설명 · 지원

- 구체적으로 명확하게 말한다.
- 알고 있는 정보는 가능한 한 많이 제공한다.
- 어떤 '좋은 효과'를 기대할 수 있는지 구체적으로 설명한다.

4. 임상기능에 뒷받침된 의사 · 환자 관계

- 예방치과에 관한 지식과 임상기술은 반드시 필요하다.
- '진료내용이 단순한 치료행위만은 아니다'라는 점을 환자가 깨닫게 되면 좋은 의사 · 환자관계가 확립된다.
- 진료 도중이라도 그 경우에 적합한 예방의 중요성을 설명한다.

5. 의사소통(communication)의 원칙(AB-CDEFG)

항상(Always Be)

예의 바르게(Courteous)

단호하게(Determined)

정열적으로(Enthusiastic)

흔들림 없는 태도로(Firm)

성실하게(Genuine)

(森田 學)

참고문헌

1) 斎藤清二：はじめての医療面接—コミュニケーション技法とその学び方—. 医学書院, 東京, 2000, pp. 1～31.

2) 戸田恭司：歯科医のための患者学. 医学情報社, 東京, 2003, p. 102.

2 환자의 고민 듣기

Point

환자의 '환(患)'이란 병을 앓고 있는, 마음을 꼬챙이로 꿴 듯한 상태를 나타내며, 영어의 patient는 육체적, 정신적으로 고통과 불안을 느끼며 참고 있는 사람을 의미한다.

모든 환자는 고민을 갖고 있다. 그리고 의사가 그 고민을 듣는 데서 진료가 시작된다.

환자의 인격을 존중하고 괴로워하는 하소연을 경청해 환자를 이해하는 것은 질병의 진단과 치료방침의 자료가 될 뿐만 아니라 신뢰관계의 구축으로 이어진다.

1. 의사소통의 방법

1) 기본 태도

경청: 처음에 경청을 하면 환자는 인정받고 있다는 느낌 때문에 만족감과 신뢰감이 높아진다.

확인, 피드백: 말한 내용을 이해하고 있다고 전하고 내용을 확인한다.

공감과 지원: 환자의 입장이 되어 기분을 알고 있다는 것을 전하게 되면 환자는 안도감과 마음의 치유를 얻게 된다.

지시와 정보 제공, 환자 교육: 환자에게 필요한 지시를 내리고 자가관리의 정보도 제공한다.

관찰: 환자 감정의 움직임과 말하고 싶은 바에 신속하게 대응할 수 있도록 환자가 알아차릴 수 있는 핵심용어(keyword)를 찾는다.

2) 언어적인 의사소통 기법

재촉: 맞장구. '그렇군요', 계속하도록 재촉하는 말. '더 자세히 말씀해 주세요'

질문

① 열린 질문: 대답이 자유롭고 제약을 받지 않는 질문. '어떻게 되셨나요?'

② 닫힌 질문: '예' 또는 '아니오'를 선택하는 질문, 특정 정보를 구하는 경우에만 사용한다.

③ 명확성과 방향성: 호소 내용의 명확화, 방향성을 제시한다. '불편함을 느끼는 데 어떤 계기가 있었나요?"

④ 해석을 위해: 환자의 해석을 안다. '원인에 대해 짚이는 바가 있으신가요?"

⑤ 대결적: 환자에게 모순을 깨닫게 한다. '그렇다면 치석 제거 이전에도 이가 시리셨다는 말씀이시군요?"

침묵: 적극적인 관심을 보인다. 수긍하는 태도와 표정을 함께 보여 준다.

요약: 말한 내용을 정리한다. '지금까지 내용을 요약하면 – 이군요'

되돌아가기, 초점화: 이야기가 벗어났을 때 원점으로 돌아가 본론에 초점을 맞춘다. '방금하신 말씀은 –'

공감: 감정과 태도를 이해하는 말. '고생하셨습니다', 침묵, 수긍

지원: 환자에 대한 배려, 지원하는 마음을 전한다. '가능하다면 –', 자세, 표정

존중: 환자에게 경의를 표하는 명확한 말. '– 는 잘 하셨습니다. 감동 받았습니다'

반복: 환자가 표현하고 싶은 마음과 핵심을 찌르는 내용의 확인 '– 군요'

반영: 감정 면에서 이해를 표하는 말. '걱정되시죠'

정당화: 환자가 체험한 내용을 인정한다고 전한다. '– 저도 그럴 것 같군요'

3) 언어 이외의 의사소통

언어에 부수하는 요소: 말의 높낮이, 크기, 말하는 속도, 말투, 억양

공간적 위치관계: 환자의 표정을 볼 수 있을 것(정면이 아니라 옆으로 비켜서), 적절한 거리, 앉은 상태, 같은 높이

동작

① 표정: 마스크를 벗고 환자에게 표정을 보인다. 효과적인 미소, 슬픈 표정 등

② 시선: 적절한 시선은 환자의 안도감을 높인다.

③ 자세: 환자의 방향을 향하고 머리를 약간 앞으로 향하거나 몸을 앞으로 구부린 자세로 환자에게 관심을 보인다. 단정한 용모, 자기소개, 이름 부르기, 좋은 매너를 취하기

환경, 분위기: 칸막이와 개인실 등의 설치, 스태프와 좋은 관계, 포스터, 팜플렛

2. 의사소통의 주의사항

- 동시에 2개 이상의 질문, 동일한 질문의 반복, 잇따른 질문을 하지 않는다.
- 애매한 말이나 전문용어를 쓰지 않는다.
- 사회적인 편견과 차별, 환자를 무시하는 듯한 발언과 질문을 하지 않는다.
- 대답을 유도하거나 위협하는 듯한 발언과 질문을 하지 않는다.
- 심각하고 개인적인 질문은 시기를 고려하고 환자에게 동의를 구하면서 신중하게 진행한다.
- 거짓말하지 않는다. 환자와의 약속을 잊지 않는다. 불가피한 경우는 환자에게 이유를 말한다.

3. 특별한 배려가 필요한 경우(참고 사항)

1) 유아와 보호자

3세 이상이고 의사소통이 가능한 경우 알기 쉬운 말로 친절하게 질문하면 정보 수집과 신뢰관계를 쌓는 데 도움이 된다. 문진은 보호자에게 하는데 객관적인 사실뿐만 아니라 보호자의 주관과 고민도 주의 깊게 듣는다.

2) 고령자

사회적 배경, 정신상태 및 전신질환(치매도 포함)을 고려할 필요가 있다.

- 사회적 배경 – 정년퇴직과 그에 따른 경제상태의 변화, 생활습관의 변화
- 정신상태 – 사회적, 가정적(시부모 등) 환경 및 지위의 변화에 따른 정서불안, 언어장애와 청각장애로 인한 의사소통의 곤란, 의사를 전달할 수 없는 정신적인 초조감 등
- 전신질환 – 고혈압과 당뇨병 등의 전신질환을 갖고 있을 확률이 높음. 증상과 복용약제에 대해 파악할 것, 치매증상을 보이는 경우에는 가족과 간병인이 함께 환자의 발언내용을 듣고 확인할 필요가 있다.

3) 치과진료에 극도의 불신감과 공포감이 있는 환자

환자의 발언과 표정, 행동에 세심한 주의를 기울이고 과거 병력과 수진상황 등도 들어 정신적 면을 배려하면서 문진한다. 특정 물질(바늘, 터빈 소리)에 대한 공포, 스태프에 대한 불신감, 막연한 불안, 과대망상적인 공포 등이 있다.

가족이나 수발드는 사람, 상담자의 연락처를 묻고 필요하다면 연계를 한다.

4) 정신질환이 의심되는 환자

언행이 특이하고 정신과 기왕력이 있는 경우는 담당의사의 연락처와 복용 중인 약제에 대해 물어 본다. 전문의의 지도와 조언을 듣고 환자의 말과 행동을 충분히 생각하면서 의사소통한다.

(品田佳世子)

참고문헌

1) 高江洲義矩(編)：保健医療におけるコミュニケーション・行動科学. 医歯薬出版, 東京, 2002, pp. 1〜8, 30〜42.

2) 石川達也, 高江洲義矩, 中村譲治, 深井穫博(編)：かかりつけ歯科医のための新しいコミュニケーション技法. 医歯薬出版, 東京, 2000, pp. 40〜43, 129〜153.

3) 小野瀬英雄, 黒﨑紀正・他：歯科臨床研修マニュアル. 医歯薬出版, 東京, 1997, pp. 32〜35.

3 영 · 유아의 진찰 방법

Point

치과진료 시에 영 · 유아의 협력은 반드시 필요하지만 연령에 따라 크게 다르므로 진찰 시작과 진찰의 방식에는 차이가 있다. 여기에서는 영 · 유아기의 특징과 치과적 문제점, 유아기 진찰의 시작과 그 방식에 대해 연령별로 서술하겠다.

- 영 · 유아기의 특징과 치과적 문제점
- 영 · 유아기의 연령별 진찰의 시작과 그 방식

1. 진찰 전에 이해할 것

1) 유아기(생후 1년 이내)

- 언어 이해가 매우 미숙하다.
- 의사소통이 되지 않는다.
- 치과적 문제점

① 기형 ② 상피진주 ③ 선천성 치아(수유 장애, 치은의 염증, 설소대 궤양의 원인)

2) 유아 전기(1~2세)

- 대화가 불가능하다.
- 어떤 의미를 전할 수 없다.
- 치과적 문제점

① 상악 전치부의 인접면과 치경부 치아우식증의 발생

3) 유아 중기(3~4세)

- 들은 내용은 이해한다.
- 모르는 사람과 장소에 대한 공포심이 강하다.
- 의료인에 대한 공포심을 갖고 있다.
- 치과적 문제점

① 상악 전치부의 인접면과 치경부 치아우식증의 발생
② 유구치 교합면의 소와열구 치아우식증의 발생

4) 유아 후기(5~6세)

- 언어 표현 능력의 발달
- 설명과 설득을 이해한다.
- 신체에 대한 가치관이 생긴다.
- 신체를 소중하게 생각해야 한다는 것을 이해한다.
- 치료에 과민하고 불안감이 강하다.
- 치과의사에 대한 불안과 공포가 있다.
- 치과적 문제점

① 유구치 교합면의 소와열구 치아우식증의 발생 ② 유구치 인접면 치아우식증의 발생

2. 진찰 시작과 진찰 방식

1) 유아기(생후 1년 이내)

- 엄마 무릎에 올려 진찰한다.
- 진찰 전에는 무관심하지만 시작하면 울며 난동을 부리는 경우가 많다.
  ① 유아의 손을 잡고 장난감을 쥐여 준다. ② 부드럽게 말한다.
  ③ 언어 뿐만 아니라 표정과 태도는 언어의 이해를 돕는다.
- 기구는 사용하지 말고 손가락을 사용하여 구강 내를 진찰한다.

2) 유아 전기(1~2세)

- 진찰할 때 보호자와 분리하지 않는 것이 좋다.
  ① 엄마(보호자) 무릎 위에서 진찰한다. ② 엄마(보호자)를 옆에 두고 진찰한다.
- 부적절한 대응은 치과에 대한 강한 공포심을 심어 주므로 충분히 배려한다.
- 상악 전치부의 오물을 칫솔로 제거한다(엄마가 해주는 것이 좋다).
- 치아의 진찰, 상악 전치부의 치경부와 인접면의 초기우식증(white spot)을 주의 깊게 진찰한다.
- 종합적인 소견으로 유치 치아우식증의 위험을 판정한다.

3) 유아 중기(3~4세)

- 자립심을 기른다.
- 진찰할 때 엄마(보호자)와 아이의 분리를 시도한다.
- 진찰에 대한 공포심 제거
  ① 가능하다면 부드럽게 말을 건다.
  ② 진찰하는 내용을 설명한다.
  ③ 설명 내용을 따라하도록 한다.
  ④ 대용어(유아가 알아들을 수 있는 말)를 사용해 설명한다.
- 칫솔에 의한 구강 내 청소(엄마 또는 술자가 실시해도 좋다)
- 치아 검사, 특히 유구치 교합면에 주의하며 진찰한다.
- 종합적 소견에서 유치 치아우식증의 위험을 판정한다.

4) 유아 후기(5~6세)

- 진찰에 대한 공포심 제거
  ① 진찰에 대한 공포심을 사전에 물어서 알아보고 표현하도록 한다.
  ② 공포를 수용한 후 설득 · 안심시킨다.
  ③ 기구를 보여주고 만지게 해 설명한다.
- 칫솔에 의한 구강 내 청소(술자가 실시한다)
- 치아 진찰, 특히 유구치 인접면에 주의하며 진찰한다.
- 종합적 소견에서 영구치 치아우식증의 위험을 판정한다.

3. 추가

영아 · 유아에 대한 예방치과의 진찰은 치료행위가 아니므로 비교적 용이하지만 구강 내 위생상태를 파악할 때는 지체하지 말고 신속하고 정확하게 진찰하는 것이 중요하다. 또한 치아우식증 위험을 판정하기 위해 구강 내 위생상태뿐만 아니라 식생활과 생활습관 정보를 엄마(보호자)로부터 듣는 것도 잊어서는 안 된다.

(上村參生)

4 고령자의 진찰 방법

Point

- 고령자는 신체적 및 정신적 특징이 일반 성인과는 다르다.
- 고령자에 대해서는 신체적 · 정신적 특징을 충분히 이해하고 진찰에 임하는 것이 중요하다.

1. 고령자에 대한 기본지식

1) 정신적 특징

(1) 사회적 적응력의 쇠퇴

- 유연성의 저하: 완고함, 지루함. • 폐쇄적인 성격: 내향적, 무기력 • 불만 감정: 비뚤어진 마음, 푸념

(2) 인지능력의 저하

- 판단능력의 저하 • 이해력의 저하 • 기억력의 저하 • 사고 속도의 지연

(3) 고립감, 절망감

- 심신이 건강하지 않음. • 배우자와 친구의 사망 • 일의 상실 • 삶의 의미 상실

(4) 정신질환(위의 증상이 악화된 경우)

- 우울증 • 치매 • 망상증 • 정신착란 • 신경증

2) 신체적 특징

(1) 기관의 전반적인 기능 저하(의사소통 능력의 감퇴)

- 난청 • 시력 저하 • 언어 불분명 • 집중력 유지의 곤란

(2) 전신질환의 병존

- 만성질환의 다발(신경계, 호흡 · 순환기계, 소화기계 등)
- 생체의 방어기능 저하(기회 감염, 생체회복력 저하) • 오연성 폐렴의 발병 • 탈수증상

(3) 복용 약제의 병용

(4) ADL(Activity of Daily Life, 일상생활 동작: 식사 · 화장실 · 입욕 · 의복 착탈 등의 동작)의 저하

(5) 구강 내 변화

- 치아의 상실 • 혀 기능의 저하 • 타액량의 감소(생리적, 복용 약제의 영향)
- 구취 • 구강 위생관리 불량(치석 · 치태의 증가) • 연하장애 • 구강(혀) 캔디다증

2. 진찰방법

1) 관찰

(1) 고령자의 중요한 관찰항목

- 건강상태 • 환자의 개성, 정신상태
- 인지기능, 의사소통 능력 • 운동기능

(2) 관찰방법

전신을 본다(표정, 대화, 태도, 안모, 체격, 서 있는 자세, 걸음걸이, 앉는 방법, 앉은 자세).

section 1 색선제목
section 2 색선제목
section 3 색선제목
section 4 색선제목
section 5 색선제목
section 6 색선제목
section 7 색선제목
section 8 색선제목

2) 청취

(1) 고령자의 중요한 청취 항목

• 전신질환 • 복용 약제 • 일상생활상태(ADL, 식사, 음주, 수면 등) • 치과질환의 기왕력

(2) 청취방법

간병인과 가족에 대해서도 실시하는데 어디까지나 본인을 대상으로 하고 비난하지 않는다. 부정하지 않는다. 선입관을 갖고 보지 않는다. 기념일(생일 등)과 관련지어 시기를 떠올리도록 한다. 질환이 불분명한 경우는 복용약제로 추측한다. Facial scale(싱글벙글 웃는 얼굴에서 우는 얼굴까지 20여종의 그림에서 자신의 기분을 선택하게 하는 평가법)도 이용 가능.

3) 진찰 · 검사

〈전신질환〉

(1) 고령자의 중요한 진찰 · 검사 항목

• Vital sign 측정 • 정신상태 파악 • 혈액생화학적 검사 • 심전도 • 전신상태의 종합평가

(2) 진찰 · 검사 방법

고령자의 질환은 전형적인 증상을 보이지 않는 경우가 많으므로 인지기능의 평가에는 The Mini-Mental State Examination과 Hasegawa(長谷川)식 간이지능평가를 이용한다. 또한 전신상태의 종합평가에는 병력 · 이학적 소견에 기초해 ASA(미국마취의협회)의 술전분류를 이용하는 경우가 많다.

〈구강 내 소견〉

(1) 고령자의 중요한 진찰 · 검사항목

• 치아(치아우식증, 수복, 보철상황, 마모, 교모 등) • 치주조직 • 구강 건조(타액 분비율)

• 교합 · 치열(의치의 교합상태 등) • 구강위생상태(구강위생 습관) • 섭식 · 연하상황

(2) 진찰 · 검사 방식

• 진찰할 때는 꼭 수평위로만 하지 않고 환자에게 부담을 주지 않는 체위를 취하도록 한다.

• 치아우식증을 진찰할 때는 치경부의 치태 부착, 치근면 노출 등 치근면 치아우식증의 위험인자에 대한 진찰이 특히 중요

4) 의사소통 방법

(1) 의사소통 능력의 감퇴에 대해

• 얼굴의 높이를 맞춘다(입술의 움직임을 알 수 있도록). • 비언어적인 표현(시선 등)의 활용

• Chair side가 아니라 조용한 곳에서 상담 • 충분한 음량과 확실한 발음

(2) 인지능력의 저하에 대해

• 일단 많은 정보를 쏟아내지 않는다(간결하고 단순하게). • 응답할 시간을 넉넉히 준다. • 설명을 반복한다.

(3) 사회적인 적응성의 감퇴에 대해

• 명령하는 어조의 고압적인 태도는 금한다. • 이름을 부른다(아저씨라고 부르지 않는다).

• 사무적인 차가운 대응은 피한다. • 개인의 가치관에 맞추어 대응한다 • 공평성을 보인다.

(4) 고립감, 절망감에 대해

• 장소에 따라 스킨쉽도 필요하다. • 대화가 즐겁다는 것을 보여 준다.

3. 추가

• 여기에 소개한 진찰방식은 일반 고령자를 대상으로 한 것이다.

• 고령자의 신체적, 정신적인 특징은 개인차가 크고 진찰 방식은 각 대상자의 건강상태, 세대적 배경과 교육수준 등도 충분히 고려한다.

(三宅達郎)

5 지적 장애인의 진찰 방법

Point

지적 장애라는 명칭은 보통 정신 지체(MR: mental retardation)라는 의학적 진단명으로도 사용되고 있다. 여기에서 말하는 지적 장애인이란 단순한 정신지체뿐만 아니라 발달장애인까지 포함하며 진찰은 이들에 대한 지원인 건강 서비스를 의미한다.

1. 주의사항

- 장애가 심각한 사람들의 대부분은 입원의 대상이 되므로 치과 방문이 적고 그 시설 상황에 따라 간호사, 위생사에게 관리 받고 있다.
- 사회복귀를 지향하는 사람들을 입원 상태에서 진료하거나 외래로 진료하는 경우도 있고, 생활지원복지 시설과 협력하여 당일 의료 봉사 형태로 진료하는 경우도 있다.
- 치과 치료를 받고 있는 환자의 병명은 종합실조증 · 자폐증 · 정신 지체(다운증후군 등의 질환 · 유아기 고열에 의한 장애)가 많고 간병인에게 의존하는 경우도 적지 않다.
- 초진 시 수진자는 구강관리에 대한 이해가 거의 없다. 그러나 자신에게 좋은 결과가 온다는 것을 자각할 수 있다면 그 후는 빠르게 이해하고 협력하게 된다.
- 수진자는 첫째 무슨 치료를 해줄지, 둘째 자신은 무엇을 하면 좋을지, 셋째 앞으로 어떻게 될지에 대한 불안을 느끼고 있다.
- 수진자의 불안을 제거하기 위해 반복 설명하고 이해를 구해 관계를 만드는 것이 바람직하다.
- 친절하고 정중한 설명은 동시에 간병인의 이해를 더 심화시켜 준다.
- 어린이 특히 유 · 소아의 경우는 식생활의 기본이 지켜지는지, 편식은 하지 않는지, 간식은 어떤지 등에 대해 간병인에게 문진한다.
- 친자관계, 가정환경 등의 사항에 대해서도 충분히 물어 본다.

2. Protocol의 기재항목

1) 원질환에 대해

① 증상이 나타난 년월일
② 경과
③ 현재의 상황
④ 기타 기왕력
⑤ 치과치료의 기왕력

2) 수진 시 확인항목

① 간병 필요 또는 불필요 여부 기재
② 휠체어 사용 여부: 항상 사용 / 사용하지만 진료 시에 unit chair 이동 가능
③ 진료 시에 본인 협력 가능 여부
④ 헹구기 평소 가능여부: 가능하다(농반 사용) / 전혀 사용할 수 없다.
⑤ 칫솔질 혼자서 가능여부: 간병인과 함께 / 간병인이 해 준다.

⑥ 보호자의 협력: 양친 / 편부 / 편모 / 기타( )
⑦ 대화능력: 듣기만 한다 / 대화가 가능 / 내용을 이해할 수 있다.
⑧ 일상 생활환경: 자택 / 학원 등의 시설 / 기타 시설
⑨ 통원방법: 걸어서 온다 / 버스 · 전철 이용 / 가족의 자동차 / 택시 이용

- 치과 진료의 기왕력이 있다면 즉시 검진하고 현재의 상황을 파악할 수 있다.
- 기왕력이 없을 때에는 본인이나 간병인으로부터 수진의 희망을 확인하고 불안감을 갖지 않도록 주의하고 가능한 한 즐거운 분위기를 만들면서 신중하게 검진한다.
- 최초 검진이 불충분하거나 부정확하면 이후 신뢰관계를 만들기가 어렵다. 처음에 신속하게 치료할 치아우식증이 있는지, 치아에 파절 등의 이상이 없는지, 치은 출혈이 있는지, 점막부에 확실한 염증이 있는지, 치태 · 치석의 부착이 있는지, 구취가 있는지 등을 식별한다. 그 후 건강을 유지하기 위한 구강관리, 즉 정기검진, 구강위생지도로 이행한다.
- 상황이 허락한다면 치아우식증 활동성 시험인 Cariostat, Dentocult-SM 등을 실시한다.

3. 관찰 증례

1) ○○○(31세)

- 치은염의 증상은 경도, 청주시에서 이사해 칫솔질 지도와 정기검진을 희망함. 생후 직후 엄마는 발음이상을 확인했지만 산부인과에서는 문제 삼지 않았음.
- 생후 6개월, 청주시에서 병원 수진, 갑상선 기능부전(갑상선 발육불량) 진단. 그 후 약제 복용 지속, 현재 경도의 지각장애가 남아 있음. 모친은 인식, 본인도 자각하고 있음. 현재도 정기적으로 수진함

2) ○○○(33세)

- 병명: 간질(epilepsy)
- 주요증상: 항간질약의 부작용에 의한 치은 부종
- 아레비아틴 20mg, 덴파켄 1400mg, 히단톨 75mb 등
- 혼자서는 헹구기, 칫솔질이 불가능하다. 모친이 간병을 하고 모든 구강위생활동을 해준다.
- 약물 투여는 앞으로도 장시간 지속되므로 치은염의 급발을 억제한다.
- 치아우식증 처치는 유소년기에 ○○대학부속병원 소아치과에서 하였고 그 후 증상발현은 없다. 현재도 정기적으로 수진(약 11년 경과)

(松平文朗)

6 혀의 관찰

Point

혀의 소견에는 분명히 질환으로 확인되는 경우와 그렇지 않은 경우가 있다. 일반적으로 정상범위라 생각되는 소견이라도 자각증상이 있는 경우는 전신상태와 체질 등을 반영하는 경우가 있으므로 동양의학적인 관찰법 등을 응용해 세부 소견을 간과하지 않도록 한다.

1. 혀의 관찰

- 혀의 형태를 관찰할 때는 혀에 힘이 너무 들어가지 않도록 주의한다.
- 혀의 형태와 상태는 전신상태와 체질을 반영한다고 생각되고 있다.[1] 설유두와 설점막의 꼼꼼한 관찰로 자각증상과 임상증상을 설명할 수가 있다(그림 1-6-1).
- 혀의 색은 혀조직의 혈액 상태와 관련이 있다. 빈혈의 경우는 혀의 색이 흐리고 탈수와 발열 등으로 혈액이 농축경향을 보이면 붉은 기가 증가한다.
- 혀가 부은 것처럼 보이거나 치흔이 있을 때에는 체액이 채워진 상태로 간주된다. 가느다란 설유두의 울혈상태와 색조변화는 전신의 혈행상태와 관련이 있다.

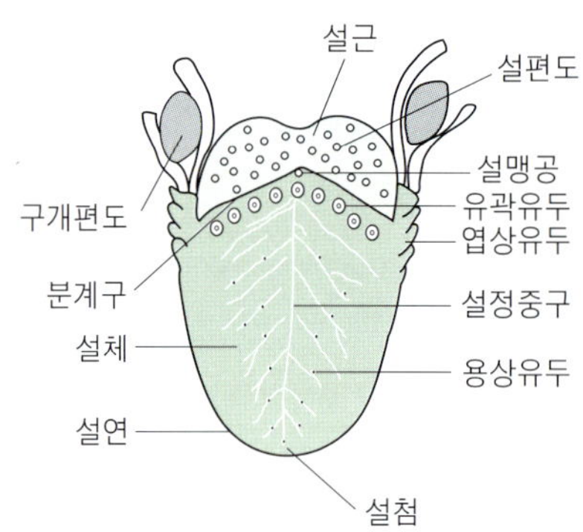

그림 1-6-1. 혀의 구조

2. 혀의 형태적 소견

1) 균열설

- 혀의 표면에 구(groove)가 보이는 상태이며 열구설이라고도 부른다.
- 구(groove)형태의 부분도 상피로 뒤덮여 있는 경우가 많은데 각화가 빈약한 경우에는 음식물 잔사, 세균, 진균의 정체로 염증이 유발되어 동통을 호소하는 경우가 있다.
- 설점막의 구(groove)는 부분적으로 점막의 재생력이 저하된 상태라고 생각된다.

2) 지도설

- 혀에 국한된 특수한 낙설성 또는 각화이상병변이라 생각되며 인접 병소가 융합되어 지도와 같은 패턴을 보인다.
- 병소 내의 사상유두는 소실되고 용상유두는 반대로 붉은 점으로 관찰된다. 그 결과 병소에는 설태가 부착하지 않고 마치 설태가 벗겨진 것처럼 보인다. 날마다 형태와 위치가 다르다.
- 전신상태가 불안정한 경우에 관찰된다고 하며 스트레스, 심인성 인자와 관계가 있다.[1]

3) 정중능형설염

정상의 경우는 태아기에 위축되는 불대결절의 잔존이라 생각된다. 설배 중앙부에 능형 또는 타원형의 경계가 분명한 반점이 관찰된다[2]. 이 부분에는 설유두가 없고 평탄한 타입, 융기된 타입, 함몰된 타입 등이 있다.

4) 설태

- 길게 뻗은 사상유두에 노폐물과 음식물 잔사, 미생물 등이 축적되어 흰색과 노란색이 끼여 있는 것처럼 보인다(그림 1-6-2).[1] 설태의 개선에는 발현에 관계[3]하는 발열과 상부 소화관의 병변 치료가 필요하다.
- 칫솔을 사용해 물리적으로 제거하려고 강한 힘으로 제거하면 통증과 점막의 장애를 유발할 수 있다.
- 노란 설태는 발열과 구강건조가 개선되면 하얀 설태로 돌아온다.

5) 흑모설

- 사상유두의 각질이 길게 뻗어 실과 같이 된 상태를 모설이라 하고, 이것이 색소가 침착되어 흑갈색처럼 보이는 상태를 흑모설이라고 한다.
- 항생제 등의 장기 복용의 영향으로 설태 내 세균 생태계의 변화가 생겨서 발생하기도 하고, 발열과 구강건조에 의해 증가한 흑색산생균, 진균과 관계가 있을 수도 있다.
- 구강 건조에 대한 치료가 필요하며, 수분대사를 개선하는 한방약이 주요하게 작용하기도 한다.

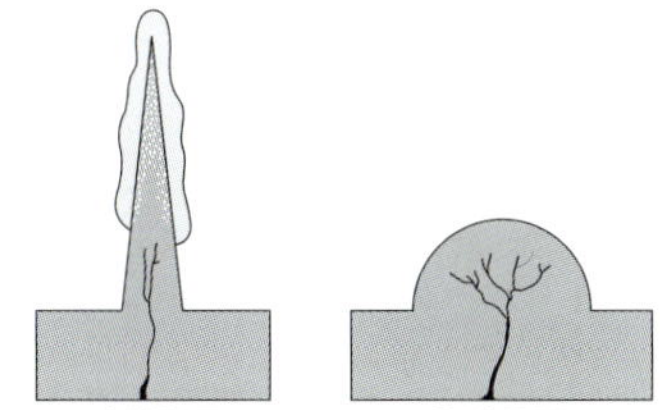

그림 1-6-2. 설유두

3. 혀의 주요 질환

1) 설통

- 시진에서는 변화가 보이지 않지만 통증과 얼얼한 통증, 작열감을 호소한다.
- 대부분 갱년기 장애와 심인성 질환이지만, 설점막의 미소외상과 구각부 염증과 연관되어 발생하기도 한다.
- 점막의 재생력, 과민증상과 관련이 있는 경우가 있으며 보습제의 도포와 한방약의 투여, 항균제와 항진균제 등이 주요하게 작용하는 경우가 많다.

2) 신경질환

지각신경은 전방 2/3가 설신경, 후방 1/3이 설인신경에 지배를 받는다. 발치 등으로 신경이 손상되면 혀의 감각이 마비되기도 한다. 신경증상을 보이는 경우는 중추성인지, 국소성인지를 판단한다.

3) 설염

설염에는 아프타성 설염과 궤양, 미란 등도 포함된다. 이것들은 세균과 진균, 바이러스에 의한 것과 화학적 외상이 관련된 것, 물리적인 인자와 연관되어 발현한 것이 있다.

4) 캔디다증

국소 면역력 저하와 전신적 요인, 스테로이드제, 항생제 등의 영향으로 발생한다. 급성 위막성 캔디다증은 백색 점 또는 선조에 생기며 점점 확대되어 반과 띠가 되고 흰색 피태를 벗기면 아래에 선홍색 면이 관찰된다. 만성 비후성 캔디다증은 상피의 비후를 동반한다.

5) 혀의 종양

양성 종양 중에서는 유두종과 섬유종, 혈관종, 림프관종 등이 빈발한다. 혈관종은 혈관의 증식을 특징으로 하는 종양이며 혀에도 호발한다. 색조는 선홍색과 암적자색을 띤다.

백반증은 구강점막의 전암병소라고도 불리며, 임상적 및 조직학적으로 다른 질환으로 분류되지 않는 백색병변을 이르는 말이다. 각화항진 타입에서 상피 이형성 타입까지 보인다.

악성 종양은 암종과 림프관종, 육종이 관찰된다. 암종은 구강 내에서 하악 치은과 함께 혀에 많이 관찰되며 치은과 혀가 50%를 차지한다. 궤양을 형성하는 경우가 가장 많고 유두형, 육아종형 등이 있다.

6) 혀의 기능이상

설하신경의 마비가 있으면 혀가 마비측으로 편위한다. 양측성의 경우는 위축이 있으며 언어장애와 연하 곤란을 보인다. 구강이 건조해도 혀의 운동기능이 장애를 받을 수 있다.

(柿木保明)

참고문헌

1) 柿木保明：歯科医師・歯科衛生士のための舌診入門．ヒョーロン，東京，2001．
2) 都　温彦，香月　武・ほか編著：医学を学ぶ人の歯科口腔外科テキスト．医学情報社，東京，1996．pp. 130～146．
3) 嶋田　豊：古田一史・ほか：舌苔と気血水及び脾胃の失調病態との関連性について．日本東洋医学雑誌，45(4)：841～849，1995．

7 생활습관의 문진법

Point

21세기의 국민건강 증진운동(건강일본 21)에서는 치주질환도 생활습관병으로 간주되고 있다. 생활습관병은 상호 영향을 미치며 구강뿐만 아니라 일반 생활습관에 대해서도 알 필요가 있다.

1. 생활습관병

식사, 운동, 휴식, 흡연, 음주 등의 생활습관이 그 증상 발현 · 진행에 관여하는 질환군으로 인슐린 비의존성 당뇨병, 비만, 고지혈증, 고뇨산혈증, 순환기질환, 대장암, 고혈압, 폐편평상피암, 만성기관지염, 폐기종, 알코올성 간장애, 치주질환 등을 말한다.

1) 생활습관 문진표(예)

- 충분한 수면시간을 취하고 있는가?(예, 아니오)
  수면은 평균 몇 시간 정도인가?(시간)
- 흡연하는가?(전혀 안 피운다 / 과거에는 피웠지만 끊었다 / 피운다)
  흡연기간은 ( )세~( )세
  흡연 양은?(1일 2갑 이상 / 1일 1갑 이상 2갑 미만 / 1일 10개 이하)
- 음주를 하는가?(매일 / 가끔 / 마시지 않는다)
  어느 정도인가?(술 종류, 1일 음주량 ml)
- 정기적으로 격렬한 운동을 하는가?(한다 / 하지 않는다)
  운동의 종류( ), (일/주)
- 아침 식사를 하는가?(매일 / 가끔 / 전혀 먹지 않는다)
  간식은 먹는가?(자주 먹는다 / 가끔 / 전혀 먹지 않는다)
- 자신의 체중에 대해 어떻게 생각하는가?
  (너무 말랐다 / 조금 말랐다 / 적당 / 조금 뚱뚱하다 / 너무 뚱뚱하다)
  신장(m), 체중(kg)
- 건강을 위해 지속적으로 하는 것이 있는가?( )

2) Breslow의 7대 건강습관

- 적당한 수면시간 • 흡연을 하지 않는다. • 적절한 체중을 유지한다. • 과도한 음주를 하지 않는다.
- 정기적으로 상당히 격렬한 운동을 한다. • 아침 식사를 매일 먹는다. • 간식을 먹지 않는다.
  지키는 항목 수가 많을수록 수명이 길다(Bellock & Breslow, 1972).

3) 사회 배경의 변화

- 질병의 치료→질병의 예방→건강 증진
- 1978년 Alma-Ata 선언: 'Primary health care' 단일 특정 병인론에서 장기간에 걸쳐 다수의 요인에 기초하는 병인론(라론드보고, 1974) 채택
- 1986년 오타와선언: '건강 증진'은 개인의 생활개선에 국한하지 않고 사회적 환경의 개선을 포함한다.
- 2002년 건강 증진법

4) 상호관련성

- 순환기질환 예방: 고혈압, 흡연, 다량 음주, 고지혈증 등을 감소시킬 것
- 고혈압 예방: 비만 방지, 염분 제한, 칼륨 섭취, 운동
- 치주질환 예방: 흡연, 당뇨병, 동맥경화의 감소

2. 참고자료

1) 수면시간(표 1-7-1)

- 자신에게 맞는 수면시간이 있으므로 8시간에 구애받지 않는다.
- 침대에서 너무 오랜 시간을 보내면 숙면감이 떨어진다.
- 나이가 들면 수면시간이 줄어드는 것이 보통이다.
- 수면시간 6~7시간이 사망률이 가장 낮다(미국, 1982~1988).

2) 흡연(표 1-7-2)

- 지식의 보급 · 미성년자의 흡연을 없앤다.
- 철저한 분연장치(cigarette smoke resolution apparatus)
- 금연 지원 프로그램
- 금연 시 위험이 감소하고 금연 10년 후에는 비흡연자와 동일한 수준이 된다.

3) 금주(표 1-7-3)

- 1일 평균 순알코올이 약 60g을 넘는 다량 음주자의 감소
- 미성년자의 음주를 없앤다.
- 1일 평균 순알코올을 약 20g 정도로 지도

4) 운동

- 운동 습관의 증가
- 1일 30분 이상 운동: 주 2일 이상, 1년 이상 지속하는 사람을 늘린다.

5) 식사(표 1-7-4)

- 아침 식사를 거르는 사람의 감소
- 2000년 국민영양조사 고혈압(남 41.4%, 여 31.9%)
- 혈압 저하를 위한 목표
- 성인 1일당 평균 염분 섭취량의 감소 〈10g
- 성인 1일당 평균 칼륨 섭취량의 증가 ≥3.5g

6) 체중

- 성인 비만자(BMI〉25)의 감소, 적정 체중(BMI=22), 너무 마름(20대 여성 BMI〈18.5)도 좋지 않다.
- BMI(Body Mass Index)=체중(kg)/신장(m)^2

(岸本悅央)

표 1-7-1. 연령대별 수면시간

10대	8~10시간
20대~50대	6.5~7.5시간
60대 이상	약 6시간

1997년 국민영양조사

표 1-7-2. 암의 부위별 사망
(비흡연자를 1로 했을 때 흡연자의 상대위험도)

	남성		여성	
폐암	4.5	22.5	2.3	11.9
후두암	32.5	10.5	3.3	17.8
구강 · 인두암	3.0	27.5	1.1	5.6
식도암	2.2	7.6	1.8	10.3
방광암	1.6	2.9	2.3	2.6

좌측 줄: 平山(19966–82), 우측 줄: 미국암협회
(1982–86)(건강일본21 그림에서 개편)

표 1-7-3.
술의 순수 알코올 20g 함량 계산표

주류	도수*%	양ml
맥주	5	400
와인	12	170
일본주	15	130
소주	25	80
위스키	43	50

*각 주류의 도수는 평균 제품으로 구함

표 1-7-4.
아침 식사를 거르는 비율과 2010년 목표

연령	현상	2010
15~19세 남성	6.0%	0%
20대 남성	32.9%	15% 이하
30대 남성	20.5%	15% 이하

1997년 국민영양조사

참고문헌

1) 健康づくりのための睡眠指針検討会報告書, 厚生労働省, 平成 15 年.
2) 健康日本 21 報告書, 厚生労働省, 平成 12 年.
3) 国民栄養調査, 厚生労働省, 平成 12 年.
4) Belloc, N.B., Breslow, L.: Relationship of physical health status and health practices. *Prevent Med*, 1 : 409~421, 1972.

8 습관 · 기호식품 · 식생활의 진찰 방법

Point

- 유아기의 혀, 구순의 습관은 치열이상과 교합이상의 원인이 되며 구강기능에 악영향을 미친다.
- 기호식품과 식생활은 유아기부터 고령자에 이르기까지 치아우식증과 치주질환의 발병과 관련이 있다.
- 이들 습관과 기호식품, 식생활을 정확하게 진찰하고 파악하는 것은 집단 내 건강 증진의 방향성을 정하거나 개인에 대한 지도의 요점을 명확하게 한다는 의미에서 중요하다.

1. 유 · 소아기의 습관 진찰

1) 손가락 빨기

• 엄지가 가장 많다. • 절치의 돌출, 개교와 엄지 제1관절 부근에 "굳은살"이 관찰되는 경우가 있다.

2) 손톱 물어뜯기

• 치축이 뒤틀려 교합이상이 관찰된다. • 손톱깎기를 사용하지 않음에도 불구하고 늘 손톱이 짧다.

3) 입술 빨기(상순 흡입, 하순 흡입, 상하순 흡입)

- 구순 주위의 피부가 건조하고 거칠다.
- 상순의 흡입, 상하순의 흡입은 반대교합, 개교, 하순의 흡입은 상악 전돌, 상하악 전돌이 되는 경우가 많다.

4) 구호흡

• 만성 코질환이 있는 경우가 많다. • 구륜근의 긴장이 없고 상악 전돌, 상하악 전돌이 되는 경우가 많다.

5) 혀습관(혀 전방돌출습관, 혀 측방돌출습관)

- 개교와 발음장애를 일으킨다. • 이상연하 습관과 관련이 있는 경우가 많다.
- 혀 전방돌출습관: 연하 시에 혀끝을 상하악 절치 사이에서 강하게 내민다.
- 혀 측방돌출습관: 중심교합위에서 소구치부에 공간이 있고, 연하시키면 혀의 측연이 소구치부 공간으로 밀려나온다.

6) 이상연하습관

• 하순의 흡입습관, 혀 전방돌출습관 등과 관련 • 연하 시 턱 끝 부분에 매실모양의 근이 융기한다.

2. 식생활 검사

1) 식사 평가

(1) 음선법

• 섭취한 모든 음식물을 동량 보존하고 분석 측정 • 다른 조사법의 gold standard가 된다.

(2) 식사기록법

• 섭취한 모든 음식의 종류와 양을 몇 일간 기록(칭량법과 기준량법, 개산[概算]에 의한 방법이 있다)

(3) 24시간 기억법

• 24시간 이내, 전날 섭취한 모든 음식의 종류와 양을 기억해 기록

(4) 식사력법

• 평소 식사방식을 상담하고 식품의 양과 빈도, 3일간 식사기록에 따른다.

(5) 음식 섭취 빈도 조사법

- 열거된 음식물의 일정 기간 내 섭취빈도를 묻는다. • 리스트에 있는 식품 이외의 정보는 얻을 수 없다.

2) 식생활의 평가

(1) 기호식품 조사

- 어느 식품에 대해 좋고 싫음을 묻는다. • 진단의 평가에 이용하는 경우가 많다.

(2) 생활시간 조사

- 1일 행동에 대해 시간 순서대로 기록 • 간식과 탄산음료의 섭취 횟수, 시간대 파악에 이용한다.

(3) 식생활 의식 조사

- 식생활은 영양과 건강에 대한 지식과 의식에 영향을 받는다. • 식생활 지도 시 유용한 정보가 된다.

(4) 주관적인 저작능력

- 10여종의 식품에 대해 씹을 수 있는지 묻고 저작 능력을 평가한다.

3. 기타 습관 · 기호식품의 진찰

1) 이갈이 · 이악물기

- 절단면과 교합면의 평활화가 관찰된다. • 기상 시 교근의 피로감이 관찰된다.

2) 산성 음식의 기호식품

- 감귤류(레몬, 귤 등)를 자주 섭취하면 치질의 탈회가 진행된다.
- 하악 전치부에 치아우식증이 발생하기 쉽다. • 지각과민을 동반하는 경우가 있다.

3) 위액의 역류와 구토를 반복

- 강한 산인 위액으로 인해 산성 음식을 자주 섭취하는 경우와 동일한 증상을 보인다.

4) 흡연 습관

(1) 주관적 흡연량: 흡연 개시 연령, 흡연 기간, 1일당 흡연 개수를 묻는다.

- Pack year(흡연 연수)=1일 흡연 담배갑수(20개/갑)×흡연 연수 • Brinkman 지수=1일 흡연 개비수×흡연 연수

(2) 객관적 흡연량: 혈장, 오줌, 타액, 모발을 사용해 니코틴, 코티닌 등의 농도를 측정하고 흡연량을 추정

5) 음주 습관

(1) 주관적 소비량: 알코올의 종류, 빈도와 양으로 소비량을 추정한다.

(2) 객관적 소비량: 호기중 에탄올 농도, 혈중 에탄올 농도, 감마 GTP, GOT/GPT비로 추정

- 알코올 의존증 검사
  ① CAGE: 음주에 관한 네가지 질문 중 2개 이상 해당되는 경우 의존증으로 간주한다.
  ② AUDIT: WHO에서 작성한 것으로 Core AUDIT 10항목, 외상력 2항목, 임상검사 6항목으로 구성된다.

(森田一三)

참고문헌

1)関本恒夫・他：小児の歯科臨床　診断と処置（町田幸雄，下岡正八編）．永末書店，京都，2002，pp. 216～219.
2)田中　稔・他：新小児歯科学（祖父江鎮雄・他編）．医歯薬出版，東京，2001，pp. 573～578.
3)山口秀晴：一から学ぶ矯正歯科臨床（桑原洋助・他編）．医歯薬出版，東京，1998，pp. 211～217.
4)大野良之・他：生活習慣病予防マニュアル（大野良之，柳川　洋編）．南山堂，東京，1999，pp. 29～33.
5)早川太郎・他：歯科衛生士教本　栄養指導・生化学（全衛協編）．医歯薬出版，東京，2003，pp. 106～134.
6)Frances, E.（徳留信寛訳）：食事評価法マニュアル．医歯薬出版，東京，1997，pp. 1～11.
7)大森郁朗：成長期の咬合管理．クインテッセンス出版，東京，2003，pp. 11～14.
8)Thomas, F. Babor：AUDIT The Alcohol Use Disorders Identification Test: Guidelines for use in Primary Health Care. WHO. 1992.
9)竹内一夫：項目応答理論による全部床義歯装着者を対象とした咀嚼能力検査表の開発．補綴誌，42：961～971，1988.

9 진료기록부의 작성 방법

Point

- 진료기록부란 진료 개시부터 종료까지의 진료내용을 진료할 때마다 기재한 것이다.
- 진료 행위의 의학적 기록이며 건강보험청구의 근거가 된다.

1. 진료기록부의 내용

- 진료 연월일, 수진자의 성명, 주소, 성별, 연령, 병명과 증상
- 치료방법: 처치, 처방과 경과, 예후(검사와 소견)

2. 진료의 흐름과 진료기록부 기재

주소, 구강 내 소견, 기왕력: 주소는 평이한 용어로 기술. 감염, 알레르기 등 전신질환 기재
병력: 주소에 관한 병력을 문진하고 기록. 언제부터, 어디가, 어떻게, 현재의 상태
현재증상: 주소에 관해 시진, 촉진, 타진하고 진찰결과를 기록. 통증부위 · 정도, 종창의 크기 · 색
검사: 검사의 종류, 결과, 소견을 기재. 방사선검사, 치주조직 검사, 미생물 검사, 생화학검사 등
진단, 상병명: 정식 병명이며 병명의 변경은 화살표를 사용함. 상병 개시, 종료, 전귀란(轉歸欄)기재
치료계획: 진단에 기초해 치료계획을 입안
처치, 수술: 처치, 수술, 마취와 사용한 약제 등은 보험점수 산정의 유무와 관계없이 기재
증상의 경과: 임상 소견→재검사, 치료방침의 변경→종료, 유지 · 관리
지도 관리: 증상, 치료에 대한 설명, 교육, 지도(구강청소, 전신질환에 관해, 영양, 생활 등)
유상의치의 조정, 지도: 조정과 지도 내용의 설명과 기재

3. 작성 요점

1) 기재와 정정

- 펜을 사용하고 연필은 사용하지 않는다.
- 제삼자도 판독할 수 있는 문자, 서체로 쓰고 행간을 비우지 않는다.
- 정정할 때는 지우는 내용을 판독할 수 있도록 2개의 선으로 지우고 날인한다. 수정액 등으로 정정하지 않는다.

2) 상병명에 대해

- 상병명은 정식병명(또는 보험으로 정해진 약칭)으로 상병의 개시, 종료, 전귀를 기재
- 상병부위를 정리하고 동일 병명은 동일 치식 내에 기재
- 상병명의 개정, 전증, 변경 등은 지운 곳 아래에 새로운 상병명을 기재

3) 요법처치에 대해

- 진료 연월일, 부위, 요법처치를 점수산정하지 않더라도 정확하게, 시간 외의 경우는 내원 시각을 기재
- 검사결과(방사선, 치주조직 검사 등)의 소견을 정확하게 기재
- 치관수복, 결손보철은 인상법, 인상 재료, 사용 금속명, 장착 재료명, 수복 치면형태를 기재

- 각종 지도에 대해서는(치주질환 지도관리과, 치과구강위생, 유상의치 조정, 치과 특정 질환 요양 등) 산정하지 않는 경우에도 반드시 내용을 기재
  치과위생 지도 시에는 치과위생사에게 지시한 내용을 기재하고 지도 내용도 제시할 수 있도록 한다.
- 외과처치(난발치, 매복 지치, 치주외과 등)는 소견, 술식, 증상 경과 등을 기재
- 투약은 약제명, 단위, 투여량, 투여방법, 일수를 기재하고, 치과기공의뢰서는 지정사항을 기재
- 진료정보를 제공하는 문서를 교부한 경우는 사본을 첨부한다.
- 보험에서 자비로 이행한 경우는 자비로 이행한 내용을 기록하고 보험부담금과 본인부담금을 구별한다.

4. 법적 규정

- '치과의사는 진료를 하면 지체하지 말고 진료에 관한 사항을 진료기록부에 기재한다.' (치과의사법 제23조)
- 보험의료기관과 보험의 요양 담당규칙 제22조에 정해진 양식을 사용한다.
- 진료한 치과의사가 기재하고 복수의 치과의사가 관여하는 경우는 기재자가 날인, 서명한다.
- 진료기록부의 보관은 진료가 완결된 날로부터 5년간이다.
- 진료기록부은 개시로부터 완결까지 잘 기록하는 것이 중요하다.
- 치과의사에게는 비밀을 지킬 의무가 있으며 이유 없이 진료기록부을 보여주어서는 안 된다.
  단, 이하의 경우는 법률에 의해 제시해야 한다.
  ① 의사업무관계규칙(지도, 감사 등)에 의한 경우: 진료보수청구, 증명서 발행의 원부
  ② 범죄의 강제수사(경찰, 마약감독관)에 관한 경우
  ③ 재판소의 증거 보전, 문서제출명령에 의한 경우: 진료 과오, 의료 사고 등의 자료

5. 진료기록부의 제시

- 2003년 4월 후생노동성의 '진료기록부 본연의 검토회' 의 보고서
  ① 목적: 환자가 질병과 진료내용을 충분히 이해하고 의료인과 환자가 보다 좋은 관계를 구축한다.
  ② 열람: 환자가 진료기록부의 열람을 요구한 경우에는 원칙적으로 응해야 한다.
- 2003년 5월 후생노동성은 진료기록부 열람의 법제화를 보류하는 보고서
  개인정보보호법에 의거해 본인이 진료기록부의 열람을 요구할 수 있다. 특별한 입법은 필요 없다.

6. 전자 진료기록부

1999년 5월에 노동후생성에서 발표된 진료기록부의 전자보존에 관한 지침(전자 보존을 용인)

- 의료비 청구서, 증명서, 의료정보제공서의 작성이 정확하고 용이
- 보험점수와 지불금액 등의 계산과 통계처리, 명세서의 발행 등 정확하고 신속, 용이
- 처방, 검사 등의 발주, 입력실수와 산정불능의 경우 표시 등 인위적인 오차가 적음.
- 관리공간이 적음, 데이터 집계, 정보공유에 따른 지역 의료 네트워크 시스템 구축에 유리
- 진료기록부의 개정, 삭제, 복사가 용이하므로 대응책이 필요
- 관계자 이외의 무단 열람, 진료기록부의 보관 의무 등 비밀엄수 의무에 관한 대응 필요

(品田佳世子)

참고문헌

1) 小野瀬英雄，黒﨑紀正・他：歯科臨床研修マニュアル．医歯薬出版，東京，1997，pp. 4～9.
2) 黒﨑紀正(編)：カルテ記録とレセプト請求．東京医科歯科大学歯学部附属病院社会保険委員会，東京，2003，pp. 2～15.

10 전화 상담 방법

Point

전화 상담은 어디부터가 진료행위가 되는지, 그 경계가 불분명할 때가 많다. 또한 신체 소견과 상대방의 표정을 관찰할 수 없으므로 상대로부터 얻을 수 있는 정보가 제한되며 오해가 발생하기 쉽다. 전화상담 시에는 평소 의료상담보다 '치료자 – 환자관계'에 기초하는 대화가 중요하다.

1. 전화 상담의 대응방법

1) 기본 대응

- 진단이 필요한 상담내용의 경우는 전화상으로 해결하려고 하지 말고 내원을 촉구한다.
- 진료기록부를 반드시 참조하고 내용을 기록해 둔다.
- '절대 있을 수 없다', '틀림없다' 식의 단정적인 표현은 사용하지 않는다.
- 상대가 공격적 · 감정적이 되었을 때 논리적으로 설득하면 오히려 괴로운 사정과 불만을 증폭시킨다.
- 감정을 억제하고 상대를 비판하는 발언과 공격적인 발언은 하지 않는다.
- 제삼자적인 발언은 신용을 잃는 원인이 되므로 상대방이 되어 이해하는 태도를 늘 유지한다.
- 접수에 의견함을 설치하는 등 환자의 불만과 불안을 야기하지 않는 환경조성에 노력한다.

2) 분류

⑴ 문제 제기

① 진료내용에 대한 문제제기

- 안이하게 사과부터 하면 소송이 일어났을 때 문제의 원인이 되므로 금한다.
- 전화상으로 해결하려고 하지 말고 다음 내원 시에 상세하게 설명한다.
- 동통을 동반하는 문제제기의 경우는 상대방의 행동 역치가 떨어지고 언동이 감정적 · 공격적이 되기 쉬우므로 동통에 대한 대처방법을 직접적으로 설명하고 전화상의 대응은 최소화하도록 한다.

② 비용에 관한 문제제기

- 치료비가 고액→부정청구를 의심한다→환자는 '사회적 약자'이며 '피해자', 치과의사는 '사회의 악'이며 '단죄해야 할 상대'라는 가상의 관계가 환자 내에 성립되어 있는 경우는 치과의사측도 감정적으로 대하기 쉽고 서로 공격적인 관계가 되기 쉬우므로 가상의 관계에서 벗어나도록 노력한다.

③ 만남에 대한 불만

- 예약시간을 훨씬 지나도록 환자를 기다리게 한 경우, 말투와 행위로 모르는 사이 상대를 불쾌하게 만든 경우는 상대방의 자존심에 상처를 주므로 존엄성을 회복시키는 데 노력한다.

〈주의사항〉

- 전화상의 대화는 시간 감각이 희박해지는 경우가 많으므로 질질 끌지 않도록 주의한다.
- 대화가 진전 없이 반복되는 것을 막기 위해서도 메모를 하면서 대화를 구체화하는 데 노력한다.
- 일시적으로 모면하려는 듯이 말로 구슬리면 지역 치과의사회, 후생노동성, 도도부현 행정의 의료상담과에 문제를 제기할 수 있

고 문제가 악화될 수 있다.

(2) 자주 통화하는 환자

① **고립자:** 안이하게 유사적 친밀관계를 맺지 말고 치료계획과 리콜 간격을 명시하고 치료자 – 환자관계를 명확하게 한다.

② **치과의존증(dental philia):** 과잉진료에 빠지지 않도록 필요한 치료에 대해 정확하게 전한다.

③ **경계성 인격장애자:** 감정의 기복이 심하고 대응이 쉽지 않을 수 있으므로 사례에 따라서는 대학병원과 종합병원 등 적절한 3차 의료기관에 상담 · 소개를 하는 것도 고려한다.

④ **성적인 목적이 있는 환자:** 단호한 태도를 취하고 경우에 따라서는 치료를 지속할 수 없음을 전한다.

〈주의사항〉

심리요법과 정신의학훈련을 특별히 받은 사람이 아니라면 대응이 곤란한 사례도 있으므로 직관적으로 이상을 느낀 경우는 적절한 의료기관에 의뢰하여 상담을 한다.

(3) Second opinion

- 다른 치과진료기관에서 실시된 진료내용의 시비에 대해서는 전화상으로 회답이 곤란하다는 것을 처음부터 알린 후 대응하고 경솔하게 비판적이고 단정적인 표현은 하지 않는다.

(4) 전화 등에 의한 재진료(전화 재진료)

- 보험진료로 전화 등에 의한 재진료를 산정할 수 있다(산정 용건은 치과 재진료와 같다).

〈주의사항〉

- 환자의 직접적인 신체 소견의 진찰을 기본으로 하므로 원칙적으로 치과의사가 전화로 대처 방법을 지시하는 것은 긴급한 경우에만 해야 한다.
- 전화 등에 의한 재진료를 산정할 때에는 처음부터 비용이 발생하는 것을 환자에게 전한다.
- 지시 내용은 반드시 진료기록부에 기재한다.
- 진료 후 당일에 증상이 급변해 의사가 적절하게 지시한 경우는 1일 2회 이상, 실제 일수 1일로 산정하고 적요란에 그 취지를 기재한다. 단, 일련의 진료행위로 간주되는 경우는 따로 산정할 수 없다.
- 검사 결과의 통지는 지난 번 진료의 연속으로 간주되므로 전화 재진료로 산정할 수 없다.
- '전화 등에 의한 재진료'의 '등'이란 화상전화를 포함하는데 보통 FAX, 이메일은 포함하지 않는다. 단, 청각장애인에 대한 FAX 재진료는 인정되므로 FAX 사진을 진료기록부에 첨부하면 된다.

2. 치과의료 종사자가 주의해야 할 사항

발신자로서 주의할 점	수신자로서 주의할 점
• 이해하기 쉬운 단어를 사용하고 빠르지 않은 말투로 말한다. • 비판적 · 평가적인 발언은 하지 않는다. • 상대방이 이해하지 못하는 것은 상대의 잘못이라고 생각하지 않는다. • 상대방의 이해 능력을 안다. • 말하는 환경이 적절한지 주의한다. • 자신의 감정을 억제한다.	• 환자가 말하는 내용에 공감한다. • 부주의하게, 다른 것을 하면서 듣지 않는다. • 맘대로 상상하지 않는다. • 상대방의 말을 자르지 않는다. • 환자의 대답이 예상 밖인 경우는 자신이 전한 메세지를 되돌아 본다.

(秋房住郎)

참고문헌

1)橋本信也：医療原論—医の人間学（大井　玄・他編）．弘文堂，東京，1996，pp. 109〜124.
2)田口和司・他：クレーム電話の正しい受けこたえ．明日香出版社，東京，1999，pp. 14〜63.
3)佐藤　誠・他：電話相談の実際．第３版，双文社，東京，2001，pp. 89〜115.

SECTION

2

검 사 편

본 편에서는 치과의 양대 질환인 '치아우식증', '치주질환'의 위험도 검사, 탐지 검사, 방사선 검사 등의 실제를 소개한다. 이어 최근 예방치과영역의 새로운 분야인 '구취', '타액 기능', '구강건조증', '미각 이상'의 검사법을 배운다. 마지막으로 알아두면 유용한 '혈액검사', '금속 알레르기', '심신의학'의 검사법에 대해 알아보자.

1 치아우식증 위험도 검사

Point

- 치아우식증은 다인자성 질환이므로 다양한 인자를 종합적으로 평가할 필요가 있다.
- 치아우식증 위험도 검사는 장래에 치아우식증이 되거나 진행될 가능성을 예측한다.
- 검사 항목에는 세균, 타액, 식이, 치아우식증 경험 등이 있다.
- 위험도 검사의 결과를 통해 개인에게 적절한 예방 프로그램을 작성한다.
- 위험도 검사의 결과를 공유하는 것이 중요하다.

1. 검사 전 주의사항

- 검체 채취 전 적어도 2시간동안 금식하도록 한다.
- 구강 내 청소 후 2시간은 경과한 후 검사한다.
- 검사 당일에 구강양치액은 사용하지 않는다.

2. BML사 치아우식증 위험도 검사(외주 검사)(그림 2-1-1, 2)

1) 검사 순서

- 치아우식증 check sheet의 기록: 성명, 연령, 성별, 검체 채취일
- 문진을 하고 해당란에 표시를 한다: 음식 섭취 횟수, 불소 양치, 불소 도포
- 시진을 하고 해당란에 표시를 한다: 치태의 양, 영구치 우식경험지수(DMF)
- 환자에게 자극성 타액채취용 보조제를 물게 하고 구강 내에 고인 타액을 깔때기/스피츠에 뱉도록 해 5분간 뱉은 타액량을 측정한다.
- 멸균 뚜껑에 면봉 형태로 부착된 면구를 채취한 타액에 10초간 담구어 검체로 사용한다.
- 운송용 배양지 라벨에 성명, 검체번호를 기록하고 면구를 배양지에 확실하게 끼운다.
- 남은 타액에 pH시험지를 묻혀(즉시) check sheet의 비색표와 비교하고 pH를 측정한다.
- 검체와 check sheet 2장을 봉투에 넣어 송부한다.

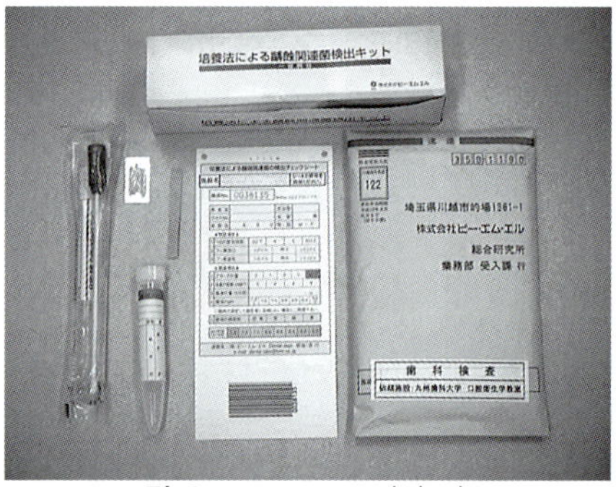

그림 2-1-1. BML검사 키트.

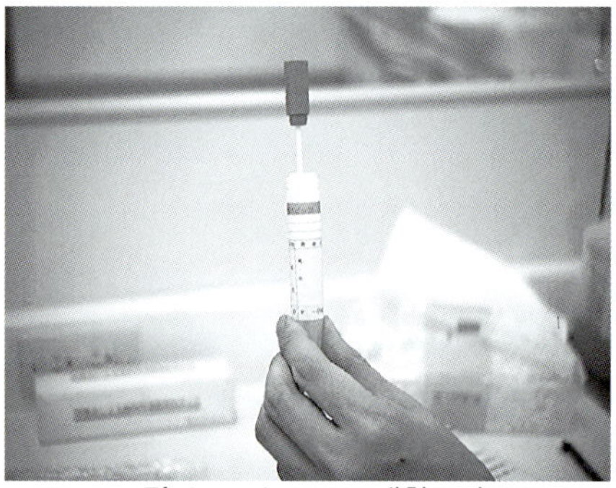

그림 2-1-2. BML채취 모습.

3. Dentocult® SM, Dentocult® LB, Dentobuff® Strip(Orion Diagnostica)을 사용한 치아우식증 위험도 검사

1) 검사 순서

- 5분간 타액을 채취한다(BML사 치아우식증 위험도 검사 순서 참조).
- Dentobuff®Strip의 strip을 혀 위에서 10회 돌리고 입술을 가볍게 다물어 꺼낸다.
- 배양 시험관(Bacitracin 포함)에 strip을 넣고 37℃에서 2일간 배양한다.
- Dentobuff®의 strip의 test pad 위에 타액을 떨어뜨린다. 5분 후 비색표와 비교하여 판정한다.

• Dentocult-LB® 의 슬라이드 한천 배양지 양면에 타액을 붓는다.
• 배양 시험관에 슬라이드를 끼우고 37℃에서 4일간 배양한다.

4. 판정

Dentocult® SM, Dentocult® LB의 결과는 model chart와 비교해 판정한다(그림 2-1-3, 4).

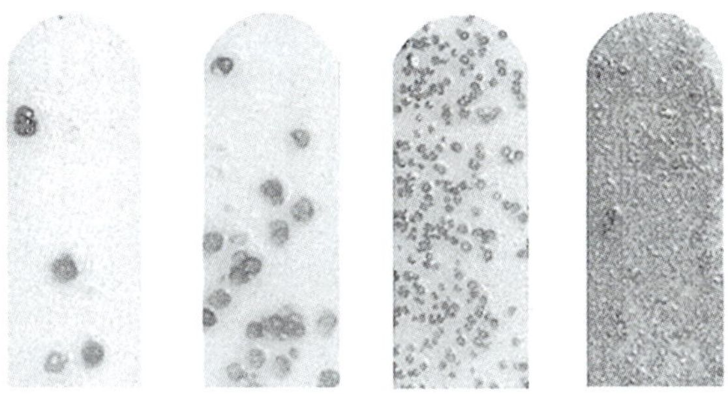

그림 2-1-3. Dentocult® SM model chart.

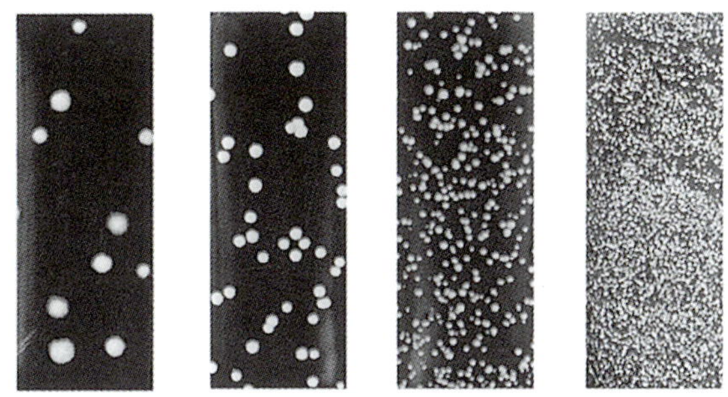

그림 2-1-4. Dentocult® LB model chart.

5. 치아우식증 위험의 종합 평가

타액 관련인자 외에 다른 위험인자를 추가하여 레이더 차트로 표시하면 시각적으로 이해하기 쉽다(그림 2-1-5).

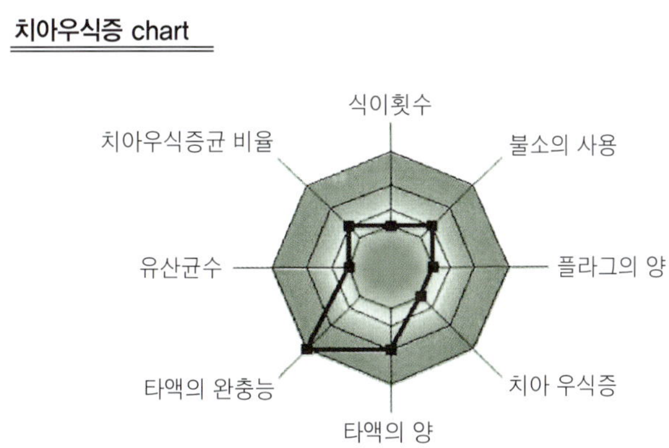

2-1-5. Radar chart.

6. 추가

• 현재는 이 외에도 다양한 치아우식증 위험도 검사 키트가 판매되고 있다.
• 치아우식증의 위험을 완벽하게 제거하는 것이 목적이 아니라 개선하기 쉬운 위험인자를 조절해 치아우식증의 발생을 막는 것이 중요하다.

(濵嵜朋子)

2 초기 치아우식증 탐지 장비 검사

Point

- 치아우식증 예방과 건강 증진을 목적으로 하는 검사에서는 치료를 필요로 하지 않는 치아, 지금까지 건강하다고 진찰되어 온 치아를 검사한다.
- '예방을 할 수 있는 초기 치아 우식증은 보이지 않는다'에서 '예방할 수 있는 초기 치아우식증이 보이게 되었다'로 전환된다는 것이 초기 치아우식증 진단이 가능하다는 의미이다.
- 치아우식증 예방 3단계에서의 제1차 예방에 속한다.

1. 기기에 의한 초기 치아우식증의 탐지법

현재 개발되었거나 상품화된 초기 치아우식증탐지기술을 표 2-2-1에 소개한다.[2-5] 각 기술의 탐지원리는 다르다.

표 2-2-1. 초기 치아우식증 탐지법

탐지법 명칭	검출원리	주요 검출부위	특성치
전기저항 이용법	탈회로 인해 치질의 빈 공간이 증가하고 그 부위가 전해질 액으로 채워진다. 그 결과 치질의 전기저항치가 떨어지는 현상에 기초한다.	교합면, 치근면	깊이
FOTI법	탈회로 인해 법랑질의 공간(불연속면)이 증가. 그 결과 광투과성이 감소하는 현상(빛의 산란)에 기초한다.	인접면	깊이 면적
Diagnodent법	주로 탈회 치질에 존재하는 세균 유래의 형광물질에 적색 레이저를 조사하고 여기형광을 계측해 치아우식증을 검출한다.	교합면	깊이
QLF법	특정 파장의 빛을 조사했을 때 발생하는 치질의 여기형광현상에 기초한다. 탈회가 존재하면 법랑질 내에서 증가한 공간(불연속면)으로 인해 여기형광이 산란되며 그 검출강도가 건전부위와 비교해 떨어진다. 여기형광의 저하정도에 따라 탈회정도를 정량화한다.	평활면 교합면	깊이 면적 탈회부피
초음파법	치아우식증으로 인해 치질 중에 무기질의 밀도 차가 존재하면 초음파는 그곳에서 반사된다. 반사된 음파를 계측해 치아우식증의 도달부위(깊이)를 추정한다.	인접면	평활면 깊이
적외선 카메라법	초기 치아우식증 중 수분의 기화에 따른 온도저하를 초고감도 적외선 카메라로 계측한다.	평활면 교합면	깊이 면적 탈회부피

2. 정량 형광법(QLF: Quantitative Light-induced Fluorescence법)

치아에 특정 파장의 빛을 조사하면 형광이 발생하는데 표층하 탈회부(초기 치아우식증)가 존재하는 경우 발생된 형광이 난반사되어 건전한 부분에 비해 약하게 검출된다. 이 건전한 곳과 불건전한 곳의 검출형광 차이를 필터를 통해 CCD카메라가 연결된 컴퓨터로 측정하고 (탈회면적, 최대깊이, 평균깊이, 탈회량을 수치화함) 탈회부를 정량화한다(그림 2-2-1).

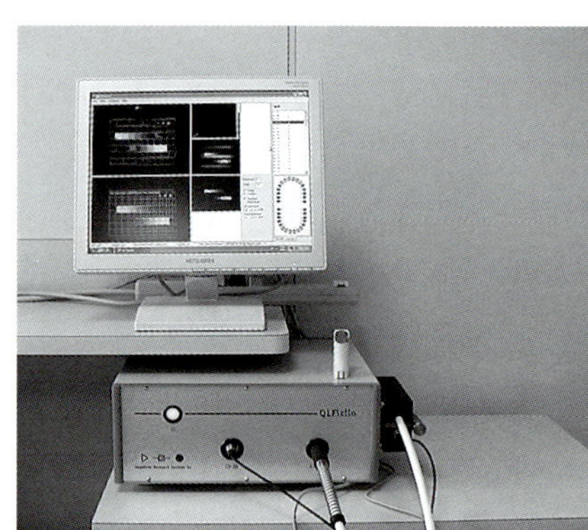

그림 2-2-1. QLF 측정기기

3. 판정

초기 치아우식증의 정량화(치아우식증면적, 탈회깊이와 탈회량), 초기 치아우식

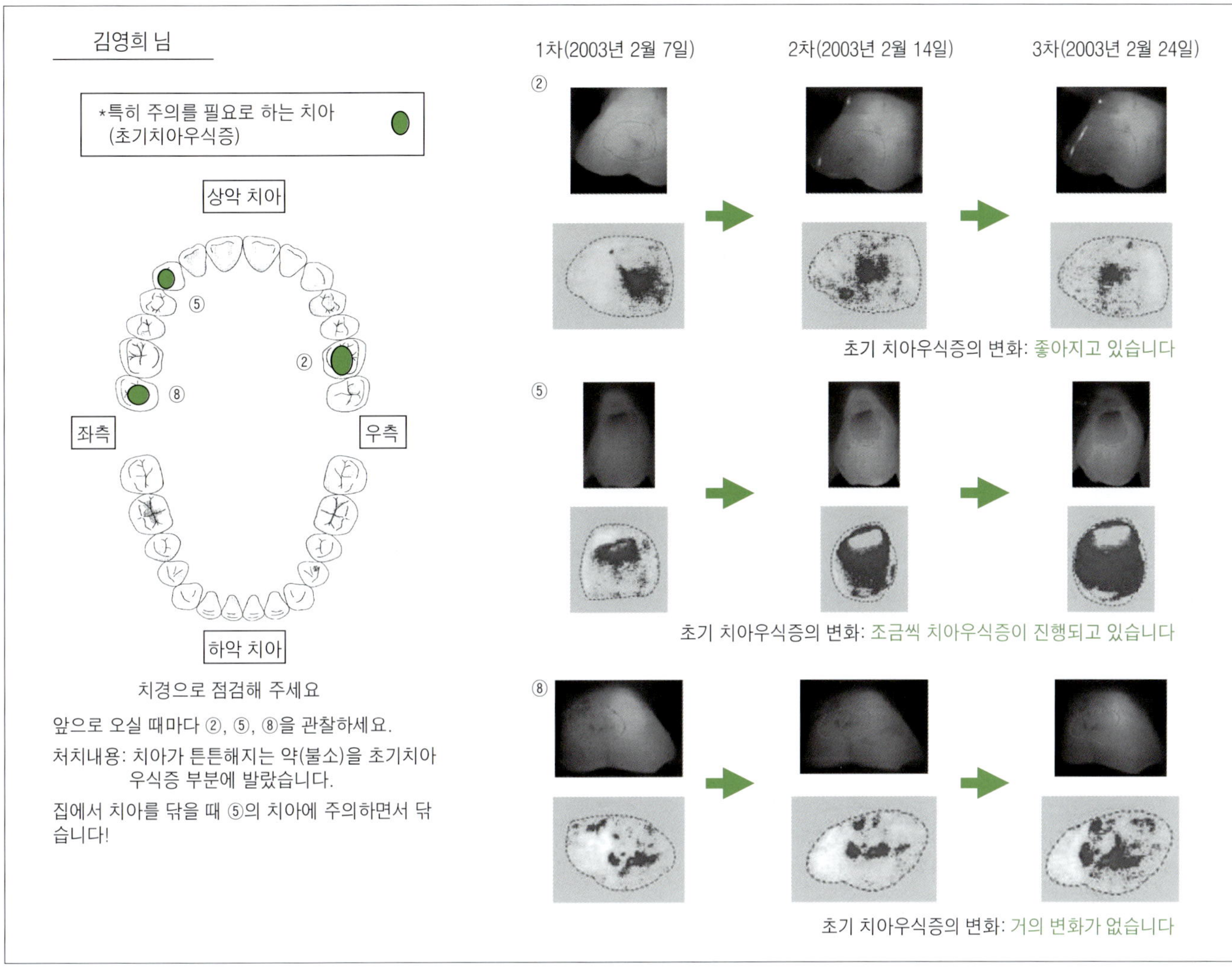

그림 2-2-2. QLF 결과 사후조치표 예시

증 탈회의 이미지화로 조기 치아우식증을 탐지한다.[1]

4. 치아우식증의 종합평가

치아우식증 예방을 실현시킬 수 있는 기술과 조기 치아우식증탐지법이 완성되면 초기 치아우식증의 평가(진행 · 정지 · 회복)가 가능하며, 각 치아에 적합한 개별 치아우식증 예방 치료가 가능하게 된다. 또한 현재 행해지고 있는 환경요인을 중심으로 한 치아우식증 위험평가에 숙주 요인을 추가할 수 있으며, 보다 정밀도 높은 치아우식증 위험평가가 가능하게 된다(그림 2-2-1). 나아가 치아우식증 치료(충전처치, 보철처치)의 이차치아우식증 발현억제에 대한 유효성 평가와 새로운 예방처치 · 약제의 개발로도 이어질 가능성이 있다.

(神原正樹)

참고문헌

1) 中島省志：海外での研究動向と最近の初期齲蝕の診断技術. *The Nippon Dental Review*, 63：150～154, 2003.
2) 飯島洋一：初期齲蝕の早期検出と脱灰・再石灰化評価. *The Nippon Dental Review*, 63：146～149, 2003.
3) 安藤昌俊：定量蛍光法 (Quantitative Light-induced Fluorescence) による初期齲蝕検出. *The Nippon Dental Review*, 63：155～160, 2003.
4) 上村参生, 神原正樹：早期齲蝕診断への機器応用の必要性. *The Nippon Dental Review*, 63：161～165, 2003.
5) Uemura, M. Kambara, M.: Results of clinical trials of fluoride dentifrices using quantitative light fluorescence : Early Detection of Dental Caries III. Indiana Conference, 2003.

3 치아우식증의 방사선 검사

Point

방사선사진 소견만으로 치아우식증을 진단해서는 안 된다. 이것은 어디까지나 임상 진단(문진과 치경, 탐침에 의한 시진 · 촉진)의 보조수단이다.

1. 주의사항

방사선사진으로 항상 치아우식증을 정확하게 진단할 수 있는 것은 아니다. 예컨대 인접면 치아우식증의 경우 岡野[1)]에 따르면 치아우식증 와동이 있는 치아의 91%가 치아우식증이라 판정된다. 또한 치아우식증이 없는 치아 · 착색이 있는 치아의 19%가 방사선검사에서 치아우식증으로 판정된다.

1) 치아우식증이 아닌데도 방사선사진에서 치아우식증으로 잘못 판정하는 경우(위양성)

- 법랑질의 표층이 잔존하고 치아우식증 와동은 형성되지 않았지만 변색이 있는 부위
- 치경부(방사선 투과도가 높아서 띠 형태나 삼각형의 방사선 투과상이 나타난다)
- 법랑질과 상아질 경계부의 투과성 선
- 시멘트, 레진 충전

2) 치아우식증이 있지만 방사선사진에서 건전한 치면으로 잘못 판정되는 경우(위음성)

- 작은 치아우식증 와동
- 투사각, 치열부정으로 인해 치아의 상이 중복되어 있는 인접면
- 금속 수복물의 상과 중복된 치아우식증

2. 방사선촬영법

- 등각 촬영법: 가장 범용되고 있는 촬영법이다. 방사선속의 중심이 근첨에 위치하도록 하면 근관장을 측정할 수 있으므로 근관치료 시에 없어서는 안 된다. 그러나 치경부와 치간부가 비스듬하게 투영된다.
- 평행법: 필름을 치축과 평행하게 되도록 유지하는 방법으로 방사선속의 중심을 치경부에 조준한다. 상의 뒤틀림은 적지만 일본인의 턱 크기로는 필름 유지가 곤란하다.
- 교익법: 상하악 치아의 치근 1/3에서 치관부가 동시에 촬영된다. 인접면 치아우식증의 유무와 크기, 수복물의 적합상태를 아는 데 유용하다.

3. 부위별로 본 치아우식증의 방사선사진상

1) 인접면 치아우식증

- 임상에서 직접 보기 곤란한 부위도 검사할 수 있다.
- 교익법, 평행법 등을 이용하면 검사하기 쉽다.
- 처음에는 작고 검은 점으로 보이며 커지면 표면부를 밑변으로 하는 둥근 삼각형 또는 V자 투과상이 된다.
- 일반 등장법에서는 특히 상악 구치부가 중복되어 진단이 곤란하다(그림 2-3-1).

2) 교합면 치아우식증

- 협설적으로 두껍기 때문에 치아우식증이 상당히 진행되지 않으면 투과상이 나타나지 않는다.
- 투과상의 변연은 선명하지 않다.
- 교합면의 붕괴가 거의 없고 열구의 착색으로 보이는 경우라도 법랑・상아질 부위에서 치아우식증이 확대되고 있는 것을 방사선사진으로 알 수 있는 경우가 있다(그림 2-3-2).

3) 협설면 치아우식증

- 방사선이 치아우식증 와동의 함몰부위에 수직으로 투영되므로 변연은 매우 선명하게 촬영된다.
- 대부분의 경우 시진으로 검출할 수 있지만 치은연하의 치아우식증의 경우 방사선 진단으로 비로소 아는 경우도 있다.

4) 치근면 치아우식증

- 방사선상에서는 다양한 깊이의 접시 형태를 보이며 변연은 선명하지 않다.

5) 반매복 지치에 의한 치아우식증

- 지치 치관부를 중심으로 하는 제2대구치의 원심면 치경부의 투과상을 보인다.
- 치열 최후방부의 치아우식증이며 시진에서는 지치가 방해가 되어 놓치기 쉽다.

6) 이차 치아우식증

- 충전금속 아래 이장재(치수보호재)가 방사선투과성이 있으면 이차 치아우식증으로 잘못 판단하기 쉽다.

(森田 學)

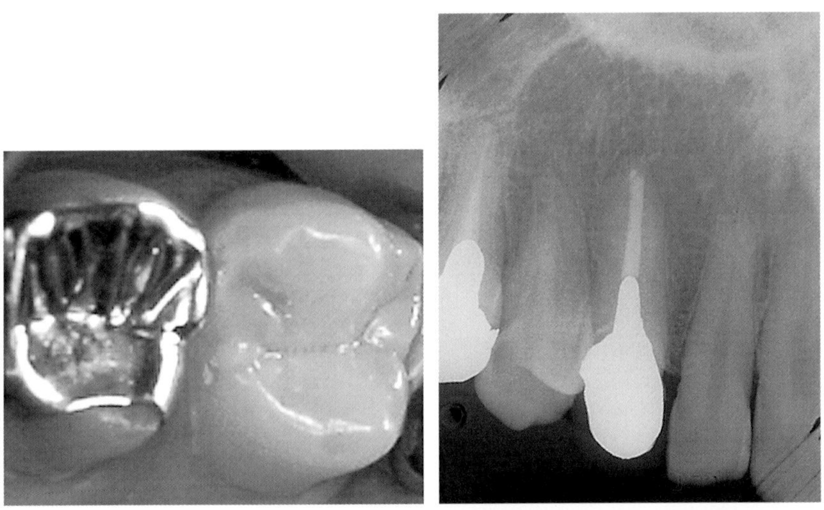

그림 2-3-1. 우측 상악 제1소구치. 시진에서 원심면의 실질결손을 의심하게 하는 변색이 있다. 방사선사진으로 확인했지만 제2소구치 근심(onlay)과 겹쳐 잘 볼 수 없다.

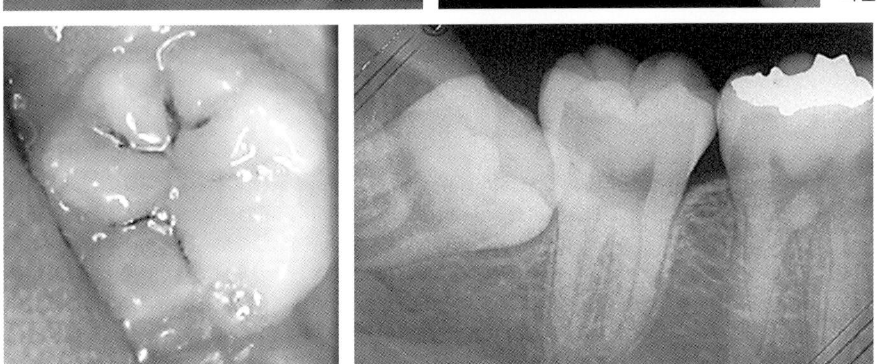

그림 2-3-2. 우측 하악 제2대구치. 시진에서는 원심 소와에 옅은 변색이 확인된다. 그러나 방사선사진에서는 수각에 도달하는 커다란 치아우식증 와동이 있다는 것을 알 수 있다.

참고문헌

1) 岡野友宏：歯科放射線学（古本啓一，山本　昭，岡野友宏編），第３版，医歯薬出版，東京，2001，p. 179.

4 치주질환의 위험도 검사

Point

- 치주질환은 다인자성 질환이며 그 위험을 포괄적으로 검사 · 평가하는 것은 중요하다.
- 치주질환의 위험인자에는 세균 · 숙주 · 환경인자가 있다.
- 세균학적 검사법에는 효소측정법과 PCR법이 있다.

1. 치주질환의 위험인자 – 세균성 인자

1) 치석

- 치석은 치석착색제를 사용하면 쉽게 식별할 수 있다.
- 위상차 현미경에 의한 치석 검사

  치석 내 세균을 살아 있는 상태로 직접 관찰할 수 있다.

  치주질환이 있는 병적인 치주낭 내의 치석에는 운동성 세균이 많이 관찰된다.
- 치석 내에 존재하는 세균 중 *Actinobacillus actinomycetemcomitans, Porphyromonas gingivalis, Tannerella forsythia(Bacteroides forsythus)* 등이 치주질환과 관련성이 강하게 시사되고 있다.

(1) 세균학적 검사법

- 세균배양법, 형광항체법, 효소측정법, DNA 프로브법, PCR법 등이 있다.

① 효소측정법

치주병원균 검사약: Periocheck® kit(Sunstar, 그림 2-4-1)

- 시약1(효소액)에 효소제 용해액을 섞어 용해시킨다.
- 피험대상치의 치은연상 치석을 멸균면봉으로 제거하고 간이 방습 후 치주낭 최심부에 페이퍼 포인트 3개를 30초간 삽입한다.
- 채취한 페이퍼 포인트를 즉시 시약2(기질과 지시약)에 넣어 효소액 1ml를 스포이드로 넣어 강하게 섞는다.
- 37℃에서 15분간 반응시킨 후 판정용 비색표와 반응물의 색을 비교한다. 판정은 음성(–), 양성(+), 강양성(++) 3단계로 한다.

② PCR법(그림 2-4-2)

- 특정 세균을 미량이라도 검출할 수 있다.
- Real time PCR법으로 정량적인 검사가 가능하게 되었다.
- 주식회사 BML이 PCR법에 의한 치주질환 관련균의 외주검사를 실시하고 있으며, 타액 또는 치은연하 plaque 샘플 내 *A. actinomycetemcomitans, P. gingivalis, Prevotella intermedia, T. forsythia, Treponema denticola*의 균수와 총 균수의 비율을 알 수 있다.

2) 치석

- 치은연상 치석의 검사는 치면을 건조시킨 후 시행하는 시진과 탐침에 의한 촉진으로 한다.
- 치은연하 치석은 탐침을 이용하면서 촉진으로 탐지한다.
- 인접면에 부착된 일정 크기 이상의 치석은 방사선사진으로 확인할 수 있다.

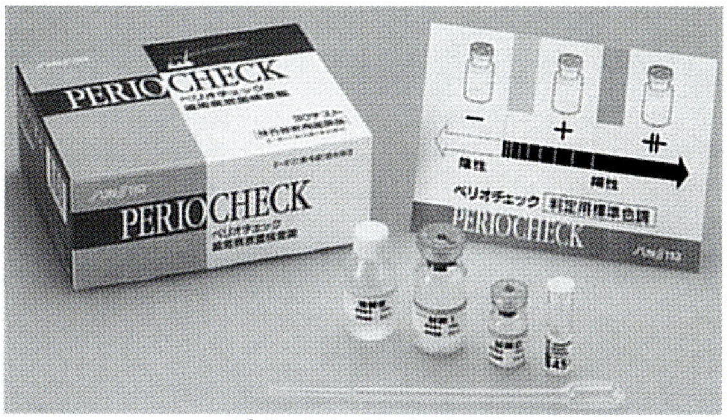

그림 2-4-1. Periocheck.

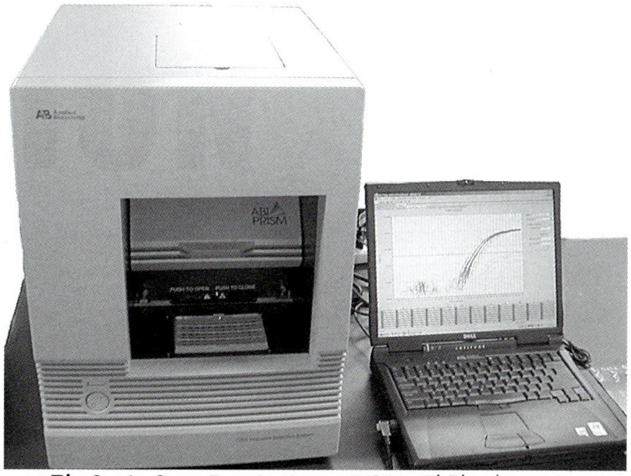

그림 2-4-2. Real time PCR 장치. (Applied Biosystems사)

2. 치주질환의 위험인자 – 숙주 인자

1) 탐침 시 출혈의 유무

- 치주질환의 활성도 평가에 사용된다.

2) 치아의 해부학적 형태와 부적합 수복물, 부정교합 등의 검사

- Occlusal prescale에 의한 교합접촉면적과 교합압의 측정 등이 있다.

3) 구강건조 상태의 검사

- '타액기능검사' 참조

4) 체액과 면역세포의 유전자형 검사

- 치은열구 삼출액, 타액, 혈청 등을 이용한 사이토카인의 발현량, 효소 활성, 치주병원성 균에 대한 항체수치, 항체 결합력수치, 면역세포에 관련된 유전자형이 치주질환의 위험도 검사에 유효한 지표가 될 가능성이 있다.

(1) 타액검사용 시험지에 의한 검사: 살리바스터® 잠혈용 검사 키트(昭和약품화공주식회사)

- 타액을 종이 채액용기에 채취한다.
- 발색부분 표면을 아래로 향하게 해 채취한 타액에 2~3초 적신다.
- 30초 후에 표준비색표와 비교하여 출혈 없음(–), 조금 출혈이 있음(+), 다소 출혈이 있음(++)의 3단계로 판정한다.

3. 치주질환의 위험인자 – 환경 요인

1) 흡연

- 흡연은 환경요인 중에서 특히 강한 위험 인자이며 흡연습관을 밝히는 것은 치주질환의 예방 · 치료에 매우 중요하다. 문진항목에 '흡연습관'의 항목을 설정하면 좋다(금연지도법[자가관리 금연지도 편 8] 참조).

2) 당뇨병 · 스트레스 · 사회 경제상황 등의 위험인자

- 이에 관한 문진도 중요하다.

(永田英樹)

5 구취 검사

Point

- 구취의 심각도는 냄새의 '강도'와 '질'로 결정된다.
- 냄새의 '질'을 판정하기 위해서는 관능검사법이 필수
- 기기 분석은 구강 내 휘발성 유황화합물(volatile sulfur compounds; VSC) 농도를 측정
- 구강 내 VSC는 황화수소, methyl mercaptan, dimethyl sulfide의 3종이 단독 또는 혼합되어 검출된다.

1. 검사 전 주의사항

〈검사 항목〉

- 오전 중 가능한 빠른 시간대가 좋다.
- 일체 음식섭취 금지, 구강관리 금지
- 구강양치액의 사용 금지
- 흡연 금지(12시간 전부터)

〈검사 전날 이전〉

- 향수와 향이 강한 화장품, 헤어제품 사용 금지(24시간 전부터)
- 마늘이나 양파처럼 향이 강한 식품 금지(48시간 전부터)
- 항생물질을 3주 이내에 복용하지 않았는지 확인

표 2-5-1. 관능검사 판정기준

Score	강도와 질	
0: 구취가 없다	구취를 감지하지 못한다	구취 없음
1: 구취가 의심된다	구취는 있지만 악취는 아니다	
2: 경도	약하게 악취가 있다	구취 있음
3: 중등도	악취라고 인식 가능	
4: 강도	참을 수 있는 악취	
5: 초강도	참을 수 없는 강렬한 악취	

2. 관능검사법

1) 준비용품

- 술자와 환자를 가로막는 스크린(무슨 재질이든 상관없다)
- 1회용이거나 또는 멸균이 가능한 1회용 튜브

2) 방법

- 환자에게 1분간 비호흡을 지시하고 튜브의 한쪽 끝을 물고 천천히 호흡을 뱉도록 지시
- 검사자는 다른 한쪽에 코를 대고 처음 2초 정도 관능검사 판정기준(표 2-5-1)대로 판정(그림 2-5-1)

3) 검사 결과

- 임상에서 가장 중요한 진단은 score 1과 2의 역치 진단
- Score 2 이상을 구취 '있음'으로 진단

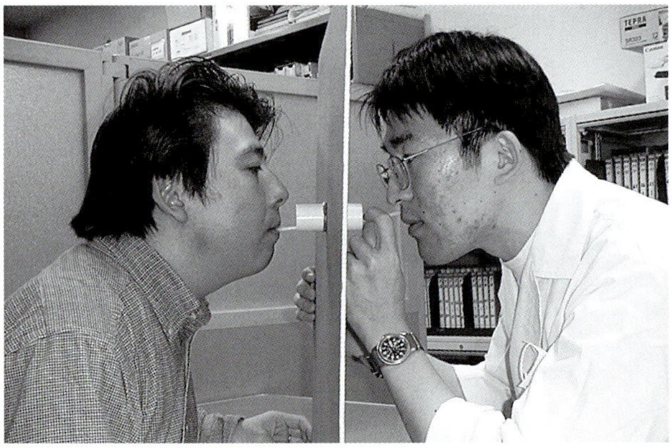

그림 2-5-1. 스크린을 사용한 관능검사.

3. Gas chromatography 검사

1) 준비용품

- Gas chromatography(그림 2-5-2) 본체 또는 구취측정용

간이형 Gas chromatography(그림 2-5-3)

• 구강 내 기체 채취 도구

*자동 시료 주입장치(직접법) 또는 25ml 정도의 가스타이트시린지(간접법)

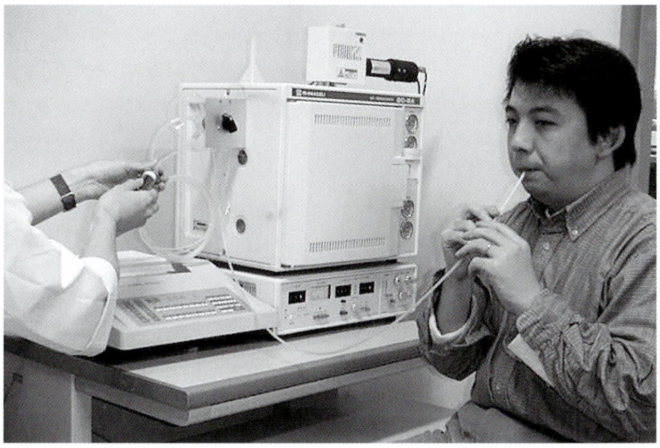

그림 2-5-2. Gas chromatography(GC-8-APFp, 島津제작소)에 의한 측정 모습(자동 시료 주입장치에 의한 직접법).

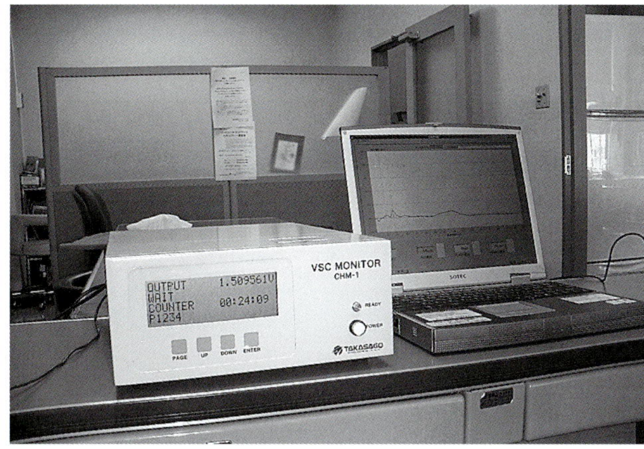

그림 2-5-3. 간이형 Gas chromatography(Oral Chroma®, 어비릿).

2) 방법

• 환자에게 심호흡을 지시하고 구강 내 기체 채취도구를 물고 입을 다물게 한 후 그 상태에서 1분간 비호흡을 지시

• 타액이 들어가지 않도록 주의하면서 구강 내 기체 10ml를 채취하고 Gas chromatography에 도입

*간이형 Gas chromatography는 1ml의 1회용 시린지를 사용한 간접법(회사 지시)

3) 검사 결과

• 황화수소, methyl mercaptan, dimethyl sulfide의 각 농도가 출력된다. 판정기준은 '구취의 진단' 참조

4. Gas sensor 검사

1) 준비용품

• Gas sensor 본체 · 1회용 빨대

2) 방법

• ±10ppb에 0 보정한다.

• 기기에 접속한 빨대를 구순, 치아, 구강점막과 접촉하지 않도록 끝 5cm를 구강 내에 삽입한다.

• 측정 시 몇 초간 숨을 참도록 하고 수치가 최고치에 도달하면 재빨리 빨대를 뺀다.

• 적어도 3회 측정하고 평균치를 구한다.

3) 검사 결과

총 VSC 농도가 출력된다. 판정 기준은 '구취의 진단' 참조

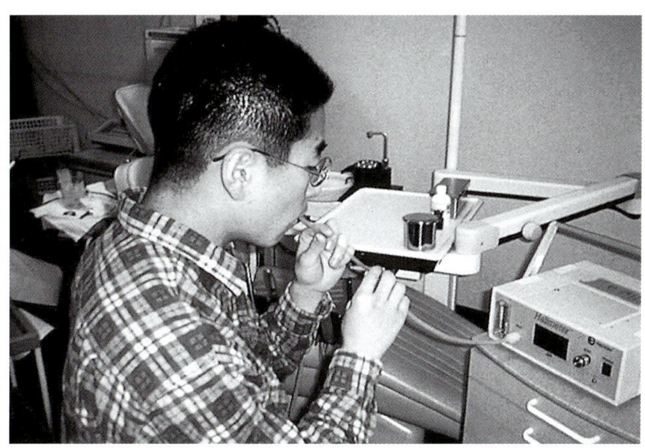

그림 2-5-4. Portable sulfide monitor(Halimeter®, Interscan)의 측정 모습.

(山賀孝之)

6 타액기능 검사

Point

타액기능의 저하는 치아우식증, 치주질환, 구취 등 구강 내 다양한 질환발생에 영향을 미친다. 따라서 타액기능의 정상 여부는 중요하다.

- 안정 시와 자극 시에 분비하는 전체 타액량을 측정
- 타액의 완충능과 pH를 측정

1. 검사 전 주의사항

- 채취 1시간 이내 음식, 흡연을 금지한다.
- 채취시간을 미리 정한다.
- 채취는 동일한 시간대, 환경에서 행한다.
- 반복 채취할 때는 동일한 방법을 사용한다.
- 채취 전에 격렬한 운동은 금한다.
- 질환과 약물에 대해서도 확인한다.

2. 총 타액 분비량 검사 – 안정 시 타액 분비량 검사법

1) 준비용품

- 15ml 튜브(0.5ml 간격으로 눈금이 있으면 좋다)
- 깔때기
- 타이머

2) 방법

- 깔때기를 튜브에 끼우고 구내에 고인 타액을 뱉도록 해 5분간 뱉어낸 타액량을 측정한다.
- 고여 있는 타액의 측정치를 읽는다.

3. 총 타액 분비량 검사 – 자극 시 타액 분비량 검사법

1) 준비용품

- 15ml 튜브(0.5ml 간격으로 눈금이 있으면 좋다)
- 깔때기
- 파라핀 왁스(융점 42~44℃) 1개(약 1~2g) 또는 껌(미각은 없다)
- 타이머

2) 방법

- 파라핀 왁스(껌)를 30초 정도 씹는다.
- 구강 내에 고인 타액을 뱉는다.

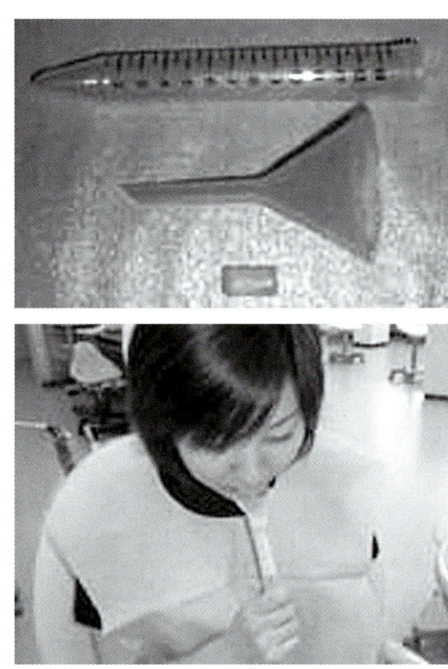

그림 2-6-1. 타액분비측정도구(위)와 채집모습(아래). 큐슈치과대학부속병원 예방치과 · 구취 외래.

- 이어 계속해서 파라핀 왁스를 씹고 구강 내에 고인 타액을, 메스실린더에 뱉도록 해 5분당 타액량을 계측한다.

3) 측정 결과

Ericsson & Hardwick의 방법(표 2-6-1)에 기초해 안정 시와 자극 시의 모든 타액 분비 속도의 분류를 참고로 판정한다.

표 2-6-1. Ericsson & Hardwick의 방법

분비량	매우 적다	적다	정상
안정 시(ml/분)	〈0.1	0.1~0.25	0.25~0.35
자극 시(ml/분)	〈0.7	0.7~1	1~3

4. 타액완충능(pH) 측정검사

1) 준비용품(그림 2-6-2)

- Dentobuff® Strip(Orion Diagnostica)
- pH시험지
- Color chart
- 스포이드(피펫)
- 자극 시 타액 채취기구 · 재료(전 항목 참조)

2) 방법

- 종이 타월을 깔고 그 위에 test pad를 위로 해 strip(pH시험지)을 깐다.
- 분비량의 계측이 종료된 타액을 소량, 스포이드(피펫)에 덜어내 test pad에 떨어뜨린다.
- 5분 후에 test pad의 색 변화를 color chart 색과 비교한다.

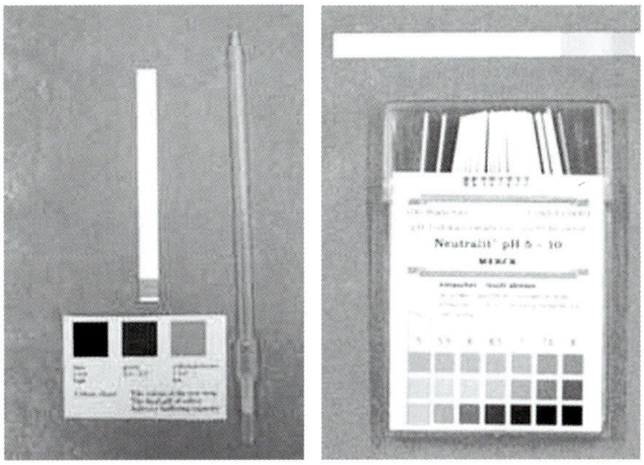

그림 2-6-2. 타액완충능 strip, color chart(좌측)와 pH시험지, color chart(우측). 큐슈치과대학부속병원 예방치과 · 구취 외래.

3) 측정 결과

Ericsson & Hardwick의 기준(표 2-6-2)을 참고로 정상 여부를 판정한다.

표 2-6-2. Ericsson & Hardwick의 기준

	완충능(최종 pH)		pH	
	정상	낮다	정상	낮다
안정 시 타액	4.25~4.75	〈 3.5	6.5~6.9	〈 6.3
자극 시 타액	5.75~6.50	〈 4.0	7.0~7.5	〈 6.8

표 2-6-3. 검사에 영향을 미치는 인자

1. 성별 · 연령
2. 하루 중 · 계절 변동
3. 운동
4. 급성, 만성질환
5. 약물
6. 식사

5. 추가

- 타액 분비량은 다양한 인자에 영향을 받으므로(표 2-6-3) 검사 시에는 가능한 표준화하여 진행한다.
- 측정 결과의 기준은 참고치이며, 문제가 있는지 그 여부는 임상적인 소견도 포함해 종합적으로 판단할 필요가 있다.

(粟野秀慈)

7 구강건조증 검사

Point

- 실제 임상 현장에서 구강건조증의 진단에는 ① 자각 증상, ② 임상 소견, ③ 구강건조증 검사가 중요하다.
- 구강건조증 검사에는 ① 타액분비량, ② 습윤도, ③ 타액 물성(spinability) 검사가 있다.

1. 구강건조증의 검사법(표 2-7-1)

평가, 객관성의 특징을 이해하고 선택 · 사용할 필요가 있다.

2. 자각증상의 검사법(표 2-7-2)

구강건조의 자각증상에 대해 문진한다.

표 2-7-1. 구강건조증 검사법[1)]

검사법	평가[a]	객관성[b]
자각증상	△	×
임상진단기준	○	△
타액분비량		
1) 자극 타액량	×	○
2) 안정 시 타액량 (타액 뱉기)	×	○
3) 안정 시 타액량 (흡습법)	○	○
습윤도		
1) 점막 수분량		
타액습윤도 특정기구	○	○
페리오트론 8000	○	○
2) 상피 내 수분량		
수분계	○	○
수분증발도계	○	○
예사성 측정기(물성)	○	○

평가[a]: ○와병환자도 측정 가능, △의사소통이 불가능한 환자는 불가능, ×와병환자는 불가능.
객관성[b]: ○수치에 의한 객관적 평가가 가능, △약간 객관적, ×주관적 평가.

표 2-7-2. 구강건조의 자각증상에 대한 문진사항(예)

1. 입이 건조하고 바싹바싹 마른다.	0: 없음	1: 종종, 조금	2: 있음
2. 물을 자주 마시고 갖고 다닌다.	0: 없음	1: 종종, 조금	2: 있음
3. 밤중에 일어나 물을 마신다.	0: 없음	1: 종종, 조금	2: 있음
4. 과자처럼 마른 음식은 씹기가 힘들다.	0: 없음	1: 종종, 조금	2: 있음
5. 음식을 삼키기가 어렵다.	0: 없음	1: 종종, 조금	2: 있음
6. 입안이 끈적끈적하고 말하기가 어렵다.	0: 없음	1: 종종, 조금	2: 있음
7. 맛이 이상하다.	0: 없음	1: 종종, 조금	2: 있음
8. 혀가 아프고 저리다.	0: 없음	1: 종종, 조금	2: 있음
9. 입으로 숨을 쉰다(잠잘 때도 포함).	0: 없음	1: 종종, 조금	2: 있음
10. 구취가 거슬린다는 말을 듣는다.	0: 없음	1: 종종, 조금	2: 있음
11. 눈이 건조하다.	0: 없음	1: 종종, 조금	2: 있음
12. 땀을 잘 흘린다.	0: 없음	1: 종종, 조금	2: 있음
13. 의치를 끼면 아프다.	0: 없음	1: 종종, 조금	2: 있음
14. 목소리가 갈라진다.	0: 없음	1: 종종, 조금	2: 있음
15. 입 · 입술과 목이 따끔따끔할 때가 있다.	0: 없음	1: 종종, 조금	2: 있음
16. 피부가 가려울 때가 있다.	0: 없음	1: 종종, 조금	2: 있음

3. 임상소견(표 2-7-3)

구강건조증에서 주의할 임상소견으로는 혀 소견과 설태 소견이 있다.

4. 구강건조증 검사

1) 타액분비량('타액기능검사' 참조)

(1) 안정 시 타액량

표 2-7-3. 구강건조증의 임상소견(큐슈치과대학 예방치과 check list)

혀 소견	
1) 색	옅은 적색 · 적색 · 흰색 · 청색 · 보라색
2) 붉은 점의 유무	있다(부위: 설첨 · 설배 · 설변연 · 기타 [ ]) · 없다
3) 열의 유무	있다(옅은 구가 있다 · 깊은 구가 있다 · 비늘모양 · 나무껍질 등) · 없다
4) 설유두의 위축	있다(부위:) · 없다
5) 설면 건조의 유무	있다(설면에 타액이 보이지 않는다 · 작은 거품이 보인다) · 없다
6) 혀를 전방으로 내민다	가능하다 · 잘 되지 않는다 · 거의 불가능하다(내밀면 아프다)
7) 치흔의 유무	있다(부위:) · 없다
설태의 소견	
1) 설태의 색	백색 · 황색 · 갈색 · 회색 · 흑색 · 기타( )
2) 설태 점수	거의 없다 · 설배 1/3 이내 · 설배 2/3 이내 · 설배 2/3 이상
3) 설태의 두께	거의 없다 · 경도 · 중도
4) 설태상태	고슬고슬하다 · 끈적끈적하다

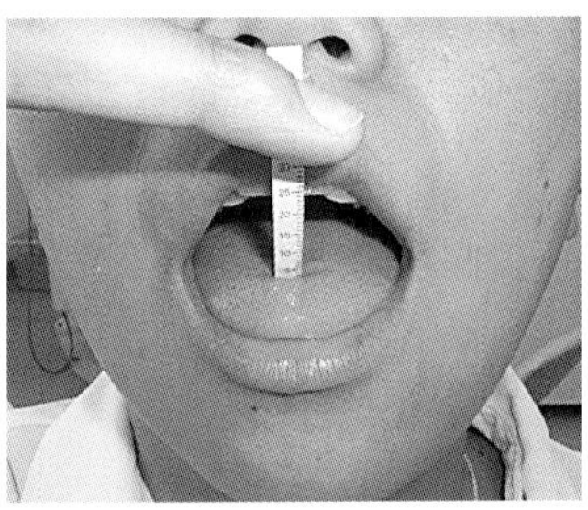

그림 2-7-1. 타액습윤도 검사지. 설점막 위에 10초간 올려 젖는 타액량을 평가한다(상품명: 엘사리보).

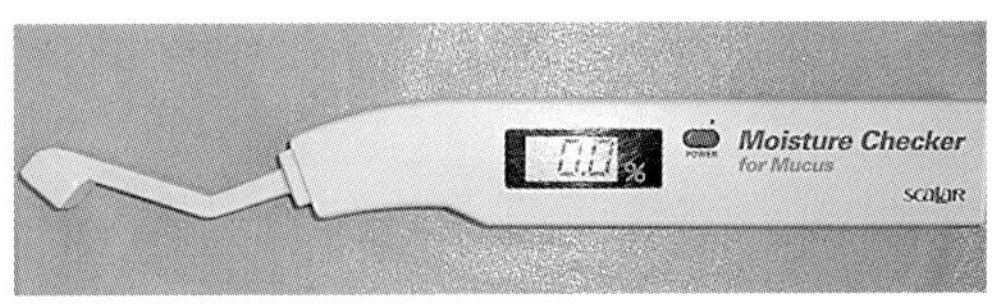

그림 2-7-2. 구강수분계 점막 내 수분량을 전기적으로 계측한다(상품명: Moisture Checker Mucus).

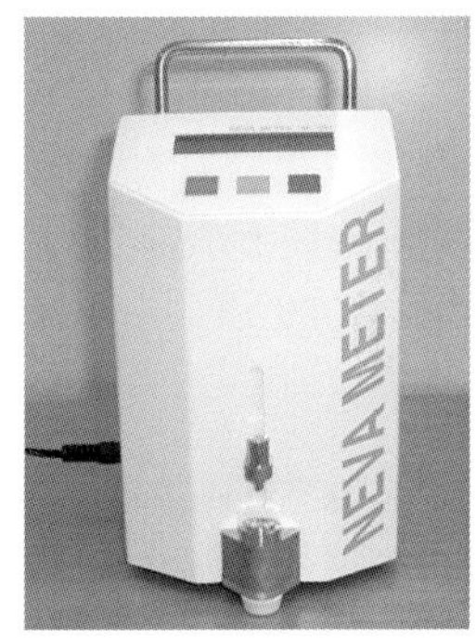

그림 2-7-3. 예사성 측정기. 실처럼 늘어지는 타액의 성질을 전기적으로 자동 측정한다(상품명: Neva Meter).

실제 임상현장에 사용 가능한 것으로 단위 시간당 분비된 타액량을 계측하는 방법 또는 혀 하부에 둔 와테에 흡수된 타액중량을 계측하는 와테법 등을 이용한다.

(2) 자극 시 타액량

규격 거즈를 저작해 흡수한 타액량을 측정하는 suction test, 껌과 파라핀 왁스를 저작해 분비된 타액량을 계량하는 방법을 사용한다.

2) 습윤도

(1) 점막 상 수분량

구강점막 상에 고여 있는 타액량은 타액 습윤도 검사지(엘사리보, 오리온치과위생연구소)(그림 2-7-1)와 페리오트론 8000(요시다)을 이용해 측정한다.

(2) 점막상피 내 수분량

정전용량을 이용한 구강수분계(Moisture Checker Mucus, 요시다)가 있다(그림 2-7-2).

3) 타액 물성

실같이 늘어나는 정도를 평가하는 예사성 측정기(Neva Meter, 석천철공소)를 사용해(그림 2-7-3) 타액의 물성을 평가한다.

(吉田明弘)

참고문헌

1) 柿木保明：高齢者の口腔乾燥症．デンタルダイヤモンド，373：42～47，2002．
2) 柿木保明：口腔乾燥症．ザ・クインテッセンス，22(8)：55～64，2003．

8 미각기능 검사

Point

미각기능의 저하는 먹는 즐거움을 빼고 심각한 삶의 질(QoL, Quality of Life)의 저하를 초래한다. 나아가 고농도의 염분과 당분섭취를 증가시켜서 전신질환에 영향을 미칠 가능성이 있다. 임상 현장에서는 자각적 미각기능 검사가 주류이며, 타각적 미각기능 검사는 아직 실용화되지 않은 것이 현실이다.

1. 검사 전 주의사항

- 검사법에 대해 충분히 설명한다.
- 문진으로 복용 약제와 기왕력을 확인한다.
- 반복 검사할 때는 동일한 술자가 진행한다.

2. 자각적 미각기능 검사법 – 전기 미각검사법

1) 준비물

전기 미각계

2) 방법

- 환자에게 혀를 내밀도록 한다.
- 직경 5mm 탐침 끝을 검사부위(그림 2-8-1)[1]에 눌러대고 전기를 통하게 한다.
- 환자가 미각을 느꼈을 때 버튼을 누르도록 하고 통한 전류량을 기록한다.

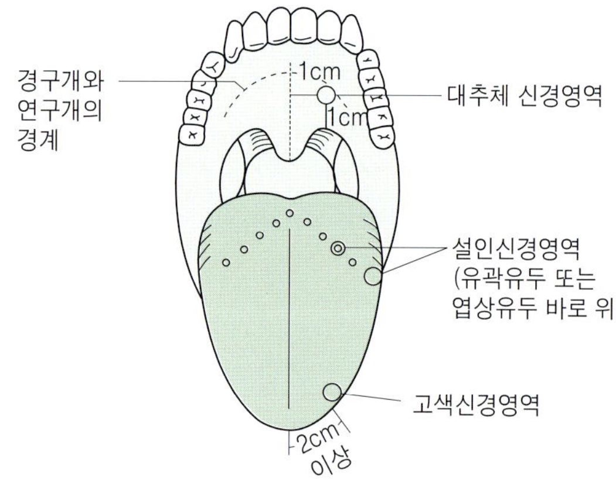

그림 2-8-1. 각 미각신경영역의 측정부위.

3) 측정 결과

전기 미각역치의 정상범위를 나타낸다(표 2-8-1).[2]

표 2-8-1.
3신경영역에서 전기미각의 역치, 정상범위

	역치	정상범위
고색신경영역	0 dB	≦8 dB
설인신경영역	4 dB	≦14 dB
대추체 신경영역	8 dB	≦22 dB

4) 장점

- 장애부위의 판정이 가능하다.
- 검사시간이 짧고 screening 검사에 적합하다.

5) 단점

- 일반체성 감각에 의한 감각과 구별이 곤란하다.
- 네 가지 기본 맛의 정보를 얻을 수 없다.

6) 측정 시 주의사항

보고한 감각이 미각에 의한 것인지 삼차신경에 의한 일반체성 감각에 의한 것인지에 주의한다. 후자는 미각 기능이 저하된 예 중에 30dB 가까운 자극에서 저리는 느낌을 말하는 경우가 많은데 이 경우 미각역치라 하지 않는다.

3. 자각적 미각기능 검사법 – 여과지 디스크법

1) 준비물

티스토 디스크(직경 5mm의 원형여과지에 미각의 질을 판단하는 용액[네 가지 기본 맛]*을 적신다)

2) 방법

- 미질(味質) 지시표(단맛, 짠맛, 신맛, 매운 맛)를 눈높이로 제시하여 보여준다.
- 검사부위(전기 미각검사에 준한다)에 검사여과지를 올린다.
- 미질(味質) 지시표를 가리키도록 한다.

3) 측정 결과

농도 2가 정상인의 중앙치이며 상한은 농도 3이다(표 2-8-2).[2)]

4) 장점

- 장애부위의 판정이 가능

5) 단점

- 검사에 장시간을 요한다.
- 식사 시 상태를 반드시 반영하는 것은 아니다.

표 2-8-2. 여과지 디스크법 검사용액의 농도(%)

농도번호	1	2	3	4	5
당(단맛)	0.3	2.5	10	20	80
식염(짠맛)	0.3	1.25	5	10	20
주석산(신맛)	0.02	0.2	2	4	8
염산키니네(매운 맛)	0.001	0.02	0.1	0.5	4

6) 측정 시 주의

검사하는 미질의 순서는 단맛 또는 짠맛부터 시작하고 매운 맛은 뒷맛이 남게 되므로 마지막에 한다.

추가: 고혈압 환자용으로 보다 간편한 여과지 디스크 검사가 있는데 솔세이브(식염 미각역치 판정여과지-어드벤텍 동양주식회사)가 새롭게 개발되었다.

4. 자각적 미각기능검사법 – 전구강법

1) 준비용품

각종 농도의 미질(味質) 용액과 증류수(무미용액)

2) 방법

1ml의 미용액(또는 증류수)을 시린지에 덜어내고 주사기로 구강 내에 뿌려 물과 다른 맛을 느끼는 최소농도(검지 역치)를 검사한다.

3) 측정 결과

본 과에서는 Maes의 기준을 참고로 판정하고 있다(표 2-8-3).[3)]

4) 장점

- 자각적인 호소와 검사결과가 일치하기 쉽다.
- 술자간 오차가 적다.
- 검사시간이 짧고 screening 검사에 적합하다.

5) 단점

- 미질 (味質) 조정에 노력이 필요하다.
- 국소적인 미각 저하를 떨어뜨릴 가능성이 있다.

표 2-8-3. 본 외래에서 사용하는 전구강법 검사용액의 농도

농도번호	1	2	3
	정상범위	미각저하	
당(단맛)	60 mM (2.1 %)	100 mM (3.4 %)	200 mM (6.8 %)
식염(짠맛)	60 mM (0.4 %)	150 mM (0.9%)	300 mM (1.8 %)
염산(신맛)	15 mM (0.05 %)	30 mM (0.1%)	60 mM (0.2 %)
요소(매운 맛)	200 mM (1.2 %)	500 mM (3 %)	1000 mM (6 %)

5. 타각적 미각기능검사법

생체반응에 기초한 타각적 검사법이 강하게 요구되고 있지만 현재는 아직까지 실용화되지 않은 상태이다. 대표적인 방법은 뇌자도(Magnetoencephalography: MEG)와 뇌파계(electroencephalography: EEG)가 있다.

【용어 해설】 *네 가지 기본 맛: 단맛, 짠맛, 신맛, 매운 맛
인지역치: 맛의 종류를 정확하게 판별할 수 있는 최소 농도
검지역치: 맛의 유무를 검지할 수 있는 최소 농도

(五十嵐敦子)

참고문헌

1) 冨田　寛：味覚障害診療の現況. *JOHNS*, 18(5)：871～877, 2002.
2) 井之口　昭：味覚障害の診断. 日本味と匂学会誌, 10(1)：81～88, 2003.
3) Maes, A. et al.: De Gustibus: time scale of loss and recovery of tastes caused by radiotherapy. *Radiother Oncol*, 63：195～201, 2002.

9 혈액검사 판독

Point

혈액검사 데이터를 읽을 때는 단순히 정상치를 암기해 비교하는 것이 아니라 그 데이터가 나온 이유, 이상치의 의미에 대해 이해하는 것이 중요하다.

일반 치과의원에서 혈액검사를 하는 일은 드물지만 다음과 같은 이유에서 일반 치과의사도 혈액검사 데이터를 이해해야 한다.

- 환자의 전신상태(특히 생활습관병 등의 만성질환)를 파악하고 치과처치의 가능 여부를 검토한다.
- 병원내 교차감염을 예방한다.

1. 혈구성분에 관한 검사

① **적혈구:** 기준치 400~600만/mm^3(창상 치유에는 300만 이상이 필요)

헤모글로빈 11~18g/dl(수술을 진행하기 위해서는 10 이상이 되어야 한다)

빈혈의 진단: MCV↓, MCHC↓(철결핍성 빈혈)

MCV→, MCHC→(출혈성, 용혈성, 재생불량성 빈혈)

MCV↑, MCHC→(악성 빈혈, 엽산결핍증, 간장애성 빈혈)

② **백혈구:** 기준치 5, 000~8, 000/mm^3(2, 000 이하면 감염에 주의)

③ **혈소판:** 15~38만/mm^3(국소지혈로 대응이 가능한 것은 5만까지)

④ **적혈구 침강속도:** 응고를 멈춘 혈액을 이용해 적혈구가 침강하는 속도를 본다. 따라서 응고 연쇄 반응에 영향을 미치는 피브리로겐, 글로블린 등이 증가하는 질환(염증, 조직파괴, 감염증, 신질환, 간질환, 악성종양 등)으로 촉진된다.

2. 혈청성분에 관한 검사

1) 염증에 관련된 항목

CRP: 혈청 중에 존재하며 폐염쌍구균 균체다당류(C물질)와 반응하는 단백질이다. 조직이 파괴된 상태에서 증가한다. 즉, 급성 염증, 악성종양, 심근경색, 외상, 교원병 등에서 증가한다(기준치 0.7 이하).

2) 당뇨병에 관련된 항목

혈당치: 당뇨병이 있는 환자는 당뇨치에 관한 데이터를 소지하고 있는 경우가 많다. 공복 시 수치가 140mg/dl 이상, 식후 2시간 수치가 200mg/dl 이상인 경우는 주의를 요한다.

HbA^{1c}: 헤모글로빈은 당과 결합하며 화합물(HbA^{1c})이 된다. 이 반응은 혈당치의 증가와 함께 서서히 진행하므로 과거 1~2개월의 혈당 레벨을 반영한다(기준치 4%).

3) 고지혈증에 관련된 항목

총 콜레스테롤(T-CHO): 지질대사 이상의 지표로 중요. 높은 수치에서 동맥경화를 일으키고 고혈압, 심근경색, 당뇨병의 원인이 된다(기준치 120~220mg/dl).

중성지방(TG): 활동을 위한 에너지원이지만 다량으로 섭취하면 비만, 지방간, 동맥경화, 당뇨병이 된다(기준치 40~150mg/dl).

HDL-콜레스테롤: 몸에 이로운 콜레스테롤이라 불리며 낮은 수치에서 동맥경화, 고혈압, 협심증을 일으킨다(기준치

40~70mg/dl).

〈참고〉LDL-콜레스테롤(몸에 해로운 콜레스테롤)=(T-CHO)-(HDL)-(1/5 TG)

4) 심질환에 관련된 항목

Creatine Phosphokinase(CPK): 혈액과 간에서는 거의 관찰되지 않고 골격근, 심근, 신경 등에 분포하는 효소로 CPK의 증가는 이들 조직의 파괴를 반영한다. 특히 심근경색에서 특이적으로 상승한다(기준치 24~190IU/ℓ).

5) 간질환에 관련된 항목

혈청 Transaminase(AST, ALT): 모든 조직의 세포 내에 존재하며 아미노산의 아미노기의 전위를 촉매하는 효소이다. 어떤 원인으로 세포가 파괴되어 효소가 혈액 내로 유리되면 혈청 중 효소활성이 상승한다. 간장애가 있을 때는 AST, ALT가 상승한다. 특히 ALT는 간 장애 시에 예민하게 상승한다(기준치 AST: 8~40IU/ℓ, ALT: 5~40IU/ℓ).

Gamma-gultamyl transpeptidase(감마-GTP): 알코올성 간장애, 폐색성 간장애 시(담즙 울대 시)에 상승한다. 알코올성의 경우는 알코올 섭취 제한으로 인해 회복된다(기준치 3~600IU/ℓ).

Alkalinephosphatase(ALP): 인산화합물을 가수분해하는 효소이며 간장, 골, 태반, 소장에 유래하는 isozyme이 있다. 폐색성 간장애에서는 간유래의 ALP가 감마 GTP와 함께 상승한다(기준치 80~260IU/ℓ).

Cholinesterase(ChE): 아세틸콜린을 가수분해하는 효소이며 간에서 생성되어 혈액 내로 분비된다. 간실질의 단백질 합성능력을 반영하고 있으며, 간장애가 있으면 혈청 알부민의 수치와 병행해 저하된다(기준치 3, 600~7, 600IU/ℓ).

간염 바이러스: 의료종사자의 간염 바이러스에 관한 혈액 데이터는 충분히 파악해야 한다. B형 간염(HB)의 경우 HBs 항원, HBe 항원 양성 시에는 감염력이 강하고 주의를 요한다. 반면 HBs 항원 음성, HBs 항체 양성이 되면 감염성은 없다. C형 간염(HC)에 대해서는 항체가 검출되어도 중화항체가 아니므로 감염력이 높다는 것을 알아야 한다.

6) 신장 질환에 관련된 항목

요소질소(BUN): 채취한 아미노산이 분해되어 암모니아가 되고 나아가 간장에서 대사되어 혈중요소가 되고 사구체에서 여과되어 배설된다. 조직의 파괴 정도와 단백질 섭취량, 수분량, 소변 양에 영향을 받으므로 creatinine과의 비를 고려할 필요가 있다. 고령자는 항상 탈수가 관찰되며 높은 수치를 보인다(기준치 9~20mg/dℓ).

Creatinine(Cr): 혈중에서 신장으로 이행하고 사구체에서 여과되어 배설된다. Creatinine은 뇨세관에서는 재흡수되지 않는다. 따라서 신기능, 특히 사구체 기능을 반영한다(기준치 0.6~1.2mg/dℓ).

BUN/Cr비는 발열, 탈수, 조직파괴, 고단백 등으로 증가하며 당뇨, 저단백상태에서 저하된다.

Creatinine clearance: 일정 시간 저류한 소변 내 creatinine의 양과 혈청 내 creatinine양을 측정해 1분간 몇 ml의 혈장이 사구체에서 여과되는지를 조사한다. 신장의 혈류량을 반영하고 있다.

Creatinine clearance=1.48U · V/P · A (기준치: 100±30ml/min)

P: 혈청 creatinine, U: 소변 creatinine, V: 1분간 소변량, A: 체표면적

(千葉逸朗)

10 금속 알레르기 검사

Point

금속 알레르기는 장척농포증, 이한성 습진, 구강편평태선 등 몇 가지 난치성 피부막 질환의 원인 · 악화 인자가 될 수 있다. 이러한 질환을 갖는 증례는 금속 알레르기에 관한 검사가 중요하다.

- Patch test에 의한 금속 알레르기의 유무 검사
- 비파괴분석법에 의한 알레르겐 함유부위의 발견
- 전위 측정에 의한 금속 수복물 부식 경향의 확인

1. Patch test

1) 검사 전 주의사항

- 판정의 특징상 검사 개시일이 제한된다.
- 검사 개시일로부터 3일 후까지 입욕 제한이 있다.
- 항알레르기제 등은 복용 중단을 검토한다.
- 하절기에는 발한이 있으므로 하지 않는 것이 좋다.

2) 준비용품

- Patch test용 금속시약(鳥居薬品에서 판매되고 있다. 접촉피부염학회에서 구입하거나 바세린 또는 증류수를 베이스로 해 직접 조제할 수도 있다)
- Patch test용 반창고(鳥居薬品에서 판매되고 있다)

3) 방법

- 반창고의 린트지 부분에 수용액이라면 1방울을 떨어뜨리고 바세린 베이스라면 쌀알 절반 크기를 도포한다.
- 반창고를 등 부위의 피부나 상완 굴측부에 붙이고 매직으로 시약 부위를 표시한다.
- 48시간 후에 반창고를 벗기고 48, 72, 168시간 후에 판정한다.

4) 판정 결과(그림 2-10-1)

ICDR(International Contact Dermatitis Research Group) 기준[1]에 따라 + 이상을 양성으로 판정한다. 48, 72시간 후 판정이 다른 경우는 후자의 결과를 우선한다.

– 음성: 반응 없음
+ 의양성: 흐린 홍색
+ 약양성: 홍반, 침윤, 종종 구진
++ 강양성: 홍반, 침윤, 구진, 작은 수포
+++ 최강양성: 수포
IR 자극반응

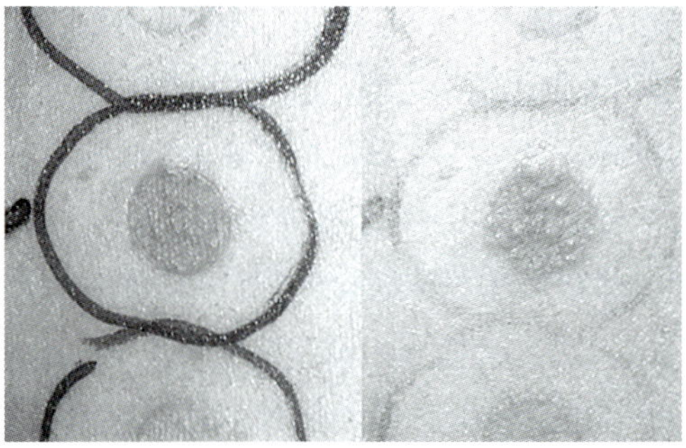

그림 2-10-1. 48, 72시간 후 반응. 72시간 후가 더 강하다(강양성).

2. 금속 수복물 성분 분석

1) 준비용품

- #4000 정도의 sand paper(평활면용)
- 실리콘 포인트(인레이, 아말감)
- 표면 원소 분석장치(분석업자, 대학에 의뢰)

2) 방법

- Sand paper라면 1cm 각으로 자른 것을 2장 접어 수복물 표면을 5회 정도 문지른다(그림 2-10-2).
- 실리콘포인트는 연마하는 요령으로 수복물 표면에 고속 회전시켜 접촉시킨다.

3) 분석 결과

채취 시료(그림 2-10-3)는 원소 분석이 가능한 시설로 보내고 분석을 의뢰한다. 어떤 분석 장치라도 원소에서 특이하게 보이는 파형 peak에서 성분의 정성 분석을 한다.

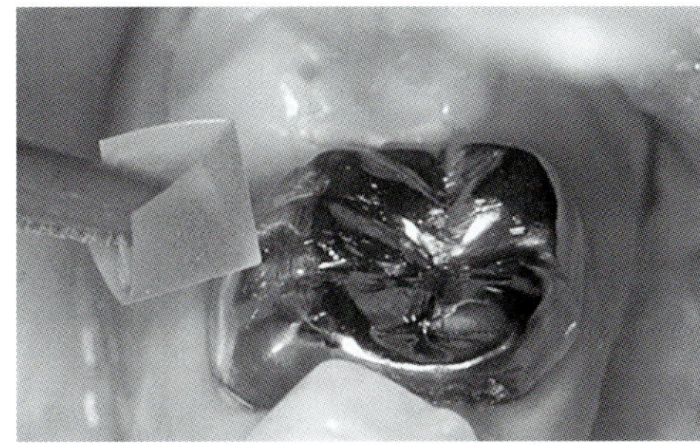

그림 2-10-2. 니이가타대학부속병원에서 실시된 미량금속채취법.

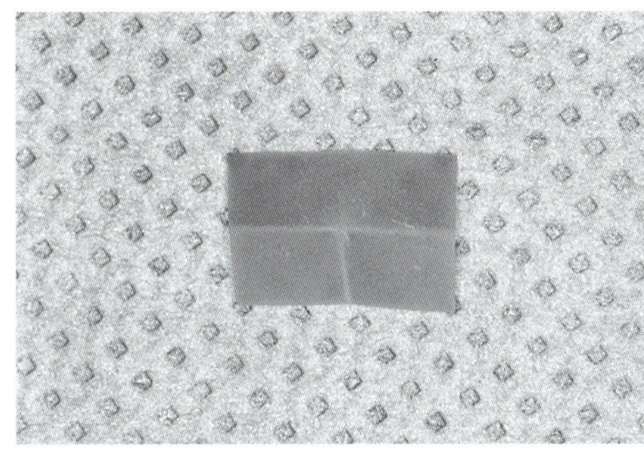

그림 2-10-3. 채취시료.

3. 수복물의 전위 측정

1) 준비용품

- DMA 미터(그림 2-10-4)
- 금속용과 점막용 프로브

2) 방법

- 스위치를 ON으로 하고 데이터 베이스에서 합금 종류를 선택한다.
- 금속용 프로브를 수복물에, 점막용 프로브는 수복물에 가장 가까운 부위에 접촉시켜 측정을 개시한다.

3) 측정 결과

다음의 색 분류로 안정도가 표시된다(그림 2-10-5). STABLE 이외에는 전위치도 표시된다.

표시	STABLE	METAS	ACTIVE
색	녹색	황색	적색
전위치	비표시	표시	표시
부식 경향	안정	준안정	활성

4) 추가

본 검사는 제거 순서의 결정에 유용하지만 알레르겐 함유부는 STABLE이더라도 제거하는 것이 좋다.

(橋本明彦)

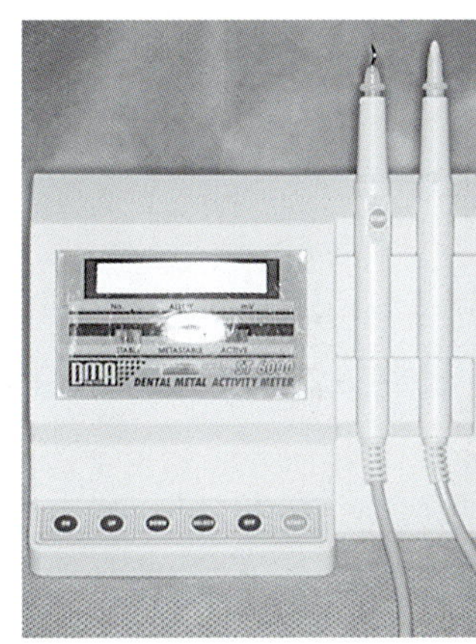

그림 2-10-4. DMA 미터.

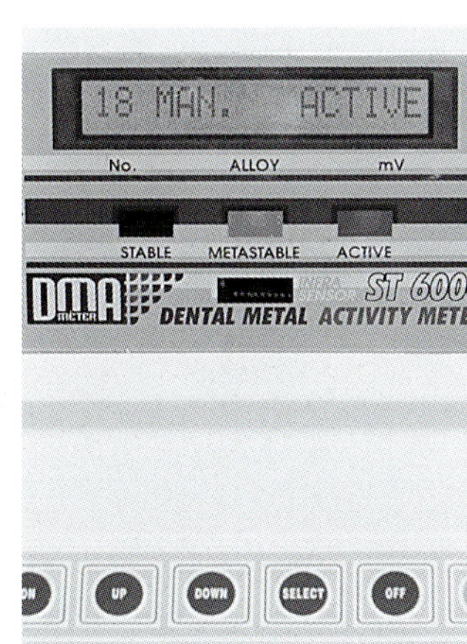

그림 2-10-5. 측정 결과 표시.

참고문헌

1) Fisher, A.A.: In contact dermatitis, 3 rd ed, Lea & Febiger, Philadelphia, 1986, pp. 9~29

11 심신의학적 검사

Point

- 심신증이란 심리사회적 스트레스가 신체에 영향을 미쳐 발생하는 병적 상태를 말한다.[1]
- 구강은 전신 내에서 촉각이 가장 발달해 있고 유일하게 미각을 느끼는 등 감각이 집중된 장기이다.
- 따라서 심신의 이상을 빠르게 반영해 자각할 수 있는 '부위'이다.
- 구취, 끈적끈적한 느낌, 설통, 악관절 이상 등은 물론 단순 치통을 호소할 때도 그 병의 원인을 찾을 수 없는 경우는 심신의학적인 검사가 유용하다.

1. 검사의 필요성 판단

1) 상담기법

환자의 상태, 표정을 관찰하고 호소를 경청한다. 대화 방식을 비롯해 상담의 경위를 객관적으로 관찰해 환자의 불안, 고집, 인지의 왜곡, 망상이 의심된다면 다음의 검사를 한다. 그림 2-11-1처럼 위압감을 배제하고,[2] 대화는 성실하게 하고 동시에 관찰자로서 객관적인 역할도 수행하며 상담한다.[3]

2) 질문지조사법

(1) CMI 건강조사표(일본판 三京房 京都)☜14세 이상의 성인용으로 남여 별도 인쇄

코넬대학 의학부 개발의 Cornell Medical Index-Health Questionnaire(CMI)는 195의 질문으로 구성되며, 전반부는 신체를, 후반부는 점점 심리적 내용으로 진행되어 기록에 대한 저항이 적고 협력을 쉽게 구할 수 있다. 뒷부분의 그림 상에서 신경증 경향을 Ⅰ~Ⅳ단계로 간이 판별할 수 있다.[4] 여기에서 높은 부적응, 억울, 불안, 화 등의 심리적 score가 나온 경우는 다음의 질문지 사용을 권장한다.

(2) YG 성격 검사(일본심리 테스트 연구소 大阪)☜일반용, 고·중·초등학생용 총 4종

Guilford 성격검사[5]는 인간의 성격특성의 유형에 널리 사용된다. 120의 질문항목으로 구성되고 표 2-11-1에 소개하는 우울증에서 사회적 외향까지 12점의 척도를 평가하며 그 척도의 구성을 표 2-11-2와 같이 A~E5형으로 구별한다. 구취증(환취형)에서는 자기통찰이 약하고 정보에 좌우되는 사고적 외향의 점수가 높은 경향을 보인다.[6]

(3) Egogram(TEG 金子書房 東京 ☜성인용) ☜AN식 egogram 초등~고등학생까지 4종(일본종합교육연구회 東京)

인간이 타인과 교류할 때 자아상태는 P(Parent 부모의 마음), A(Adult 성인의 마음), C(Child 어린이의 마음)의 어디에 해당되며, 자기와 타인의 틀어진 관계를 자각하게 해 그것을 해소하는 교류분석법이 있다. 이 분석법에 따라 개발된 Egogram[7]은 틀어진 대인관계를 제시하고 심신증의 증상의 요인임을 환자가 자각하도록 하며 치료자의 지침으로도 유용하다. 55의 질문 항목으로 구성되며, CP(비판적인 부모), NP(양육하는 부모의 마음), A, FC(자유로운 어린이), AC(순응하는 어린이) 다섯 가지의 척도로 평가하고 그 패턴을 읽는다. 심신증은 CP가 높고 AC가 높은 패턴에 많이 나타나며 자기평가가 낮고 타인 앞에서 자신 없어 하는 상이 떠오른다.

(4) 기타 간이검사법

① 열매가 열리는 나무를 그리게 하는 Baum test,[8]

② 현재성의 불안을 검사하는 MAS,[9]

③ 우울증 판별 보조방법인 SDS,[10]

④ 평가가 곤란한 어린 연령의 아이를 양육자가 대리 평가하게 하는 유아 · 아동 성격 진단 검사 용지[11] 등을 치과임상에서도 쉽게 채용할 수 있다.

(5) 인지요법으로의 반복검사

구취증은 일반 치과질환과 달리 후각에 순응하므로 구취 레벨의 자기평가가 곤란하다. 따라서 타인에게 불쾌한 수준이 아닌 레벨인데도 악취가 난다고 잘못 인식(망상)하기 쉽다. 구취 레벨은 기기를 사용해 반복 측정하고 잘못된 자기평가를 반복 수정해 깨닫도록 한다. 반복 검사 그 자체를 인지요법으로 사용가능하다.[12]

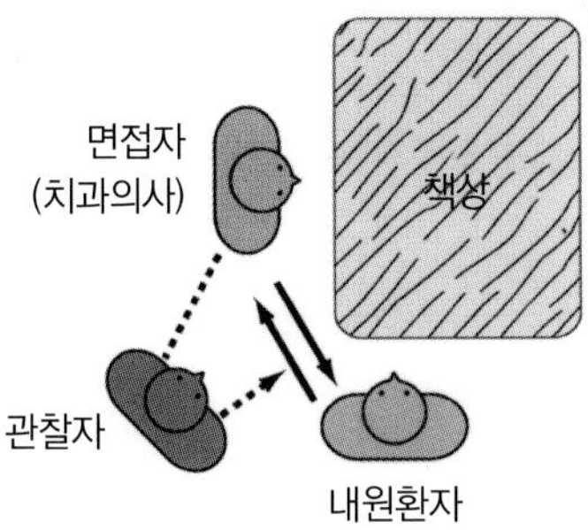

그림 2-11-1. 상담자는 스트레스를 주지 않도록 내원한 환자의 정면을 피해 위치를 선택하고 필요하다면 시선이 가능하도록 배려한다. 치과용 의자에 앉은 환자에 대해서도 같이 배려하고 위치를 결정한다.

표 2-11-1. YG성격검사의 유형분류

척도(기호)	낮은 점수	높은 점수
D	우울증이 적다	우울증이 강하다
C	기분변화가 적다	기분변화가 크다
I	열등감이 적다	열등감이 크다
N	신경질적이지 않다	신경질적이다
O	객관적이다	주관적이다
Co	협조적	비협조적
Ag	공격적이지 않다	공격적
G	비활동적	활동적
R	무사태평하지 않다	무사태평하다
T	내향적 사고	외향적 사고
A	복종적	지배성이 강하다
S	사회적 내향	사회적 외향

표 2-11-2. YG성격검사의 유형분류와 특징(5유형으로 대별하고 경향의 동요에 따라 다양한 유형으로 세분)

점수 경향선	유형분류	성격 특징	구강영역에 나타나기 쉬운 증상
	A형 (평균형)	평범, 무관심, 무기력	–
	B형 (우측형)	불안정 부적응 적극형 반사회적 행동을 표출하기 쉽다	–
	C형 (좌측형)	안정 적응 소극형 조용하고 어른스럽다	설통증, 외향적 사고가 높은 구취환자(자취형)는 통찰이 늦고 난치화
	D형 (우측 하향형)	안정적극형 수완가, 감독형	증상의 호소가 히스테릭함 구취증(의사를 계속해서 바꾸는 난치형)
	E형 (좌측 하향형)	불안정 부적응 소극형 어둡고, 비관적	악관절증, 설통증, 기타 신체적 호소, 구취증(자취증) 증상이 많고 난치형

(岩倉政城)

참고문헌

1)鈴木仁一：心身症の新しい診断と治療（五島雄一郎・他編）. 医薬ジャーナル社，大阪，1987．pp. 21～30.
2)渋谷昌三：人と人との快適距離．日本放送協会，東京，1990．pp. 177～182.
3)木戸幸聖：面接入門．第2版，創元社，大阪，1979，pp. 3～13.
4)金久卓也，深町　健：日本版コーネル・メディカル・インデックス　その解説と資料．改訂版．三京房，京都，1983．pp. 1～164.
5)辻岡美延：新性格検査法．日本心理テスト研究所，大阪，1982．pp. 1～376.
6)安野陽子，岩倉政城，島田義弘：口臭を訴える患者の口内気体揮発性硫化物と症状との関係．口衛学会誌，39：663～674，1989.
7)末松弘之，和田迪子，野村　忍，俵里英子：エゴグラム・パターン．金子書房，東京，1992，pp. 33～124.
8)C.コッホ：バウムテスト（林勝造・他訳）．第21版，日本文化科学社，東京，1985，pp. 1～150.
9)阿部満洲，高石　昇：MAS使用の手引き．三京房，京都，1985，pp. 1～19.
10)Zung, W.W.K.：日本版SDS使用手引（福田一彦，小林重雄構成）．三京房，京都，1983，pp. 1～15.
11)高木俊一郎，坂本竜生：幼児・児童性格診断検査の手引．金子書房，1983，pp. 1～23.
12)岩倉政城：口臭の臨床とその心理学的アプローチ．東北大歯学誌，19：20～32，2000.

SECTION

3

진 단 편

진단편에서는 검사 편의 결과에 기초해 치과치료 시 평소 빈번하게 행해지는 치아우식증, 치주질환의 진단법에 대해 그 중요한 포인트를 정리하였다. 구취증, 악관절증은 최근 개원의도 치료가 가능하게 된 질환인데 이와 함께 일상 치과임상에 유익한 구강점막질환, 구강건조증, 치열 · 교합의 진단법에 대해 설명하겠다. 고령사회에서 주목을 받고 있는 '섭식 · 연하장애' 에 대해서도 살펴보도록 하겠다.

1 치아우식증의 진단

Point

- 치아우식증 진단은 정기적인 모니터링이 전제가 된다.
- 건강 증진에서는 치아우식증 증상의 조기발견과 진행 정지의 추적이 중요하다.
- 치아우식증 진단방법이 침습성이 있어서는 안 된다.
- 치근우식증은 치주질환으로 이어지며 40대 이후에는 급증한다.

1. 진단 전 주의사항

- 치태, 음식 잔사를 제거하고 치면을 노출한다.
- 밝은 조명장치를 준비한다.
- 예리한 탐침은 금기이며 촉진 시에는 WHO probe를 사용한다.
- 이용할 수 있는 진단 장치와 방사선사진, 위험 score 등의 자료를 준비한다.

2. 치관부 치아우식증의 진단

표 3-1-1. 치관부 치아우식증의 진단기준

건전	치아우식증
백반, 분필모양의 점 연화치질이 없는 변색 · 착색된 거친 면 연화치질이 탐지되지 않는 착색된 소와열구 치근면의 결손	WHO probe로 가볍게 촉진해 연화치질을 탐지할 수 있는 분명한 치아우식증 와동(실질결손) 치료 도중의 임시충전치아 / 방사선사진에서 상아질의 1/2을 초과한 경우

표 3-1-2. DIAGNOdent와 판정기준

DIAGNOdent 계측치	치아우식증병소의 상태	추천 방법
0~14	건전 또는 법랑질 표면층 1/2에 국한된 치아우식증	예방처치(치면열구전색, 불소 사용)
15~20	법랑질 표면 1/2을 넘는 법랑질 치아우식증	예방처치 권장
21~99	상아질 치아우식증	계측치 21~30: 예방처치 또는 위험에 맞는 수복처치 계측치 31 이상: 수복과 예방처치

Lussi, 2000.

표 3-1-3. 방사선진단과 치아우식증 와동의 존재율

방사선사진에서 치아우식증병소 심도	치아우식증 와동의 존재율(n=200, %)
법랑질의 외측 1/2 이하	10
법랑질 내측 1/2 이름	40
상아질 두께의 1/2 이상	100*

*치아우식증 와동은 모두 법랑질에 국한되었다.

Pitts and Rimme, 1992.

3. 치근우식증의 진단

표 3-1-4. 치근우식증의 진단기준

판정항목	건전	비활동성 치아우식증 (건전)	활동성 치아우식증
병소의 상태	치근이 노출되고 치아우식증 병소를 볼 수 없다.	재석회화로 정지된 치아우식증 병소	탈회가 진행 중인 치아우식증 병소
병소의 외형	–	분명	불분명
색조	–	진한 갈색 또는 흑색	황색 또는 옅은 갈색
표면의 상태	–	활택하고 광택이 있다	눈으로 확인할 수 있는 치태가 많이 부착
WHO probe로 가볍게 촉진	–	단단한 감촉을 보인다	연화되어 거친 느낌을 받는다.
기본대응	예방처치	예방처치	위험 감소와 예방처치로 진행 정지를 목적한다

(Nyvad, 1986; Axelsson, 2000)

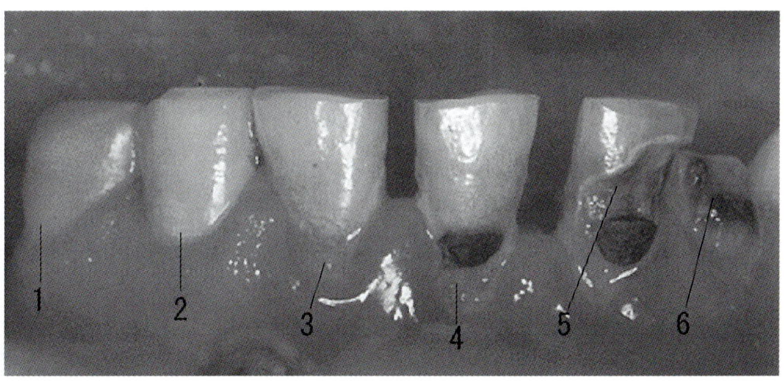

그림 3-1-4. 치아우식증의 진행단계(Bratthall, 1996). 1. 건전치, 2. 치아우식증 와동이 없는 탈회성 백반(초기 치아우식증), 3. 치아우식증 와동을 동반하는 법랑질 치아우식증, 4. 치아우식증 와동을 동반하는 이차치아우식증, 5. 상아질 치아우식증, 6. 치아우식증 와동에 의한 치관붕괴.

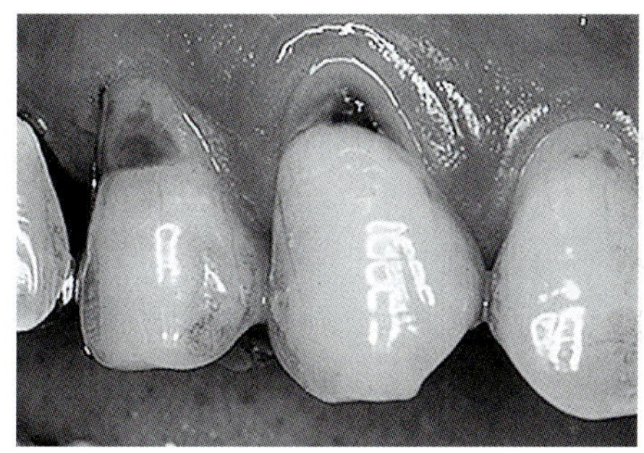

그림 3-1-5. 진행이 정지된 비활동성 치근면 치아우식증(#13)과 설상결손(#14).

4. 추가

- 진단 시에는 위험 판정과 초기 증상의 발견, 그 추적이 가장 중요하다.
- 건강 증진에서 치아우식증 진단의 중요한 의의는 치질의 관찰이다.
- 예리한 탐침에 의한 촉진과 시진만 하는 처치 간에는 치아우식증 진단 정밀도에 차이가 없다.
- 치아우식증은 위험 판정, 방사선사진, 진단기기 등을 병행하여 사용하고 종합적으로 진단해야 한다.
- 탈회 중에는 병소의 착색이 잘 일어나지 않는다. 진한 착색은 재석회화의 양상을 나타내는 것이다.
- 불소 사용으로 치아우식증이 잠재화하므로 진단기기의 병행을 권장한다.
- 검색, 선별, 검사 목적의 건강진단에는 시진으로 치아우식증을 진단한다.
- 치아우식증을 관리할 때는 비침습성 방법으로 치아우식증 병소의 진행을 정지하는 것을 최우선으로 생각한다. (稻葉大輔)

참고문헌

1) Lussi, A.: Clinical performance of the laser fluorescence system DIAGNOdent for detection of "occlusal caries" (in German), *Acta Med Dent Helv,* 5 : 15~19, 2000.

2) Nyvad, B., Fejerskov, O.: Active root caries converted into inactive caries as a response to oral hygiene, *Scand J Dent Res*, 94 : 281~284, 1986.

3) Pitts, N.B., Rimmer, P.A.: An in vivo comparison of radiographic and directly assessed clinical caries status of posterior approximal surfaces in primary and permanent teeth. *Caries Res*, 26 : 146~152, 1992.

4) Bratthall, D.: Dental Caries-what is that?, http://www.db.od.mah.se/car/data/cariesser.html, 1996.

5) Axelsson, P.: Development and diagnosis of carious lesions. In: Diagnosis and Risk Prediction of Dental Caries (Axelsson Series on Preventive Dentistry, Vol. 2.), Quintessence Pub Co Inc, Illinois, 2000, pp. 179~247.

2 치주질환의 진단

Point

적절한 치주질환의 진단은 효과적인 치료를 진행하기 위해서 중요하다. 시진과 함께 치주조직의 탐침, 치아 동요도 검사와 방사선검사 등으로 치주조직의 파괴상태를 진찰하고 나아가 그 환자의 기왕력과 임상증상을 고려해 치주질환을 진단한다.

1. 치주질환 진단에 필요한 검사

1) 시진: 치은의 발적 · 종창의 유무 검사

2) 탐침에 의한 검사

(1) 탐침 깊이(Probing depth: PD)

치은 변연부를 기준점으로 하고 probe 선단부까지의 거리를 측정(그림 3-2-1에서는 4mm). 치근이개부 병변 검사에는 furcation probe를 사용한다.

(2) 임상 부착수준(Clinical attachment level: CAL)

CEJ를 기준점으로 하고 probe 선단부까지의 거리를 측정(그림 3-2-1에서는 6mm). 치주낭의 진행에 따른 부착 상실량을 부착소실이라 한다.

(3) 탐침 시 출혈(Bleeding on probing: BOP)

치주낭의 벽과 기저부의 저항성과 염증의 존재를 평가

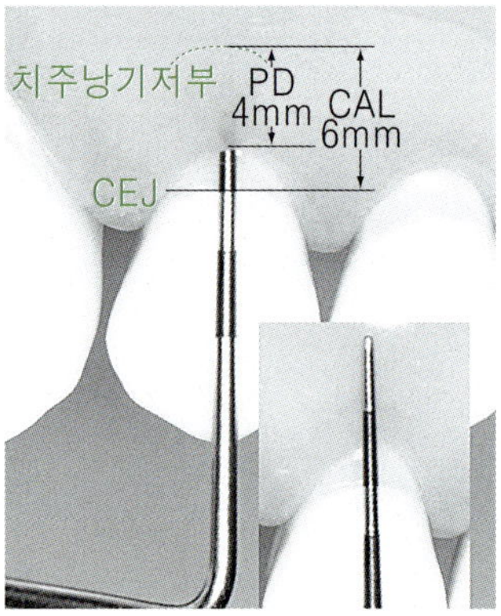

그림 3-2-1. 탐침에 의한 검사.

3) 치아의 동요도 검사(표 3-2-1)

치조골 수준의 저하 또는 치주조직의 염증성 변화를 평가

4) 교합상태의 검사

교합성 외상의 원인이 되는 조기접촉과 교두간섭, 이갈이 등의 습관을 검사

5) 방사선검사

치조골 수준과 그 외형을 파악

6) 치태 검사

O' Leary의 치태조절 record(PCR) 등을 사용

7) 기타 검사

치태 부착을 증가시키는 요인(변연 부적합 충전 · 보철물 등)에 대해 검사

표 3-2-1. Miller의 분류[1)](일부 변형)

0 생리적 동요
1 경도 동요(1mm 이하, 협설적)
2 중등도의 동요(1mm 이상, 협설 · 근원심적)
3 강도의 동요(협설 · 근원심 · 수직적)

2. 치주질환의 분류

1) 일본치과의사회의 치주질환 분류와 특징

현재 치주치료의 일반지침으로 보험의료제도 내에서도 준용되고 있는 '치주질환의 진단과 치료의 guide line(1996): 일본치과의사회' 기재의 분류를 표 3-2-2에 소개한다.

(1) 치은염

치태 등의 자극에 대한 치은의 염증성 반응이며 염증은 치은에 국한된다. 치은의 종창으로 그 깊이가 증가하는 가성 낭이 관찰된다. 치태가 주요 원인이며 전신성 인자의 관여가 적은 단순성 치은염의 이환율이 가장 높다.

표 3-2-2. 치주질환의 분류와 특징(치주질환의 진단과 치료의 guide line · 표에서 일부 발췌)

치주질환의 분류			이환율	임상소견				
				plaque	탐침 깊이	방사선에 의한 치조골흡수	치아의 동요	이개부 병변
치은염	단순성 치은염		매우 많다	+	가성 낭 2~6mm	–	–	–
	복잡성 치은염 (임신성, 박리성, 페니토인성 등)		적다	+	가성 낭 2~6mm	–	–	–
	치은외상		적다	±	얕다	–	–	–
치주염	만성 치주염	경도	많다	+		치근길이의 1/3 이하		–
		중등도	많다	+		치근길이의 1/3~1/2	1~2	1도
		중도	많다	+	6mm 이상	치근길이의 1/2 이상	2~3	2도 이상
	급속성 치주염	유년성 (사춘기 무렵에 발증)	매우 적다	+	4mm 이상	현저하다	현저하다	현저하다
		급속진행성 (20~30세경)	적다	+	4mm 이상	현저하다	현저하다	현저하다
		특수성 (유전성질환 등)	매우 적다	+	4mm 이상	현저하다	현저하다	현저하다
교합성 외상			적다	±	얕다	+	+	±

(2) 치주염

염증성 파괴가 치은에서 심부의 치근막, 치조골에 이르는 것으로 진성 낭 형성, 상피부착의 치근부 이동(부착소실)이 일어난다. 치태가 주요 원인이며 전신성 인자의 관여가 적은 만성 치주염의 이환율이 가장 높다. 사춘기성 치주염은 사춘기 무렵에 발현하며 급속도로 진행한다. 제1대구치와 중절치에 현저한 골흡수가 관찰되는 국소적 타입과 전반적인 골흡수가 관찰되는 광범위한 타입으로 분류된다.

2) 미국치주병학회(American Academy of Periodontology: AAP)의 분류

AAP에 의해 1999년에 제언된 분류의 대항목을 표 3-2-3에 소개한다. 각 항목의 상세한 내용은 참고 문헌[2]을 참조한다.

표 3-2-3. AAP의 분류[2]

a) 치은질환(치태 기인성 · 비치태 기인성)
b) 만성치주염(국한성 · 광범위)
c) 침습성치주염(국한성 · 광범위)
d) 전신질환의 징후인 치주염
e) 괴사성 치주질환
f) 치주조직의 농양
g) 근관 내 병변 관련 치주염
h) 발생학적 또는 후천적 형태이상과 상태

3. 치주질환의 진단

필요에 따라 실시한 검사결과에 기초해 전술한 치주질환의 분류를 고려하여 진단한다. 경우에 따라서는 치태의 세균학적 검사와 타액 · 치은열구액을 사용한 검사 등을 시행하고 진단에 이용한다.

(日野出大輔)

참고문헌

1) Miller, S. C. : Textbook of Periodontia. 3rd ed., The Blakiston Co., Philadelphia, 1950, p.125.
2) Armitage, G. C. : Development of a classification system for periodontal disease and conditions. *Annals of Periodotology*, 4 : 1~6, 1999.

3 구취의 진단

Point

- 구취 원인의 주요 물질은 휘발성 황화합물이다.
- 생리적 구취증의 원인은 주로 설태에서 유래한다.
- 구강 내 유래의 병리적 구취의 원인은 치주질환, 타액선 기능저하, 궤양성 구강점막질환이다.
- 전신 유래의 병리적 구취의 원인은 이비인후계 질환, 호흡기계 질환, 대사성 질환 등이 있는데 출혈빈도는 상당히 낮다.
- 의료 상담(시진 · 문진), 구취검사, 구강 내 검사 등의 결과에 기초해 종합적으로 진단한다.

1. 진단에 필요한 검사

1) 의료상담(시진 · 문진)

〈주요 내용〉

- 구취를 인식하고 내원하게 된 경위
- 기왕력과 복용약 등 치과질환과 전신질환의 정보
- 안모와 표정 등으로 정신긴장상태 파악
- 일반 대화거리에서 구취의 유무(진성구취증 진단)

〈주의사항〉

- 환자의 말을 막거나 부정하지 말고 잘 듣는다.
- 환자의 사생활에 대한 배려(독립된 공간에서 진행하는 것이 좋다)
- 기왕력은 전신 유래의 병리적 구취(표 3-3-1)의 제외 진단을 위해 중요

2) 구취검사 · 기기측정

관능검사와 기기측정을 한다('구취 검사' 참조).

3) 구강 내 검사

〈주요 내용〉

- 설태의 부착량(부착면적, 두께)
- 치아 검사(치아우식증, 수복상태, 교합상태 등)
- 치주검사(4mm 이상의 치주낭, 출혈 · 배농의 유무, 동요도)
- 구강위생상태(치태조절 기록)
- 타액분비량('타액기능검사' 참조)
- 구강점막질환의 유무

〈주의사항〉

- 검사 결과에 영향을 미치지 않도록 같은 날이라면 구취 검사 후에 진행한다.

표 3-3-1. 구취의 원인이 되는 주요 전신질환

비인후질환(부비강암, 부비강염 등)
호흡기질환(기관지확장증, 폐암, 폐결핵 등)
소화기질환(식도게실, 식도 hernia, 유문협착증 등)
대사성질환(당뇨병, 간질환, 신질환, 트리메틸아민뇨증 등)

1. 구취증 진단

- 관능검사(진단기준은 '구취 검사' 참조), 기기분석(표 3-3-2)의 결과에 기초해 구취의 유무를 판정한다.

- 초진 시 ‘구취 없음’ 인 경우 1회 검사 결과로 진단하는 것은 피한다(날과 시간대를 바꿔 여러 차례 검사하고 진단한다).
- 구취의 유무와 여러 검사의 결과를 종합하여 치료 필요에 적합한 국제진단분류(표 3-3-3)에 기초해 구취증을 진단한다(그림 3-3-1에 그 과정을 소개한다).

표 3-3-2. VSC 농도에 의한 구취의 판정기준

	Gas chromatography	gas censor
Hydrogen sulfide	〉1.5 ng/10 ㎖	
Methyl mercaptan	〉0.5 ng/10 ㎖	〉75 ~ 150 ppb*
Dimethyl sulfide	〉0.2 ng/10 ㎖	

*Gas censor는 총 VSC량을 측정하므로 범주로 표기됨.

표 3-3-3. 구취증의 진단분류[1]

Ⅰ. 진성구취증
사회적 허용범위를 초과하는 명백한 구취가 관찰된다.
a. 생리적 구취 —— TN1
기질적 변화, 원인질환이 없다.
(마늘 섭취 등에 의한 경우는 제외)
b. 병리적 구취
1. 구강 유래의 병리적 구취 —— TN2
구강 내 질환, 기질적 변화, 기능저하 등에 의한 구취(설태, 치태 등을 포함)
2. 전신 유래의 병리적 구취 —— TN3
이비인후 · 호흡기계질환 등

Ⅱ. 가성구취증 —— TN4
환자는 구취를 호소하지만 사회적 허용범위를 넘는 구취로 볼 수 없고 검사결과 등을 설명해 주소의 개선을 기대할 수 있다.

Ⅲ. 구취공포증 —— TN5
진성구취증, 가성구취증에 대한 치료로는 주소의 개선을 기대할 수 없다.

구취증의 국제분류는 치료 필요(Treatment Needs: TN, ‘구취의 치료법’ 참조)에 기초해 분류되고 있다.

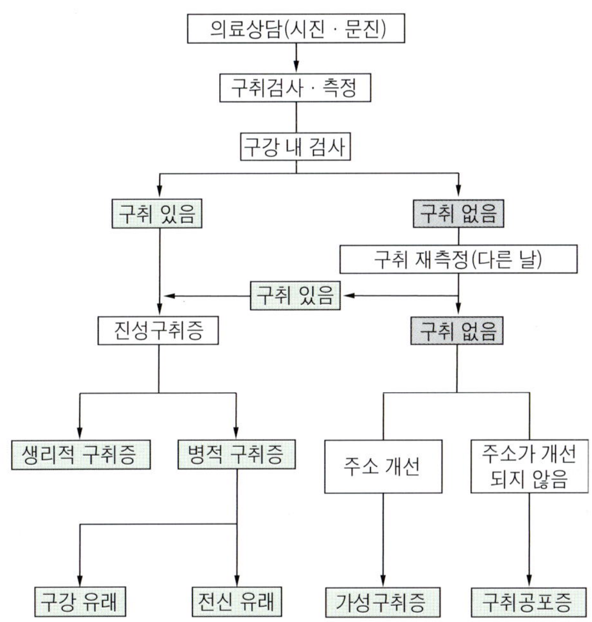

그림 3-3-1. 구취증 진단 과정.

3. 추가

- 가성구취증과 구취공포증의 진단은 치료과정에서 명확해지는 경우가 많다.
- 치료초기 상담(‘구취의 치료법’ 참조) 시에 주소 내용이 개선되지 않아도 여러 차례 상담을 통해 주소가 개선되는 경우도 있다.

(山賀孝之)

참고문헌

1) 宮崎秀夫・他：口臭症分類の試みとその治療必要性. 新潟歯学会誌, 29：11～15, 1999.

4 구강점막질환의 진단

Point

- 병변을 놓치지 않고 간과하지 않는다.
- 악성 질환을 제외할 수 있는지에 대해 생각한다.
- 우선 연조직 검사부터 시작하는 습관을 만든다.
- 순서를 정해 검사하면 놓치는 부분이 없고 익숙해지면 15초 정도로 검사가 가능하다.

1. 구강 내 검사 순서

구순→구순 점막→구강 전정→치조부→협점막→치은협 이행부→이하선 개구부→혀→구저→구협부→구후부→편도→경구개→연구개→치아 검사

2. 의료 상담

① 어떤 증상인가? 종창, 출혈, 접촉통, 지각이상, 운동장애, 미각장애, 코막힘, 두통, 개구장애
② 언제부터 증상을 자각했는가?
③ 스스로 자각했는가? 타인에게 지적받았는가?
④ 깨닫게 된 계기가 있었는가?
⑤ 깨달은 후 증상의 변화는? 시간 경과와 함께 증상이 악화, 복합증상으로 진행되었나?
⑥ 그 상태로 방치했다면 그 이유는?
⑦ 의치 상태는 어떤가? 언제 만들었나?
⑧ 전신질환의 유무, 피부병변의 유무, 복용중인 약의 유무, 흡연력?

이 단계에서 어느 정도 감별진단이 가능하다. 특히 현증을 듣는 동안 '5. 주요 구강 점막질환' 에 소개한 질환에 해당되는지 검토한다.

3. 구강 내 검사방법

1) 구순

입을 다문 상태와 벌린 상태에서 관찰한다. 그 때 색, 표면상태, 손으로 만졌을 때 촉각으로 이상소견의 존재 여부를 확인한다. 붉은 입술과 피부를 확인한다.

2) 하순 점막에서 구강전정, 치조부

입을 너무 크게 벌리지 말고 치은에서 하순 점막의 색, 종창의 유무를 본다.

3) 상순 점막에서 구강전정, 상순 소대

입을 반쯤 벌려 점막을 늘려준다.

4) 구각에서 협점막, 치은협이행부, 치조부

입을 크게 개구하고 치경(Dental mirror)으로 점막을 늘려준다(그림 3-4-1). 이하선 개구부 확인을 잊지 않도록 한다.

5) 혀

(1) 설배부: 이완된 상태에서 혀를 앞으로 빼고 설배부에 종창, 궤양의 유무, 색조의 변화, 크기, 표면 침착물의 유무를 본다. 특히

설유두의 상태에 주의한다. 전방으로 빼고 혀의 운동장애, 지각장애의 유무를 진찰한다.

(2) 설연부(혀 좌우 측면): 설연부는 거울을 사용해도 가능하지만 감염관리가 된 거즈로 설첨부(혀끝)를 잡고 진찰하면 전방으로 충분히 당길 수 있다. 백반증, 악성 종양의 호발부위이다.

6) 설하부, 구강저부

설연부를 진찰한 후 그 상태에서 혀를 상방으로 들어 올리고 설하부, 구강저부를 진찰한다.

7) 구협부, 구후부, 편도

이곳이 진찰이 가장 곤란하고 간과하기 쉬운 부분이므로 주의한다. 편평태선은 양측 구후부 협점막에 호발한다.

8) 경구개, 연구개

입을 크게 벌리게 하고 머리를 뒤로 젖히게 해 진찰한다. 설배부를 천천히 거울로 압박한다.

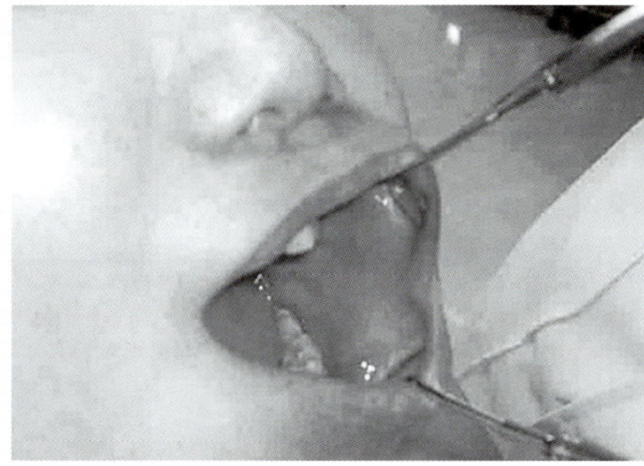

그림 3-4-1. 구강점막질환의 진단. 구각에서 협점막, 치은 협이행부, 치조부에 대해서는 입을 크게 벌리게 해 거울로 점막을 벌린다.

4. 병변의 기록

병변부의 정확한 기재가 중요하다. 우선 '도식화' 한다.

(1) 장소: 해부학적으로 정확하게 표현한다. 정중선을 초과했는가? 좌우대칭성은?

(2) 크기: 노기스 등으로 계측한다. 기준이 되는 위치(예를 들면 정중)에서 거리도 계측한다.

(3) 표면상태 · 형태: 균일한지, 결절이 있는지, 융기성인지 아닌지? 경결이 있는지? 미란 · 궤양의 유무, 찰과로 인해 소실되었는지 아닌지

(4) 색: 점막색, 흰색, 적색, 적색과 백색이 혼재, 흑색, 암자색 등

(5) 출혈의 유무: 이출혈성인지 아닌지

(6) 증상의 유무: 접촉통, 압통, 찰과통, 위화감, 작열감

5. 주요 구강점막질환

구각염, 바이러스성 질환(구순포진), 백반증, 홍반증, 편평태선, 캔디다증, 재발성 아프타성 구내염(클론병, 궤양성 대장염, 베체트병과의 관련도 고려), 종양성 질환, 외상성 변화, 색의 변화(아말감 침착, 멜라노시스, 악성 흑색종, 에디슨병 등), 전신질환과 관련(자기면역질환, 알레르기성 질환, 빈혈, 증후군, HIV 감염), 설염, 흑모설, 주름잡힌 혀, 지구상 혀, Fordyce반, 설유두 · 편도 등의 정상조직과 감별

6. 구강 내 진찰 시 주의사항

- 현재 병력을 들을 때에 입 속을 보면 안 된다는 규칙은 없다. 구강 내외를 일단 관찰한 후 그 병상에 대해 들으면 상황 파악이 쉬워지는 경우가 많다.
- 치경을 2개 사용하면 점막부분을 잘 관찰할 수 있다.
- 감염예방대책을 세운 후 병변부를 촉진한다.
- 의치는 반드시 빼도록 한다.
- 충분한 조명 하에서 진찰한다.

(千葉逸朗)

5 구강건조증의 진단

Point

- 구강건조증의 원인은 주로 타액분비 저하, 타액증발 증가와 설운동 기능저하 세 가지로 나눌 수 있다.
- 진단의 흐름을 따라 원인을 파악한다.
- 눈과 입에 건조감이 있고 Shirmer test에 의한 양성소견과 타액검사에 의해 타액분비량 저하가 관찰되는 경우에는 쇼그렌 증후군을 의심하고 정밀검사를 한다.

1. 구강건조증의 원인

그림 3-5-1에 구강건조증의 분류를 소개하고 있다. 원인으로는 크게 타액분비 저하, 타액증발 항진과 설운동 기능저하 세 가지로 나눌 수 있다. 쇼그렌 증후군이란 건조증상이 없더라도 외분비선에 림프구 침윤 등의 이상이 관찰되는 질환을 말한다. 또한 교원병의 합병이 없는 것은 원발성 쇼그렌 증후군, 교원병을 합병하고 있는 것은 속발성 쇼그렌 증후군이라 한다. 비쇼그렌 증후군 중에 빈도가 높은 것은 약물 복용으로 인한 것이다. 혈압강하제, 이뇨제, 항정신약, 정신안정제 등이 원인이 되는 경우가 많다.

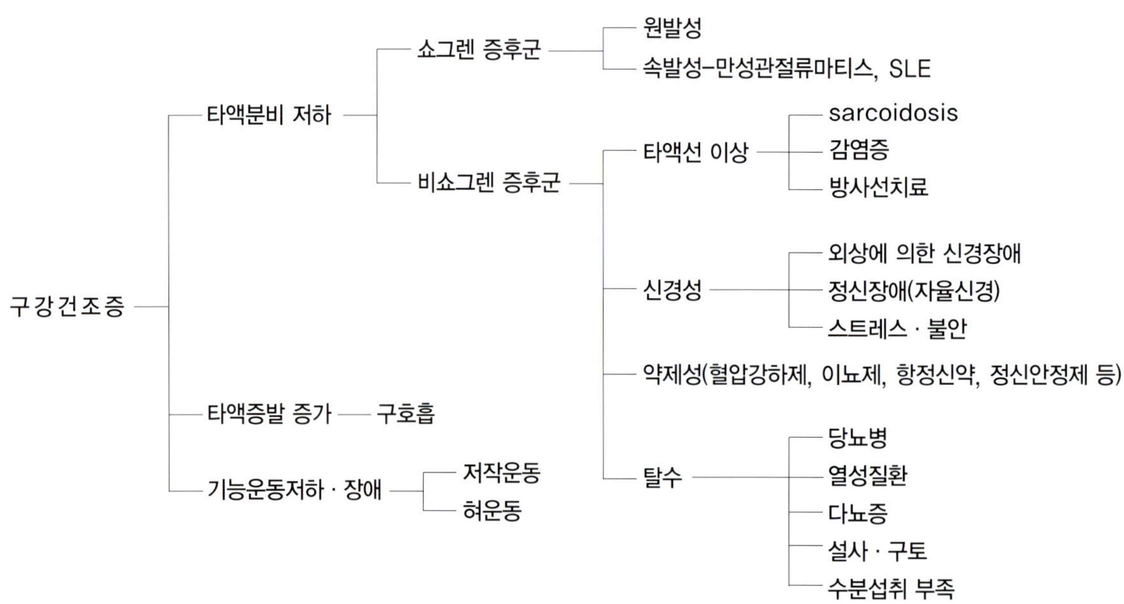

그림 3-5-1. 구강건조증의 원인.

2. 진단 순서(그림 3-5-2)

진단 순서대로 구강건조증의 원인을 파악한다.

구강건조증의 검사 항목에서 소개했듯이 문진, 자각증상, 임상소견과 구강건조증 검사의 결과를 종합적으로 판단해 구강건조증상이 관찰되는지 확인한다. 다음 순서로 원인의 탐색을 시도한다.

문진: 자각증상, 임상소견 및 dry mouth 검사를 통해 구강건조증상이 확인된다

↓

Check 1: 방사선치료의 기왕 유무

↓

Check 2: 전신성 대사성질환(열성질환, 당뇨병, 요붕증, 설사, 탈수증 등)의 유무

↓

Check 3: 약제복용(특히 혈압강하제, 이뇨제, 항정신약, 정신안정제)의 유무

↓

Check 4: 쇼그렌증후군의 유무(후생성 진단기준 1999)
생검병리조직검사, 구강검사(타액선 조영, 삭슨 테스트 또는 gum test), 안과검사, 혈청검사(자기항체)

↓

Check 5: 구호흡의 유무

↓

Check 6: 설운동 기능저하, 저작장애의 유무

↓

타액선 위축에 의한 구강건조증(연령 증가, 저작장애, 원인 불명을 포함)

그림 3-5-2. 진단과정.

1) 방사선 치료의 기왕 유무

2) 약제 복용의 유무

복용하는 경우에는 약제의 종류와 용량, 복용기간, 복용빈도를 확인한다. 특히 혈압 강하제, 이뇨제, 항정신제, 정신안정제를 장기간 복용하고 있으면 구강건조증이 되기 쉽다.

3) 전신성 대사성 질환의 유무

열성 질환, 당뇨병, 요붕증, 설사 · 구토, 탈수증의 유무를 확인한다.

4) 쇼그렌 증후군의 유무

일반적으로 후생성 진단기준(1999년)과 유럽 진단기준(1993년)이 이용되고 있다. 간단히 말하면 생검 병리조직검사, 구강검사(타액선 조영, 삭슨 테스트 또는 gum test), 안과검사(Shirmer test), 혈청검사(자기항체)의 검사가 주체가 되고 있다.

비교적 간단하게 할 수 있는 screening법으로는 다음 사항을 주의하며 확인한다.

(1) 자각증상

① 3개월 이상 매일 눈의 건조를 자각한다. 눈에 모래와 자갈이 들어간 느낌이 반복된다.

② 입이 마른 느낌이 3개월 이상 매일 지속된다.

(2) 안과 소견은 Shirmer test에서 5분간 5mm 이하이다.

(3) 타액검사에서 타액분비량이 떨어지고 있다.

삭슨 테스트: 2분간 2g 이하, 뱉기: 10분간 1ml 이하, gum test: 10분간 10ml 이하가 기준이다.

(1)~(3)의 항목이 보이는 경우는 정밀검사를 해야 한다.

5) 구호흡의 유무

(1) 비질환의 유무를 확인한다.

(2) 비호흡의 가능 여부, 또한 구순을 닫을 수 있는지 확인한다.

6) 설운동 기능저하 · 저작장애의 유무

(1) 설운동(예: 혀체조)을 원활하게 할 수 있는지 확인한다.

(2) 저작운동을 원활하게 할 수 있는지 확인한다. 의치의 부적합 유무도 함께 확인한다.

7) 이상의 1)~6)의 어디에도 해당되지 않는 경우

타액선의 위축에 의한 구강건조증이 의심된다. 여기에는 연령 증가와 원인불명의 요인이 포함된다.

(安細敏弘)

6 악관절증의 진단

Point

악관절증이란 ① 악관절과 저작근의 동통, ② 관절(잡)음, ③ 개구장애 또는 악운동 이상을 주요 증상으로 하는 만성질환군의 총괄적인 진단명이며 저작근장애, 관절낭 · 인대장애, 관절원판 장애, 변형성 관절증 등이 포함된다. 같은 징후를 보이는 질환군과 감별진단을 통해 비로소 악관절증이라 진단된다(표 3-6-1, 2; 그림 3-6-1).

1. 주요 증상

1) 동통

악운동으로 심해지는 동통, 유병률은 관절통이 10% 내외, 저작근통이 13~74%, 모두 운동통이며 자발통은 드물다. 대부분은 부위를 특정하기 어려운 체성 심부통으로 둔통을 보인다.

2) 관절(잡)음

(1) Click(관절음). '삐걱삐걱', 유병률 8~41%

복위를 동반하는 관절원판 전방전위가 진단기준의 한 가지

(2) Crepitus(알력음, 염발음). '탁탁, 삐걱삐걱', 유병률 1~24%

변형성 관절증, 관절원판 천공, 하악두와 측두골 관절면이 정돈되지 않은 경우에 많다.

(3) 기타(popping) '덜커덕거린다'

운동을 방해받고 있던 하악두와 관절원판이 일시에 전방으로 이동할 때 발생한다.

3) 운동장애

(1) 개구장애(유병률 3.5%, 개구장애만 보이는 경우는 악관절증 이외의 질환을 염두에 두고 검사해야 한다)

(2) 폐구장애(극히 드물다)

(3) 하악의 전방 · 측방운동장애

(4) 저작운동장애

표 3-6-1. 악관절증의 진단순서

악관절증과 동일한 임상증상을 보이는 질환군과 감별진단 (2. 악관절에 징후를 보이는 질환군 참조)
↓
악관절증의 증상 진단(그림 3-6-1 참조)
↓
각 증상에서 병태 · 병기 또는 심각도의 판정
↓
예후와 그에 상응하는 치료목표의 설정

2. 악관절에 징후를 보이는 질환군

1) 악관절질환

(1) 발음이상

하악 관절돌기 결손, 하악 관절돌기 발육부전, 하악 관절돌기 비대, 선천성 이중 하악두

(2) 외상

악관절 탈구, 골절(관절돌기, 하악와), 염좌(악관절부)

(3) 염증

화농성 악관절염, 관절 류마티스와 관련 질환, 외상성 악관절염

(4) 퇴행성 관절질환 또는 변형성 관절증

(5) 종양과 종양 유사질환

(6) 전신성 질환과 관련된 악관절 이상(통풍)

(7) 악관절 강직증

(8) 악관절증

2) 악관절질환 이외의 질환

(1) 두개 내 질환(종양, 동맥류, 농양, 출혈, 혈종, 부종)

(2) 인접기관의 질환

① 치아와 치주질환(치수염, 치주염, 지치 주위염)

② 저작근의 질환(종양, 반흔 수축)

③ 귀질환(종양, 외이염, 중이염, 수포성 고막염)

④ 코 · 부비강의 질환(종양, 상악동염)

⑤ 인두 질환(종양, 술후 반흔, Eagles' s 증후군)

⑥ 측두골 질환(종양, 골염)

⑦ 악골 질환(종양, 골염, 근돌기 비대증)

⑧ 기타 질환(경상돌기 과대증, 만성 안면통증 증후군)

(3) 근 · 골격계 질환(근 디스트로피, Ehlers-Danlos 증후군)

(4) 심장 · 혈관계 질환(허혈성 심질환, 경동맥 압통, 측두동맥염)

(5) 신경질환(삼차신경통, 설인신경통, 접형골 구개신경통, 비정형 안면[신경]통, 대상포진, Ramsay-Hunt 증후군, 말초신경염, 파상풍, 외상 또는 술후 신경통)

(6) 두통(편두통, 군발 두통, 긴장형 두통 등)

(7) 정신신경학적 질환(통합실조증, 조울증, 불안신경증, 기관신경증, 정서장애, 체감 이상증 등)

표 3-6-2. 악관절의 진단에 유용한 화상진단법

회전 파노라마 방사선촬영법
파노라마 악관절촬영법
측사위 경두개촬영법
방사선 단층촬영법
관절조영법
악관절경 검사법
CT(Computerized tomo graphy)
MRI(Magnetic resonance image)

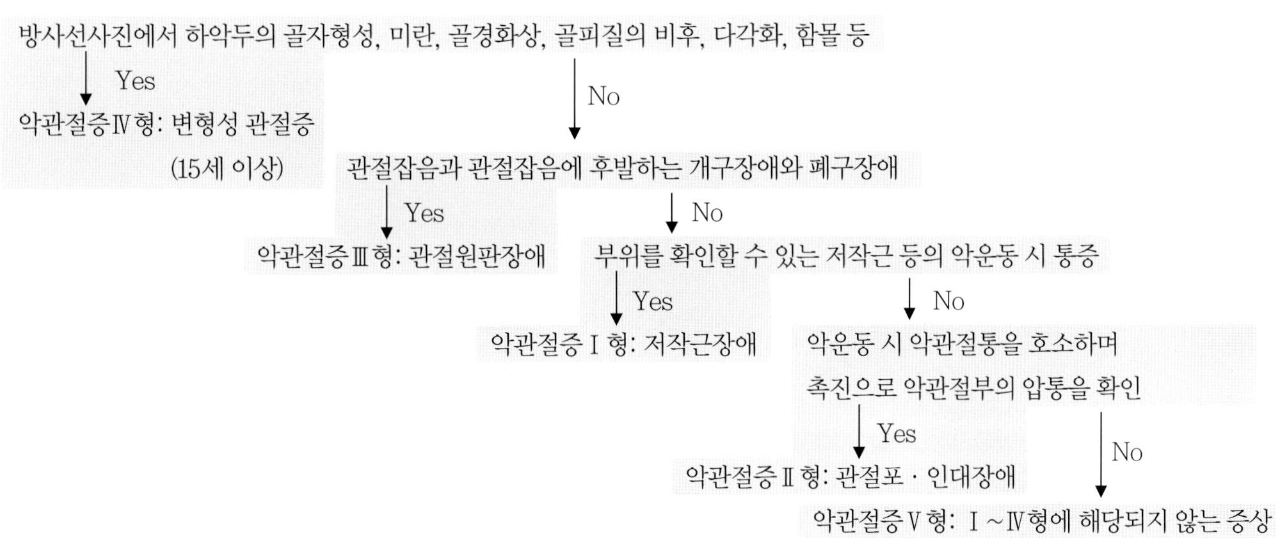

그림 3-6-1. 악관절증의 증상분류 순서와 진단기준.

(齋藤俊行)

참고문헌

1) 日本顎関節学会：顎関節症診療に関するガイドライン．口腔保健協会，東京，2001.

2) 大西正俊・他：顎関節症（日本顎関節学会編）．永末書店，京都，2003.

7 치열 · 교합의 진단

Point

- 정적인 관점에서는 치열형태와 교두감합위에서 상하악의 악관계가 심미성과 구강 자정에 미치는 영향을 고려한다.
- 동적인 관점에서는 교합간섭이 치아와 치주조직, 악관절 등의 저작기관에 미치는 영향을 고려한다.

1. 검사 시 주의사항

- 심미성에는 주관적인 요인이 크게 작용하므로 환자의 가치관을 고려해 신중하게 평가한다.
- 자정능력의 평가는 각 환자의 자정능력에 크게 달라지므로 일률적인 판단기준을 정해서는 안 된다.
- 정확한 진단과 환자 설명을 위해서는 악모형의 제작과 두부 방사선규격사진의 촬영과 ME기기를 이용한 악운동의 검사 기록이 바람직하다.

2. 심미성에 대한 검사사항

1) Overjet(그림 3-7-1A)

영구치열에서는 0~7mm가 바람직하다. 반대교합에서는 (-)값이 된다.

2) Overbite(그림 3-7-1B)

영구치열에서는 0~4mm가 바람직하다. 개교에서는 (-)값이 된다.

3) 전치부의 총생

상악에서는 견치의 저위 순측전위 또는 측절치의 구개측 전위로 간주하는 경우가 많다. 하악은 맹출 순서에 따라 소구치의 설측 전위를 동반하는 경우가 많다.

4) 치열 정중선의 불일치

편측성 치아의 결손과 교차교합의 원인이 되기도 한다.

5) 치간공간

치아 결손과 악골에 대한 치아 크기의 불균형이 원인이 된다.

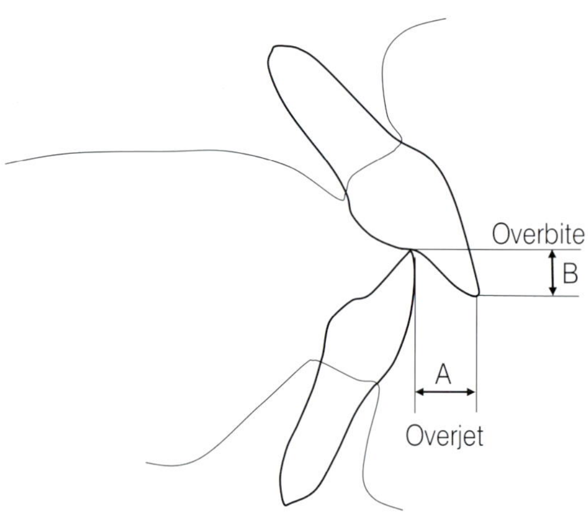

그림 3-7-1. Overbite와 overjet의 계측.

3. 구강 자정능력에 대한 검사사항

1) 총생

총생 정도가 크고 자정능력의 개선이 곤란해 치아우식증과 치주질환의 위험 경감을 기대할 수 없는 경우, 인접치에 미치는 위험도 고려해 치과교정 또는 발치 등으로 인접치의 위험 경감을 도모하는 것도 중요하다.

2) 치간공간

자정작용이 상실되어 치태가 끼기 쉽고 저작에 의한 기능적인 자극이 상실될 가능성을 고려한다. 또한 관리가 용이하게 보이지만 실제는 칫솔에 의한 관리가 곤란한 경우가 많다.

3) 치축의 협설측 경사 정도

일반적으로 하악 구치는 설측으로 상악 구치는 협측으로 경사져 있으므로 상악 구치 협측과 하악 구치 설측은 치태조절이 어렵다. 치축의 경사가 더 커지면 칫솔이 도달하기가 더 곤란해지므로 환자에게는 주의 깊은 자가관리가 필요하다는 것을 이해시킨다. 자가관리가 곤란한 경우는 전문가에 의한 정기적인 전문가 처치가 필요하게 된다(그림 3-7-2).

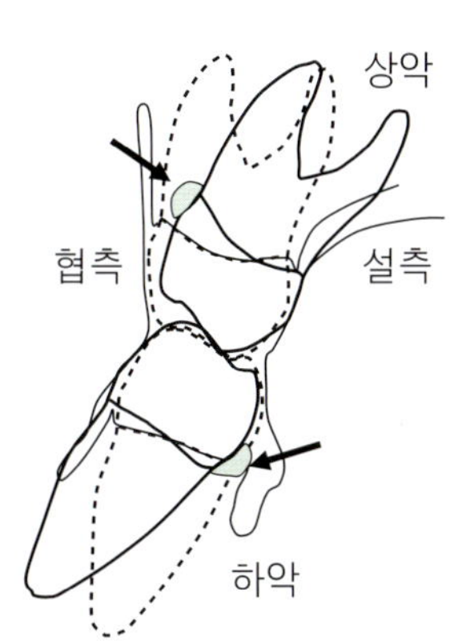

그림 3-7-2. 구치부 치축의 경사. 화살표는 치태조절이 곤란한 부위를 나타낸다.

4. 교합간섭에 대한 검사사항

- 습관성 폐구 시 하악의 원할한 폐구운동을 방해하는 치아 접촉
- 중심위에서의 접번 폐구 시 조기접촉
- 측방운동 시 작업측 교합접촉을 방해하는 평형측 치아(특히 후방 구치)의 접촉
- 측방운동 시 작업측 견치 또는 그 부근의 치아와 다수치에 의한 group 접촉을 방해하는 후방 구치의 접촉
- 측방운동 작업 측의 급격한 교두경사관계
- 원할한 전방운동을 방해하는 구치의 접촉과 상악 전치의 설측면의 급격한 시상면 각도

위의 같은 교합간섭이, 생체의 생리적인 적응능력 범위 내에 있다면 특별히 문제가 되지 않는 경우가 많다. 그래서 본 항에서는 각각의 상세한 교합검사방법에 대해서는 생략하지만 교합간섭에 의해 발현되는 임상소견을 아래에 소개한다. 이러한 소견을 확인한 경우 교합간섭이 원인이 되고 있다는 것을 생각할 수 있다. 또한 교합검사 시에 이갈이 등의 부가적인 기능에 의한 교합력이 작용할 가능성을 고려할 필요도 있다. 교합간섭을 정확하게 파악하기 위해서는 숙련도를 요하므로 교합간섭 검사에 앞서 교합치료에 경험 많은 임상가의 지도를 따르는 것이 바람직하다.

5. 교합간섭의 원인이 되는 임상소견

- 치은 변연의 비후 또는 골융기(그림 3-7-3A)
- Abfraction(그림 3-7-3B)
- 교모(그림 3-7-3C)
- 국한성 치은의 퇴축 또는 치조골의 수직성 흡수(그림 3-7-3D)
- 악관절의 잡음과 기능장애(본 편의 '악관절증 진단'을 참조)

(山下喜久)

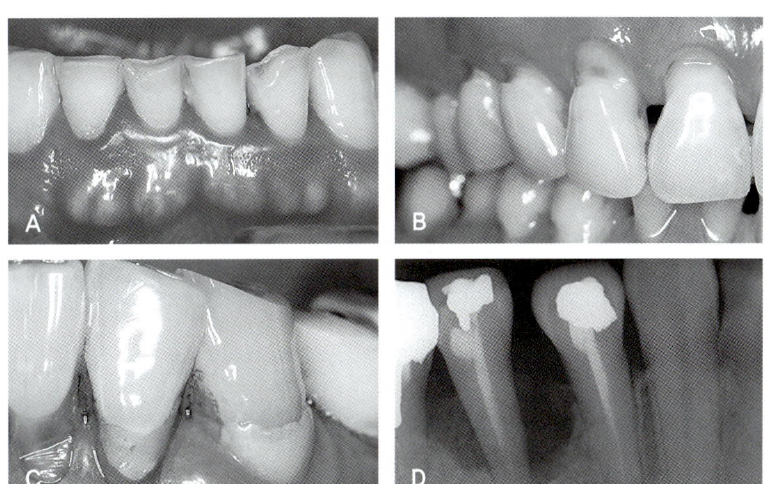

그림 3-7-3. 교합간섭이 원인이 될 수 있는 구강소견. A, 골융기. B, Abfraction, C, 교모. D, 치조골의 국한성 수직성 골흡수.

(木尾泰久, 角 義久 제공)

8 섭식 · 연하장애의 진단

Point

- 섭식 · 연하장애를 조기에 진단하고 오연(aspiration: 기도로 이물이 넘어가는 것), 질식, 저영양, 탈수 등의 불편사항에 대해 예방 지도하는 것은 건강의 유지증진을 목적으로 하는 예방치과의 임상에 중요하다.
- 섭식 · 연하기능의 장애에 대해서는 식사 시 한 입 크기의 양과 음식 형태, 섭식자세 등 일상기능에 대한 지원과 지도가 필요하며 지원 · 지도를 위한 섭식 · 연하장애의 진단이 필요하다.
- 섭식 · 연하기능은 호흡과 함께 이루어지는 기능이다. 2001년 일본 인구동태조사에 따르면 질식사(불의의 사고)는 8, 164명이며, 그 중 81%가 65세 이상의 고령자이다.
- 섭식 · 연하장애에 의한 잘못된 연하오연은 이로 인한 폐암 등을 발생시켜 호흡기질환의 원인이 된다. 구강의 치면세균막(biofilm) 등이 치아에서 탈락되어 타액과 함께 잘못 연하되어 기도로 들어가면 폐암을 일으키는 경우가 있다.

1. 기본 견해

- 섭식 · 연하장애의 진단에는 치아의 개수와 치주조직 등 기질적인 면뿐만 아니라 저작근의 협조성, 타액의 분비량, 혀와 구순의 운동 협조 등 기능적인 면에 대한 평가가 필요하다.
- 생리적인 연령 증가로 인해 섭식 · 연하장애가 있는 고령자는 연령 증가와 함께 기능쇠퇴가 진행되는 것을 고려해 6개월 주기의 검사와 기능진단이 필요하다.
- 기능 진단 시에는 객관적인 검사가 필요하다.

2. 연하기능 screening 검사법

- 섭식 · 연하장애는 그 원인이 신경근질환 등에 있는 경우 주소가 불분명한 것이 특징이며 외부에서 관찰하기 곤란하므로 진단에 어려움이 많다.
- 비교적 간단히 실시할 수 있는 검사법으로 screening하고 문제가 있는 경우에는 방사선에 의한 연하 조영검사, 내시경검사, 초음파검사 등에 의한 검사를 하고 진단할 필요가 있다.

1) 반복 타액연하 검사: RSST(Repetitive Saliva Swallowing Test)의 방법

① 피검자는 원칙적으로 좌위를 취한다. 침대 위에 있는 경우는 리라이닝위를 취한다.
② 검사자는 피검자의 후두융기와 설골에 손가락을 대고 타액연하운동을 반복하도록 한다.
구강이 건조되어 연하할 수 없는 경우에는 1ml 정도의 물을 설배 위에 주입한다.
③ 이 운동을 30초 반복하도록 하고 촉진으로 확인할 수 있는 연하 횟수를 관측치로 한다.

〈판정기준〉

- 30초 이내에 3회 연하가 가능하다면 된다.
- Silent aspiration(불현성 오연)이 있는 경우에는 3회 이상이 가능하더라도 오연(기도이물 연하) 가능성은 있으므로 정밀검사가 필요하다.

2) 개정 물마시기 테스트 방법

① 냉수 3ml를 구강저에 부어 연하하도록 한다.

② 연하 후에 반복 연하를 2회 진행하도록 한다.

③ 판정기준으로 평가하고 4점 이상이라면 최대 2회 반복한다.

④ 가장 나쁜 경우를 평점으로 한다.

〈판정기준〉(4점 이상은 문제가 없다고 판정, 3점까지는 정밀검사를 필요로 한다)

1. 연하 없음, 숨이 막히다 and/or 호흡압박
2. 연하 있음, 호흡 절박(silent aspiration 의심)
3. 연하 있음, 호흡 양호, 숨이 막히다 and/or 목이 잠긴 목소리, and/or 구강 내 잔류 중간 정도임
4. 연하 있음, 호흡 양호, 숨이 막히지 않는다, 구강 내 잔류는 거의 없음
5. 4와 함께 반복 연하가 30초간 2회 가능

3) Food test 방법

① 차 숟갈 정도의 으깬 푸딩을 설배 전방부에 올리고 먹게 한다.

② 연하 후에 반복연하를 2회 실시하도록 한다.

③ 판정기준대로 평가해 4점 이상이 되면 최대 2회 반복한다.

④ 가장 불량한 경우를 평점으로 한다.

〈판정기준〉(4점 이상은 문제없음으로 판정, 3점까지는 정밀검사를 필요로 한다)

1. 연하 없음, 숨이 막히다 and/or 호흡 절박
2. 연하 있음, 호흡 절박(silent aspiration 의심)
3. 연하 있음, 호흡 양호, 숨이 막히다 and/or 습기가 있고 목이 잠긴 목소리, and/or 구강 내 잔류 중간 정도임
4. 연하 있음, 호흡 양호, 숨이 막히지 않는다, 구강 내 잔류 거의 없음
5. 4와 함께 30초 동안 반복 연하가 2회 가능

4) 경부 청진법

① 검사 전에 기침을 하도록 하고 구강 · 인두부의 저류물을 배출하도록 한다.

② 청진기의 탐촉자를 경부의 윤상연골에서 하방의 기관 외측 상에 올린다.

③ 발성을 하지 않은 호기음을 청진한다.

④ 검사음식으로 물(몇 ml)을 구강 내에 주입하고 연하를 지시한다.

⑤ 검사음식이 연하되면 연하음과 그 후 호흡음을 청진한다.

〈판정기준〉

1. 연하음
   - 정상: 힘찬 연하음(약 0.8초 이내)과 연하 직후 맑은 호기
   - 긴 연하음, 약한 연하음, 반복 연하음
     혀로 보내는데 장애, 인두 수축의 약화, 인두거상장애
   - 끓는 소리, 숨막힘과 객출음→오연(Aspiration)
2. 호흡음
   - 습성 소리, 기침소리, 천식, 액체진동음→오연(aspiration), 인두 침입, 하인두부 저류

(向井美惠)

9 성인 · 고령자의 섭식 · 연하장애의 진단

Point

- 섭식 · 연하기능의 진단 시 비디오 방사선조영검사는 대표적인 표준검사이다.
- 비디오 내시경검사는 인두부의 기능을 직접 관찰할 수 있는 효과적인 검사이다.
- 장치검사를 통해 오연이 관찰되었더라도 즉시 경구섭취를 중지하는 것은 아니다.
- 장치검사와 함께 환자의 식사에 대한 의욕, 식사환경 등을 종합적으로 판단해 경관을 통한 영양섭취를 지양하고 경구섭취 가능성을 모색한다.

여기에서는 섭식 · 연하장애의 확정진단에 사용되는 검사기기, 경관을 통한 영양 관리이행에 대한 예방법에 대해 검토하겠다.

1. 비디오 방사선조영검사(videofluoroscopic examination of swallowing; VF)

1) 검사장치

- 일반 소화관 투시에 사용되고 있는 방사선장치와 C형 arm 방사선장치(그림 3-9-1)라면 검사가 가능하다.
- 체간의 각도와 상하동 체위를 조정할 수 있고 두부가 불안정한 경우는 두부 고정이 가능한 촬영대가 필요하다. VF 전용 의자도 판매되고 있다.

2) 검사방법

1회 검사결과에서 오연(aspiration)이 관찰되었더라도 그것으로 모든 것을 결정하는 것이 아니라 다음과 같이 오연하지 않는 방법을 다방면에서 모색하고 경구섭취의 가능성을 찾는다.

- 연하량: 오연이 있다고 생각되는 경우는 우선 타액 연하의 요령으로 1ml 액체 연하부터 개시하고 오연이 없다면 서서히 양을 늘린다.
- 자세: 가장 오연하기 힘든 자세는 30도 앙와위 경부 전굴위이므로 좌위에서 오연이 관찰되었을 때는 그 자세부터 다시 시도한다.
- 연하방법: 오연과 인두부 잔류가 관찰될 때에는 마비측에 경부를 향해 연하한다. 끄덕이면서 연하한다. 숨을 참고 연하하는 등 연하방법을 연구한다.
- 기타: 음식상태(젤리, 페이스트, 과자, 죽), 검사 전 준비운동, 환경 등을 생각하고 검사한다.

3) 검사의 착안점

- 구강 내 음식 덩어리 형성의 기능
- 혀로 음식 덩어리를 인두방향으로 이동
- 연구개의 비인강 폐쇄기능
- 인두거상의 정도
- 오연의 유무: ① 연하 중 오연(그림 3-9-2), ② 연하 전 오연, ③ 연하 후 오연
- 인두부의 잔류상태
- 윤상 인두근의 개대상태(식도 입구부의 개대상태)

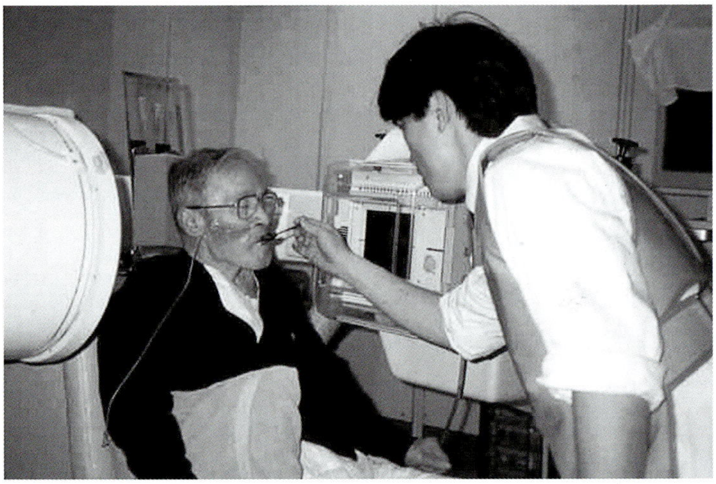

그림 3-9-1. C형 arm 방사선장치에 의한 연하조영검사 모습.

4) 주의사항

- 방사선 피폭이 있으므로 검사는 여러 번 반복할 수 없다.
- 재택요양과 시설 입소자는 VF 설비가 갖춰져 있는 의료기관에 보내야 한다.
- 조영제가 들어 있는 모의식품을 필요로 한다.

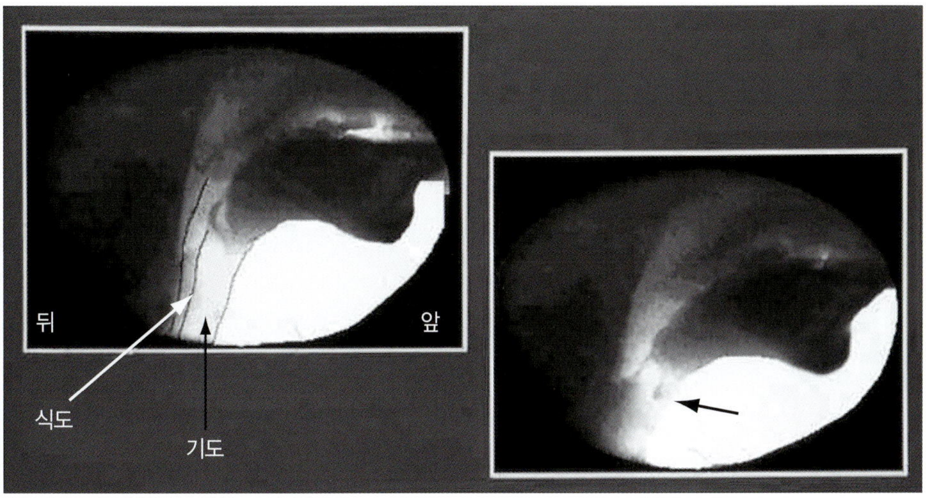

그림 3-9-2. VF검사 결과. 연하 중 오연(우측 그림의 화살표)이 관찰된다.

2. 비디오 내시경검사(videoendoscopic evaluation of swallowing; VE)

1) 검사방법

- Fiber선 말단부에 키실로카인 젤리를 도포하고 비강에서 삽입한다.
- 비인두에서 비인강 폐쇄기능, 연구개 거상을 확인하고 중인두로 fiber를 보낸다.
- 후두개곡에서 인두개를 지나 이상와, 성문을 관찰한다.

2) 착안점

- 연구개의 비인강 폐쇄기능상태
- 인두부의 음식물 이동과 잔류상태(그림 3-9-3)
- 성문의 폐쇄기능

3) 주의사항

- White out 때문에 연하 순간을 관찰할 수 없다.
- 인두부의 음식물 통과는 관찰할 수 있지만 구강에서 식도에 이르는 일련의 과정은 관찰할 수 없다.
- Fiber를 사용하므로 삽입할 때 위화감이 생기며 연하 중에 지장을 초래할 가능성이 있다.

(植田耕一郎)

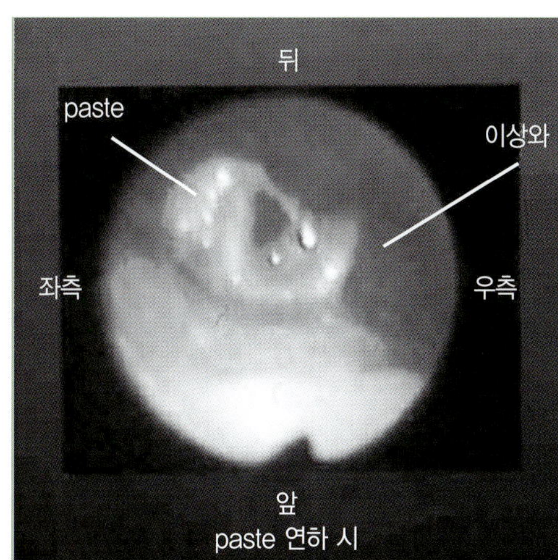

그림 3-9-3. 내시경검사. 우측 이상와에 paste의 잔류가 관찰된다.

SECTION

4

자가관리 지도편

자가관리는 예방치과 임상에서 중요한 key word이다. 본 편에서는 자가관리에 필수 도구인 '칫솔', '전동칫솔', '구강관리용품', '치태착색제', '치약 · 구강양치액'의 사용법, 환자에 대한 지도법 등 그 특징에 대해 설명하겠다. 후반부에서는 '혀의 자가관리', '식생활 지도법', '금연 지원법' 등 현대 예방치과 임상의 필수사항을 살펴보겠다.

1 칫솔질 방법

Point

- 구강 내 상태는 개인마다 다르다.
- 환자의 구강상태, 구강보건에 대한 인식과 관심의 정도를 파악한다.
- 환자에게 맞는 칫솔과 칫솔질 방법을 선택한다.
- 환자의 현재 칫솔질 방법을 파악하고 문제가 되는 점을 지적하고 지도한다.
- 계획적인 지도와 함께 사후 평가를 하고 계속해서 개선해 가는 것이 필요하다.

1. 칫솔

'칫솔의 각부 명칭' 을 그림 4-1-1, '칫솔의 강모단면' 을 그림 4-1-2에 소개한다.

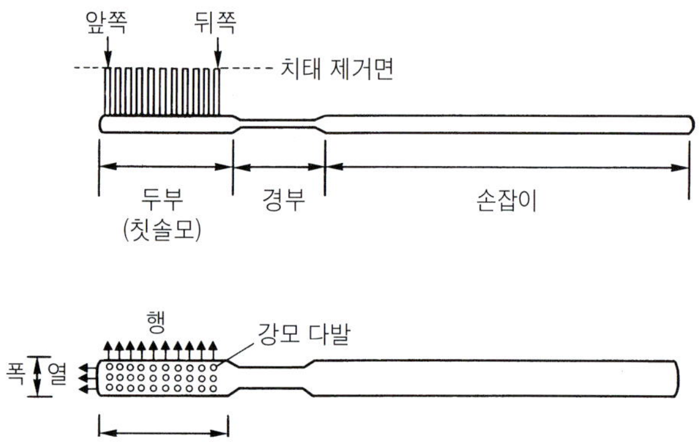

그림 4-1-1. 칫솔의 부위별 명칭.

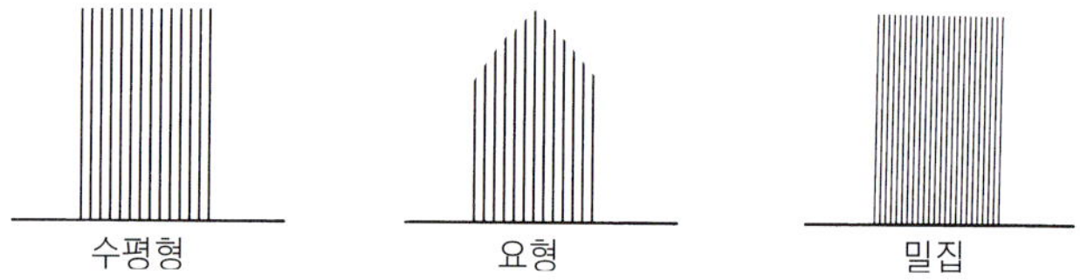

그림 4-1-2. 칫솔의 강모 단면.

2. 칫솔질 방법

칫솔질 방법은 크게 두 가지로 나눌 수 있다.

1) 주로 칫솔 강모를 사용하는 방법

주 목적은 치태 제거이며 주요 방법은 다음과 같다.

① Scrubbing method

순 · 협측: 칫솔모를 치면에 직각으로 대고 근 · 원심으로 조금씩 진동을 준다.

설측: 전치부는 칫솔을 세로로 넣어 한 치아씩 치면에 직각으로 대고 조금씩 움직여 준다. 구치부는 치면에 직각으로 닿을 수 없으므로 45도로 치경부에 대고 근 · 원심으로 조금씩 진동을 준다.

② Fones method

순 · 협측: 절연 대 절연(교두 대 교두)으로 교합시키고 칫솔모를 치면에 직각으로 대고 원을 그리듯이 닦는다.

설측: 전치부는 칫솔을 세로로 넣어 한 치아씩 치면에 직각으로 대고 앞뒤로 왕복운동한다. 구치부는 치면에 직각으로 대고 근 · 원심 방향으로 왕복운동한다.

③ Bass method

순 · 협측: 칫솔모를 치은열구에 (치축에 대해 45도 각도로) 가볍게 삽입하고 근 · 원심으로 진동을 준다.

설측: 전치부는 칫솔을 세로로 넣고 칫솔모를 치은열구 내에 가볍게 삽입해 진동을 준다. 구치부는 순 · 협측과 동일한 방법으로 치은열구에 가볍게 넣어 진동을 준다.

2) 주로 측면을 사용하는 방법

치태제거와 치은의 마사지 효과를 기대하는 방법으로 다음과 같은 방법이 있다.

① Rolling method

순 · 협측: 칫솔모가 치근단 방향을 향하도록 하여 측면을 변연치은에 대고 치아의 절단연을 향해 가압하면서 회전시킨다.

설측: 전치부는 칫솔을 세로로 넣고 변연치은에서 절단연 방향으로 가압하면서 긁어내듯이 사용한다. 구치부는 순 · 협측과 동일한 방법을 사용한다.

② Modified Stillman' s method

순 · 협측: 칫솔모가 치근단 방향을 향하게 하여 측면을 부착치은에 대고 치아의 절단연 방향으로 회전시킨다. 동시에 치은을 압박 진동한다.

설측: 전치부는 칫솔을 세로로 넣고 치은을 압박진동하면서 절단연 방향으로 회전한다. 구치부는 순 · 협측과 동일한 방법을 사용한다.

③ Charters method

순 · 협측: 칫솔모를 치관 방향을 향하게 하여 치면에 대고 절단연 방향으로 살짝 회전시키면서 측면을 이용해 가압 진동한다.

설측: 칫솔을 세로로 넣고 측면을 변연치은에 대고 가압 진동한다. 구치부는 순 · 협측과 동일한 방법을 사용한다.

3. 지도 시 주의사항

- 치약의 종류와 사용량(불소 등 약용성분의 포함 여부, 연마제의 종류 등)을 고려한다.
- 여러 가지 칫솔질 방법의 병용과 구강관리용품의 사용도 고려한다.
- 칫솔질 압력에 주의한다. 특히 설상결손이 관찰되는 경우에는 그 위해성을 설명하고 지도한다.
- 일반적으로 칫솔모 끝을 사용해 닦는 경우는 펜을 잡듯이(pen grasp), 측면을 사용해 닦는 경우에는 손잡이를 손바닥으로 쥐듯이(palm grasp) 잡고 칫솔질을 하도록 지도한다.
- 닦이지 않은 곳이 없도록 닦는 순서를 정해 지도한다.
- 칫솔은 장기간 사용하면 탄력이 약해지고 세정효과가 떨어지므로 1개월을 기준으로 교환하도록 지도한다.
- 필요 이상의 지도는 상대방을 혼란스럽게 만들므로 자제하는 경우도 있다(전인적 지도).

(米滿正美)

참고문헌

1) 岡田昭五郎・他：新予防歯科学, 第 2 版, 医歯薬出版, 東京, 2002, pp. 56～62.

2 전동 · 음파 · 초음파 칫솔질 방법

Point

- 수동칫솔과 비교하여 전동칫솔에 대한 전문가의 인식은 변화하고 있다.
- 전동칫솔의 종류는 구동방식으로 비교하면 4세대의 발전형태가 있다.
- 환자에게 전동칫솔의 효과를 설명할 때는 EBM(Evidence Based Medicine)을 이해하는 지식이 필요하다.
- EBM(Evidence Based Medicine)을 정확하게 이해하고 전동칫솔의 효과와 사용법을 환자에게 설명한다.
- 구동방식을 설명하여 환자의 이해를 돕는다.

1. 전동칫솔은 수동칫솔보다 치태제거효과가 높은가?

이 질문은 많은 사람들이 궁금해 하며 질문 횟수도 많기 때문에 정확하게 대답하는 것이 매우 중요하다. 의료종사자의 견해도 변화하고 있다. 미국 치과의사를 대상으로 한 조사에 따르면 예전에는 많은 치과의사가 이 질문에 'No' 라고 대답했지만 치태제거효과에 대한 지식이 풍부해진 최근에는 'Yes' 라고 응답한 치과의사가 70%가 되었다고 한다.

2. 전동칫솔의 구동방식에 따른 발전형태

표 4-2-1. 전동칫솔의 변천

개발 전개	개발의 목적	특징	구동의 예
제1세대	수동칫솔의 움직임을 충실하게 재현한다.	모터운동과 동작전달기구를 조합해 머리 부분을 구동한다.	① 전후 직선반복동작을 한다(바스법 동작). ② 장축 반전 회전동작을 한다(롤링동작). ③ 전후 장축 타원운동을 한다(폰즈법 동작).
제2세대	수동칫솔로는 재현할 수 없는 동작을 칫솔모 부분에 준다.	모터운동과 동작전달기구를 조합해 칫솔모 부분 또는 머리 부분을 구동한다.	① 칫솔모 하나하나가 회전동작한다. ② 원형으로 배열된 칫솔모의 머리 부분이 회전반전동작을 한다(동시에 머리 부분이 진자처럼 치면에 왕복동작을 한다). ③ 원형으로 배열된 칫솔모가 회전하고 다른 칫솔모가 바스법처럼 동작을 하는 복합동작을 한다.
제3세대	수동칫솔로는 재현할 수 없는 섬세한 동작을 칫솔모 부분에 준다.	특수 모터로 머리 부분에 음파진동(30,000~31,000회/분)을 구동한다. 칫솔모 끝의 접촉 진동만이 아니라 칫솔모에서 떨어진 부분이 액체 내에서 전단응력을 유발하도록 한다.	모터동작 종류에 따라 음파진동방향이 다르다. ① 칫솔모 방향과 평행하게 음파진동을 발생시킨다. ② 머리 방향과 평행하게 음파진동을 발생시킨다. ③ 머리 방향과 평행, 수직 방향으로 다른 진동수의 음파진동을 발생시킨다.
제4세대	칫솔 두부에서 초음파를 발생 시킨다.	칫솔 헤드에 식립된 발진자에서 초음파(1.6MHz)를 발생시킨다.	칫솔 머리의 진동(17,000회/분)이 가능한 제품이 있다.

3. EBM(Evidence Based Medicine)에 기초하여 전동칫솔의 효과를 정확하게 환자에게 전하는 과정

표 4-2-2. 전동칫솔의 효과를 전달하는 과정

Step 1 칫솔의 효과를 이해	Step 2 칫솔 효과의 신뢰성에 대해 이해	Step 3 공개된 정보를 읽는 기술을 익힘	Step 4 칫솔효과의 EBM을 환자에게 설명
효과적인 칫솔을 개발하기 위해 비교실험이 실시된다.	비교실험의 방법마다 효과의 신뢰성은 다르다.	비교실험의 결과가 수치화되어 대중에게 공개되었다.	소비자는 칫솔효과에 대해 공개된 정보의 일부밖에 모른다.

4. EBM에 기초하여 전동칫솔을 이해하기 위한 기본지식

표 4-2-3. EBM에 기초하여 전동칫솔을 이해하기 위한 기본지식

분류	방법	설명	장점	단점
사용군	crossover	피험자는 두 종류 이상의 칫솔을 순서대로 사용한다.	• 한사람이 모든 종류를 사용하므로 효과의 차이를 검출하는 능력이 좋다. • 피험자의 수가 적어도 된다.	• 장기 사용 실험이 어렵다. • 앞의 칫솔의 사용경험이 다음 칫솔에 나타난다.
	parallel	두 개 이상의 군으로 나뉜 피험자가 한 종류의 칫솔을 사용한다.	• 장기 사용 실험이 가능하다. • 실험 전 경험의 영향이 적다.	• 집단에서 효과의 차이를 비교한다. • 효과 차이의 검출력을 높이기 위해 많은 사람이 필요하다.
효과평가방법	one short	1회 사용 후 전후를 비교한다.	• 실험기간이 짧다. • 피험자의 조절이 용이하다.	• 새로운 칫솔의 사용에 익숙해질 필요가 있다.
	장기사용	장기사용 후 전후를 비교한다.	• 평소 사용 상태를 재현할 수 있다. • 참가에 의한 바이어스(bias)가 발생한다.	• 실험기간이 길다. • 칫솔을 확실하게 사용할 필요가 있다.

5. 전동칫솔 사용 시 주의사항

표 4-2-4. 전동칫솔 사용 시 주의사항

항목	제1~4세대 칫솔	제3 · 4세대 칫솔의 특징
효과	치태제거, 치은염증의 개선, 치은출혈의 개선, 낮은 칫솔질 압력으로 인해 상아세관 봉쇄성의 향상과 지각과민증 개선, 외인성 색소침착 제거 등의 효과가 있다. 학습효과가 뛰어나므로 수요를 증가시킬 수 있으며 아동이 선호하는 디자인 제품은 아동의 수요를 증대시킨다.	칫솔모 선단에서 떨어진 치태를 제거할 수 있다. 치은연하의 도달성이 증대된다. 칫솔모가 들어가지 않는 소와열구의 색소침착을 제거할 수 있다. 치주병원성 세균섬모를 파괴하고 병원성균을 제거한다.
부작용(가능성)	치은의 손상, 법랑질 · 상아질의 마모 가능성	시멘트의 합착력, 교정용 브라켓의 접착력 저하 가능성
특히 권하는 대상	어린이, 고정성 교정장치 사용환자, 페니토닌 유래 치은증식증 환자, 구강건조증 환자(타액량 개선), 고령자, 간병인, 임플란트 환자	

6. 전동칫솔의 구동원리의 예와 기타 전동 구강관리도구

(그림 4-2-1~5, 모두 상품광고에서 허가를 얻어 기재)

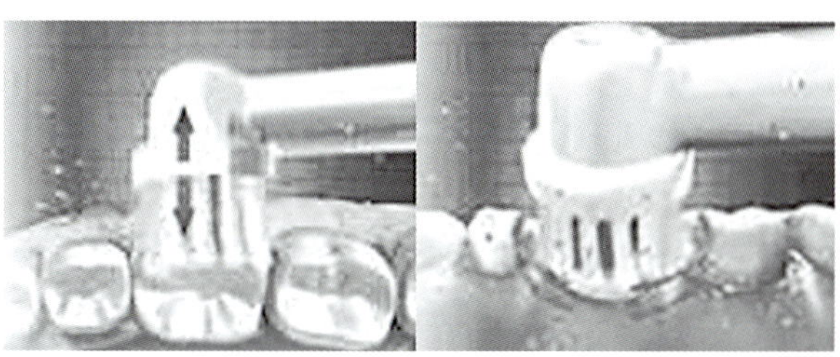

그림 4-2-1. 제2세대(브라운, Oral B 3D 엑셀).

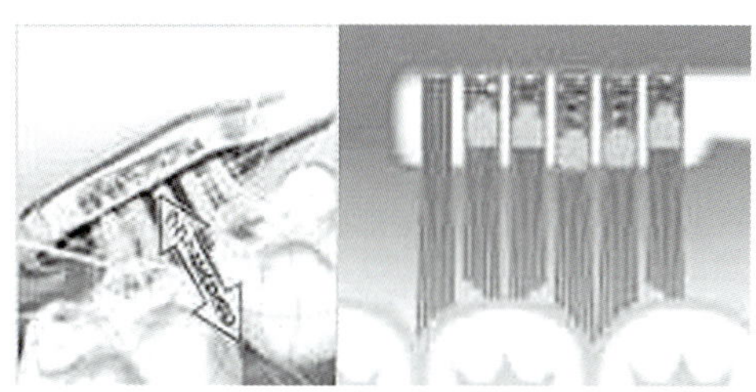

그림 4-2-2. 제3세대(송하전공, 독일음파진동칫솔).

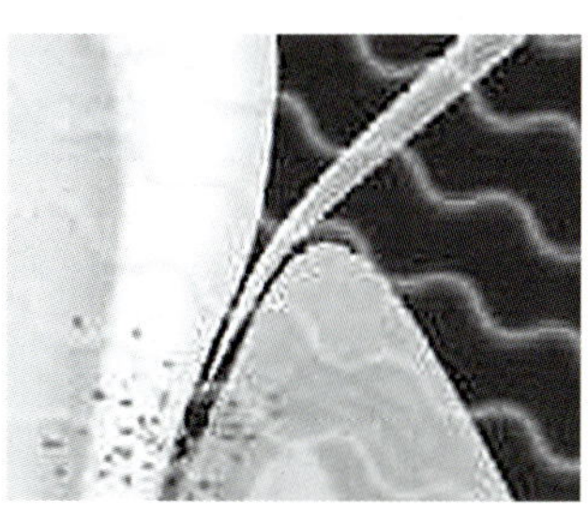

그림 4-2-3. 제4세대(라이온, 덴타시스테마초음파칫솔).

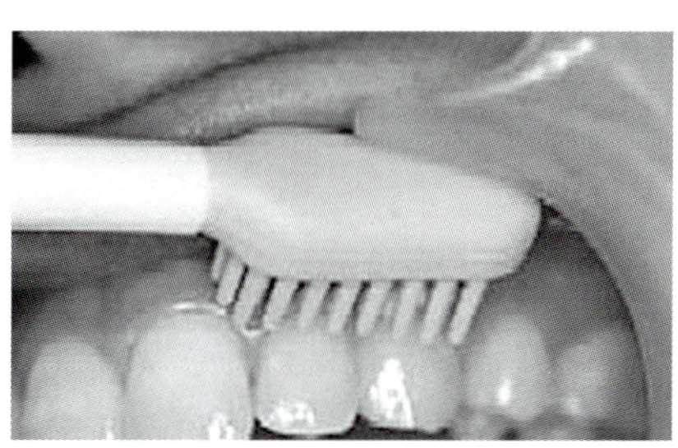

그림 4-2-4. 실리콘고무음파진동에 의한 자극(독일).

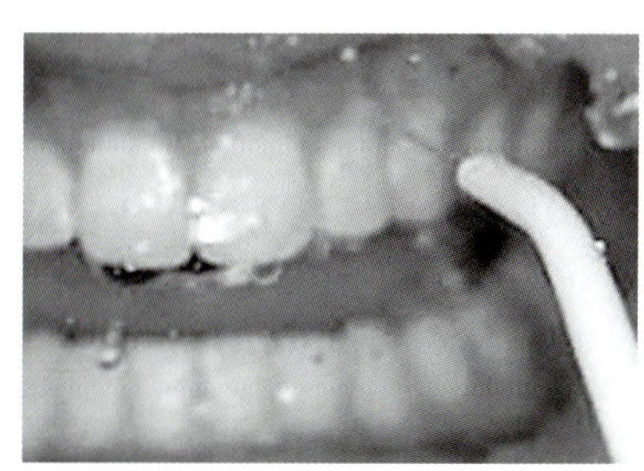

그림 4-2-5. 제트펄스수류에 의한 자극(송하전공, Wet washer)

(植岡 隆)

3 구강관리용품의 사용법

Point

소아의 인접면 치아우식증, 치은염 예방, 성인의 치주질환 예방에 구강관리용품의 사용은 효과적이며 필수적이다.

- '건강일본21' 에서 40, 50세 성인 중 치간부 관리도구를 사용하고 있는 사람의 비율을 50% 이상으로 보고하고 있다.
- 치아인접면은 칫솔질만으로는 치태제거가 곤란하다.
- 치아인접면은 치아우식증, 치주질환이 호발하는 부위이다.

1. 사용상 주의사항

- 칫솔질로 관리할 수 없는 부위에 사용한다.
- 사용할 때는 목적을 명확하게 한다.
- 개인의 치열과 치아식립상태에 맞는 구강관리용품을 사용한다.
- 잘못된 사용법은 유두치은을 훼손하거나 퇴축시키고, 치간공간의 확대를 초래한다.

2. 구강관리용품의 종류와 사용법

1) 치실

(1) 대상과 사용목적

- 영유아: 인접면의 치태제거, 치아우식증 예방
- 학생: 인접면의 치태제거, 치아우식증, 치은염 예방
- 성인: 인접면의 치태제거, 치주질환, 치아우식증 예방
- 왁스로 가공한 wax type 치실은 치아 인접면의 접촉이 곤란한 부위에 사용된다. 불소를 처리한 치실도 있다(그림 4-3-1).
- 치실을 고정하는 손잡이가 있는 타입은 조작이 편리하다(그림 4-3-2).
- 두꺼운 부위가 있는 치실은 공간이 넓은 치간부에 사용된다(그림 4-3-3).
- 교정장치와 브릿지 부위는 치실고리(threader)를 사용해 치실을 통과시킨다(그림 4-3-3, 4).

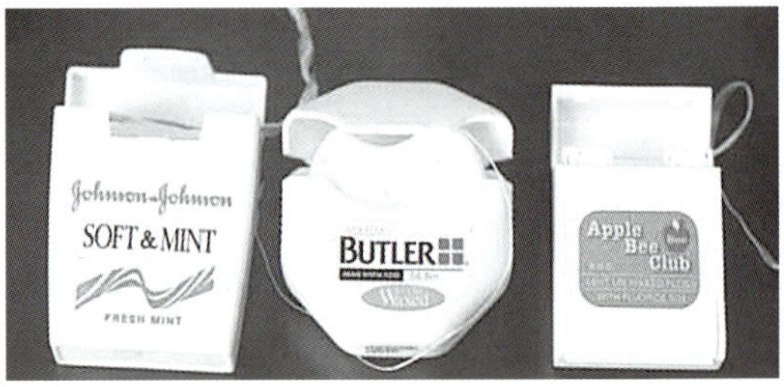

그림 4-3-1.

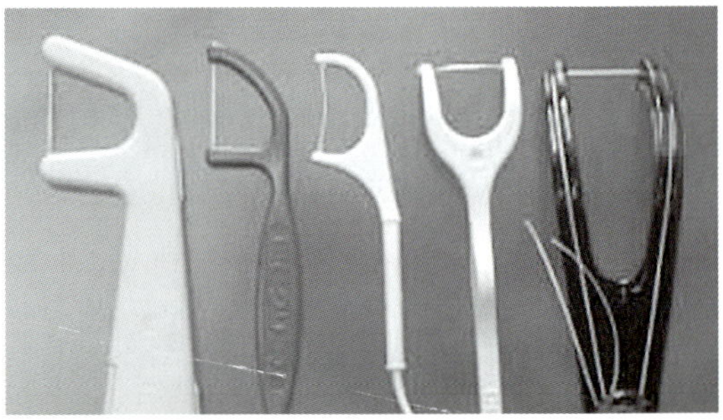
그림 4-3-2.

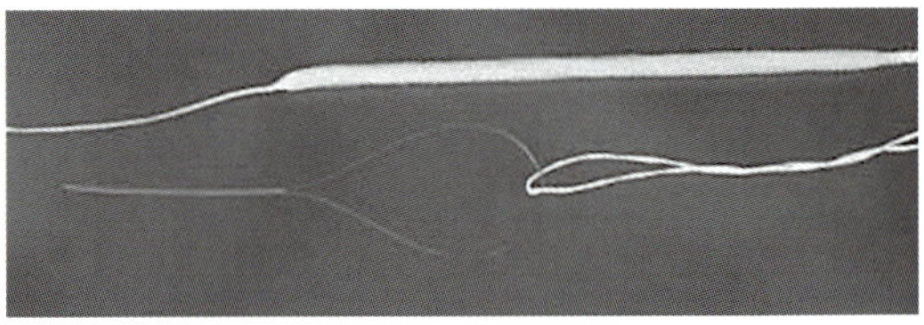
그림 4-3-3.

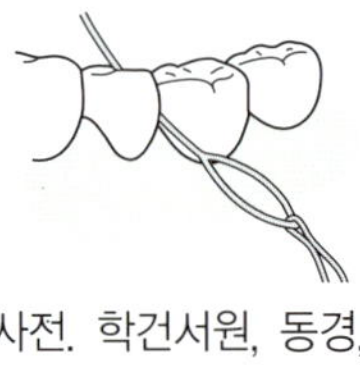
그림 4-3-4.
(松田裕子 · 기타: 칫솔사전. 학건서원, 동경, 2002. 다음의 치실, 치간칫솔의 사용법도 동일)

(2) 사용법

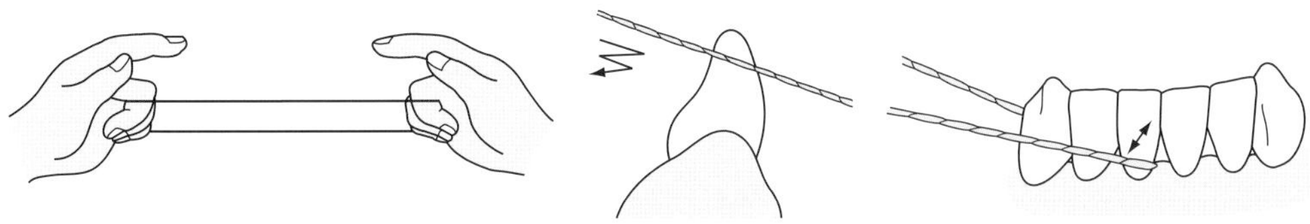

2) 치간칫솔, 작은 칫솔

(1) 대상과 사용 목적

- 치간칫솔(그림 4-3-5)은 성인, 고령자의 인접면 치태제거, 치아우식증, 치주질환 예방에 사용된다. 단 소아와 치간이 좁은 성인은 치간부 삽입이 곤란하며 무리하게 사용하면 치은의 손상, 퇴축, 치간공간의 확대를 유발하므로 치실을 권장한다.
- 작은 칫솔(그림 4-3-6)은 일반 크기의 칫솔이 도달하기 어려운 부위(최후방구치의 원심부 등), 치관 주변, 교정장치와 브릿지 장착자에게 권한다.

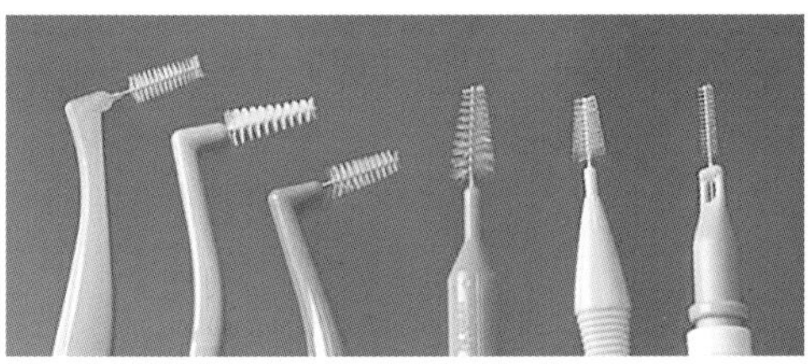

그림 4-3-5. 치간칫솔. 손잡이가 직선 타입인 것은 전치부에, 각도가 있는 타입은 구치부에 사용하기 좋다. 솔 부분의 크기가 크게 다르며 치간공간의 형태에 맞는 크기를 권한다.

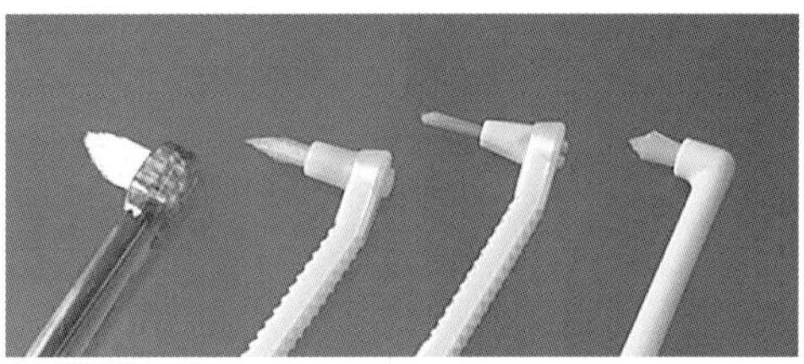

그림 4-3-6. 작은 칫솔. 크라운 주변, 교정장치와 브릿지 장착부의 관리에 적합하다. 솔 부분이 작고 가늘게 된 타입은 치주낭 내의 관리에도 이용할 수 있다.

(2) 사용법

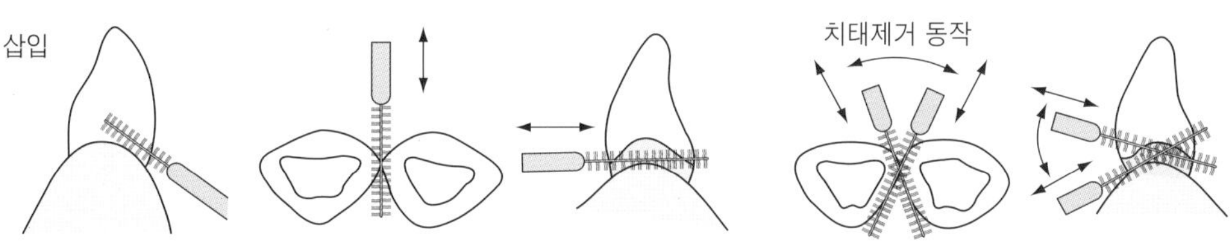

3) 기타 구강관리용품

Dental pick과 rubber tip, 물을 이용하는 구강세정기가 있다.

- Dental pick은 단면이 치간공간에 맞춰 삼각형으로 만들어졌으며 재질도 부드럽고 탄력이 있다. 음식물 잔사, 치태제거에 사용된다(그림 4-3-7).
- Rubber tip, 구강세정기는 치태제거효과가 없다.

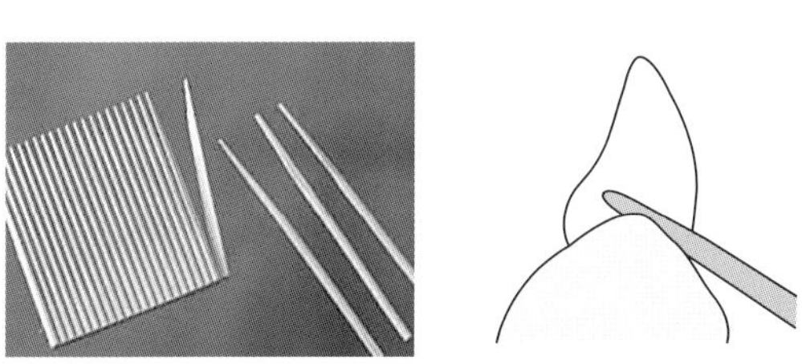

그림 4-3-7.

4) 추가

초보자는 치실과 치간칫솔의 사용이 어렵다. 사용법을 지도할 때는 술자가 대상자의 구강 내에서 실제로 사용하여 촉감을 확인하도록 한다. 또한 구강관리 후 청결감을 확인하도록 하고 지속적인 자가관리를 강화하도록 한다.

(筒井昭仁)

4 치태착색제의 사용법

Point

- 치태를 보다 쉽게 확인할 수 있도록 치태착색제를 사용한다.
- 치아 · 구강위생관리의 동기 부여와 칫솔질 평가에 유용하다.
- 용액 타입과 정제 타입이 있는데 용액 타입의 착색력이 더 우수하다.

1. 치태착색제를 사용하는 목적

- 구강위생관리의 동기 부여
- 일상 칫솔질에 대한 구강위생관리상태 평가
- 칫솔질 지도 시 구강위생관리기술 향상
- PMTC 시 치태 확인

2. 치태착색제의 종류(그림 4-4-1; 표 4-4-1, 2)

- 색소계(phloxine[적색 104호], erythrosin[적색 3호], rose bengal[적색 105호] 등)이 많이 사용되며 phloxine을 사용한 제품이 많다.
- 두 종류의 색소로 오래된 치태와 새로운 치태를 구분해 착색하는 제품도 있다.

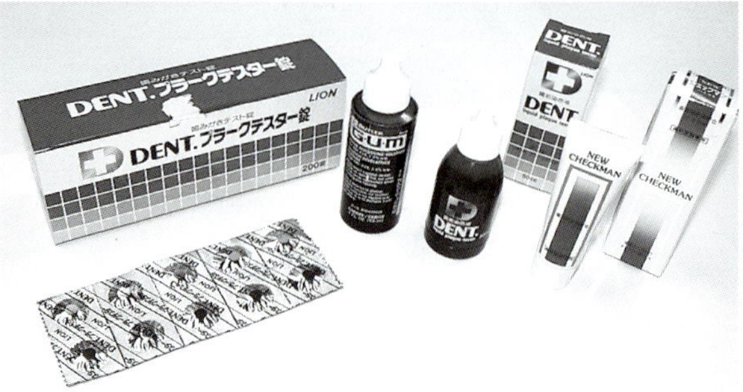

그림 4-4-1. 치태착색제.

표 4-4-1. 좋은 치태착색제의 성질
(후생성[현 후생노동성] 1966년.)

- 색조가 눈에 띄고 착색도가 강하다(이감별성 색조 · 호착색성).
- 맛이 나쁘지 않다(비불쾌성).
- 점막을 자극하지 않는다(무자극성).
- 방부성 또는 살균성이 있다(구강청결성).
- 자연스럽게 탈색된다(이탈색성).
- 얼굴과 옷을 더럽히지 않는다(비오염성).
- 발암성이 없다(비암원성).

표 4-4-2. 용액 타입과 정제 타입의 치태착색제의 비교

	용액 타입	정제 타입
부분착색	가능	불가능(불필요한 부분까지 착색된다)
착색성	양호	일률적인 착색이 곤란하며 착색이 불충분할 수 있다.
기타		휴대가 편리하며 집단을 대상으로 한 경우, 가정에서 칫솔질 상태를 확인하는 데 적합하다.

3. 용액 타입의 치태착색제 사용법

1) 준비물

- Dappen glass 준비
- 용액 타입의 치태착색제
- 작은 면구와 핀셋 또는 면봉
- 컵, 치경, 손거울

2) 방법

(1) 도포법(그림 4-4-2, 3)

① 용액 타입의 치태착색제를 dappen glass에 덜어낸다.

② 뺨과 혀를 배제하고 압착 공기 등으로 치면을 가볍게 건조시킨다.

③ 작은 면구 또는 면봉에 적당량의 치태착색제를 묻힌다(액은 흘러내리지 않을 정도로 충분히 묻힌다).

④ 치면을 가볍게 두드리듯이 착색액을 바른다(치태가 제거되므로 치면을 비비지 않도록 한다).

(2) 적하법

① 구강 내 타액을 연하한다.

② 혀를 가볍게 올려 설하부에 치태착색제를 직접 3~4방울 떨어뜨린다.

③ 타액과 잘 섞여 치면 전체로 골고루 퍼지도록 한다.

(3) 함수법

① 종이컵에 2~3 방울 착색액을 넣고 물로 희석한다. 또는 소량의 치태착색제를 직접 입에 머금고 있도록 한다.

② 착색액이 치면 전체로 퍼지도록 가글하듯이 양치한다.

착색 후 입을 가볍게 헹구고 여분의 착색액을 뱉어 손거울과 치경으로 치태의 착색 상태를 확인한다.

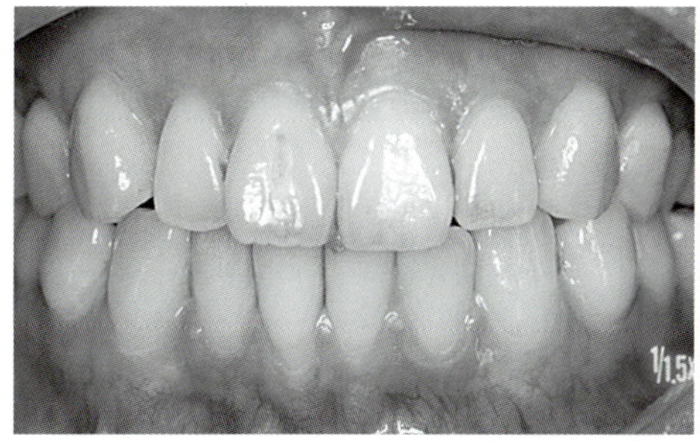

그림 4-4-2. 치태착색 전 구강 내 사진.

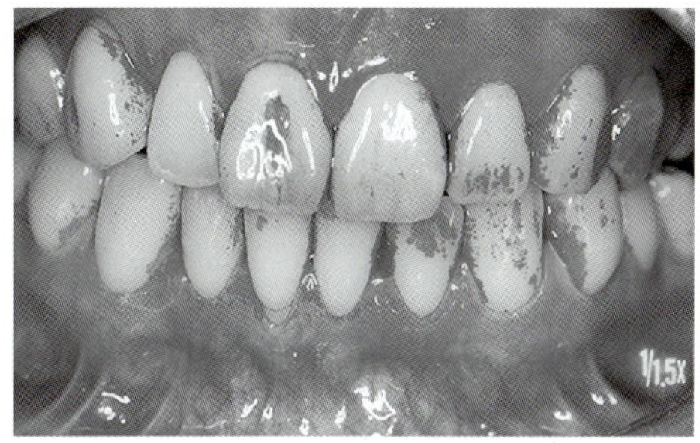

그림 4-4-3. 치태착색 후 구강 내 사진.

4. 정제 타입의 치태착색제의 사용법

1) 준비물

- 정제 타입의 치태착색제, 컵, 손거울

2) 방법

① 정제 1알을 입 속에 넣고 씹으면서 흘러나온 타액과 잘 섞는다.

② 30~60초간 치면 전체로 퍼지도록 혀를 움직여 치면에 도포한다.

③ 가볍게 입을 헹구고 여분의 착색제를 뱉는다.

④ 손거울로 치태의 착색상태를 확인한다.

5. 치태착색제가 들어 있는 치약과 젤 등의 사용법

1) 준비물

- 치태착색제가 들어 있는 치약과 젤, 컵, 손거울

2) 방법

① 칫솔에 치태착색제가 들어 있는 치약과 젤을 소량 묻혀 칫솔질한다.

② 가볍게 입을 헹구고 손거울로 남아 있는 치태를 확인한다.

6. 치태착색제를 사용할 때 주의사항

- 사용 목적을 잘 설명하고 양해를 구한 후 사용한다.
- 얼굴과 옷에 묻지 않도록 주의한다.
- 함수법과 정제 타입의 경우는 도중에 뱉어내기 쉬우므로 주의가 필요하다.
- 미리 입 주변에 바세린과 버터를 발라 두면 실수하여 묻더라도 제거하기 쉽다.
- 구강관리 전에는 물론 구강관리 후에도 치태착색제를 사용하면 치태제거 효과는 올라간다.
- 알코올이 들어 있는 타입은 증발해 농도가 높아지므로 장기간 보관하지 않도록 한다. 사용 빈도가 낮다면 작은 용량의 제품을 구입한다.

(永田英樹)

5 치약 · 구강양치액의 사용법

Point

- 치약 · 구강양치액은 ① 치태제거, ② 구강 내 청결, ③ 치아우식증, 치주질환 등의 예방에 효과가 있다.
- 치약 · 구강양치액을 사용한 경우 사용하지 않은 경우보다 ① 치태제거 정도가 뛰어나며, ② 치태의 재부착량이 적고, ③ 치은염의 감소에 효과적이다.
- 환자에 맞는 치약 · 구강양치액을 선택하고 적절한 사용법을 지시하는 것이 중요하다.

1. 치약 · 구강양치액의 종류(표 4-5-1~3)

- 환자의 구강상태에 따라 적절한 효능 · 효과가 있는 치약 · 구강양치액을 선택하는 것이 중요하다.

표 4-5-1. 치약와 구강양치액의 차이

치약	구강양치액
칫솔질이 필요	칫솔질이 필요 없음

표 4-5-2. 치약의 효능 · 효과

약사법에 의한 분류	화장품 치약	의약부외품 치약(약용)
효능 · 효과에 관한 성분	효능 · 효과는 특정 성분에 따르지 않고 치약에 배합되어 있는 기본성분의 종합적인 작용에 기초한다.	효능 · 효과는 특정 약효성분을 발휘하는 약리작용에 기초한다.
효능 · 효과의 범위	치아우식증 예방 치태제거, 치석침착 예방 구취 예방, 미백 구강 내 청결	치아우식증의 발생과 진행의 예방 치은염 예방, 치주염 예방, 치석침착예방 구취 예방, 미백, 치태 제거 구강 내 청결, 구강 내 청량감 상아질 지각과민증 예방

표 4-5-3. 약효성분

기능	작용	약물
치아우식증 예방	치태 내 산생성억제, 재석회화 촉진	불소
치아우식증 · 치주질환 예방	치태 내 세균 수 억제	클로르헥시딘류 염화세칠필리듐 트리클로산
	치태형성 억제효소	텍스트라나제
치주질환 예방	항염증, 항플러스민, 지혈	트라넥섬산 이프시론아미노카프론산
	항염증, 항알레르기	글리칠리친산과 그 염류
	항염증, 조직의 수복촉진	리조침
	말초혈액순환 촉진	초산d1-알파-토코페놀
	수렴	염화나트륨 히노키치올
	치석예방	폴리인산 피로린산 구연산아연
상아질 지각과민	결정화에 의한 상아세관의 봉쇄와 세포외 칼륨이온 농도의 증가에 따른 감각신경 활성저하	유산알루미늄 초산칼륨

2. 치약의 효과(그림 4-5-1, 2)

- 치약을 사용하면 치태제거 효과가 높아진다.
- 칫솔질에 의한 물리적인 치태제거 효과에 치약의 약효가 더해지면 치은의 염증은 더 감소한다.
- 치약의 효과를 얻기 위해서는 적절한 양을 사용해야 한다.

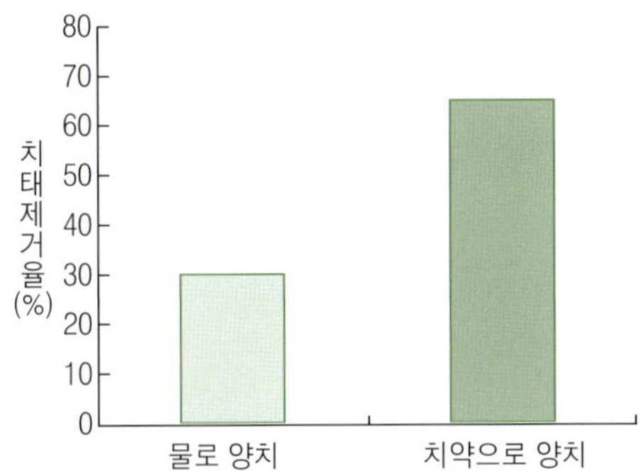

그림 4-5-1. 치약의 임상효과.

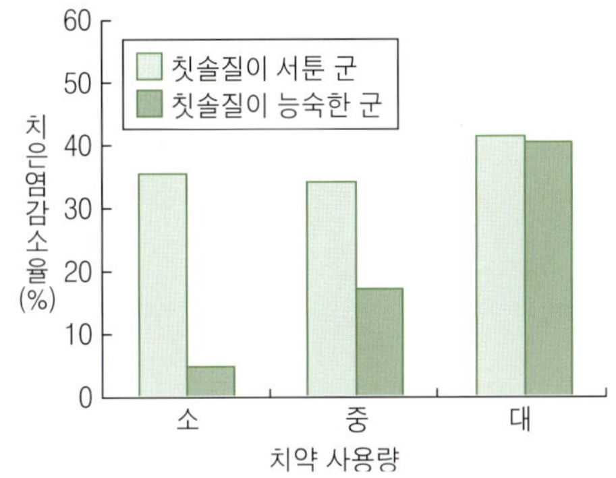

그림 4-5-2. 치약의 사용량에 의한 효과.

3. 치약 · 구가양치액 사용의 실제

1) 치약의 양

치약의 양이 많을수록 약효를 보이지만 다량의 치약을 사용하면 구강 내에 타액이 많이 고여 오랜 시간 칫솔질하기가 곤란하다.

칫솔 머리 부분의 길이 1/3~2/3 정도를 기준으로 한다.

6세 미만의 어린이는 치약을 먹는 양이 많으므로 극히 소량(길이로 하면 5mm 이하)을 사용하도록 지시한다.

2) 양치시기

식후에는 치아우식증 예방을 위해, 취침 전에는 치주질환 예방을 위해 칫솔질을 하는 것이 바람직하다.

3) 양치 시간

치약을 장시간 사용하는 것이 약효 면에서 좋다.

실제 1회 양치시간은 3분 이상 구강 내에 작용하도록 한 후 물로 1~2회 헹구도록 지시한다.

4) 구강양치액

구강양치액에 첨부되어 있는 설명서에 따라 사용한다.

(田中宗雄)

참고문헌

1) De la Rosa, M. et al.: Plaque growth and removal with daily toothbrushing. *J. Periodontol*, 50(12) : 661~664, 1979.

2) Saxton, C. A. et al.: The effects of a dentifrice containing a zinc salt and a non-cationic antimicrobial agent on plaque and gingivitis. *J. Clin. Periodontol*, 14 : 144~148, 1987.

6 혀의 자가관리법

Point

- 혀의 자가관리는 주로 혀와 혀 표면에 형성되는 설태를 관리하는 것이다.
- 혀와 설태는 구강 내 상태와 전신 상태에 따라 변화하므로 문진과 시진으로 파악할 필요가 있다.
- 혀의 자가관리는 식생활과 생활습관을 인식하고, 설태를 물리적으로 제거하는 것이 주요 목적이며 보조적으로 점막보호제와 세정제를 사용하는 것도 좋다.

1. 혀와 설태

1) 혀의 표면(그림 4-6-1)

- 혀는 음식의 섭취, 저작운동, 발음과 연하운동 외에 점막에 분포하는 미뢰에서 미각 등의 기능을 한다.
- 혀의 자가관리의 목적은 혀 기능의 유지 · 증진이다.
- 그 대상은 주로 점막으로 덮인 혀의 등부분과 그 표면에 형성된 설태이다.

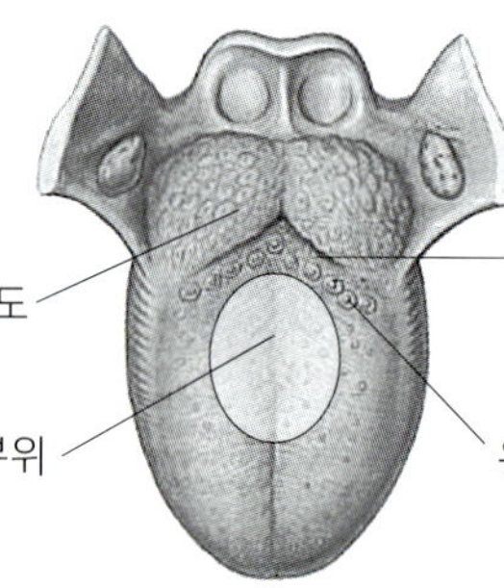

그림 4-6-1. 혀의 표면. (치과의학대사전. 의치약출판, 동경, 1989, p.1508.)

2) 설태(그림 4-6-2)

- 설태는 혀의 표면에 이끼처럼 보이는 것으로 사상유두에 박리 세포, 세균과 음식 찌꺼기 등이 부착하여 형성된다.
- 사상유두의 끝은 각화되어 있으며 그 표면에 얇은 설태가 형성되는 것은 정상이다.
- 불충분한 저작운동과 타액분비의 감소 등으로 혀표면의 마찰이 감소하고 설태 형성이 촉진된다.
- 발열성 질환과 상부 소화기관의 기능저하 시에도 설태는 증가한다.
- 두께가 있는 설태에서는 길어진 사상유두가 괴사세포와 염증세포 등과 함께 관찰되며 혐기성 세균이 서식하게 된다.
- 설태는 구취를 유발하는 물질이 생산되는 주요 부분이며 구취의 원인이 된다.
- 설태가 전혀 보이지 않는 것도 이상하다.

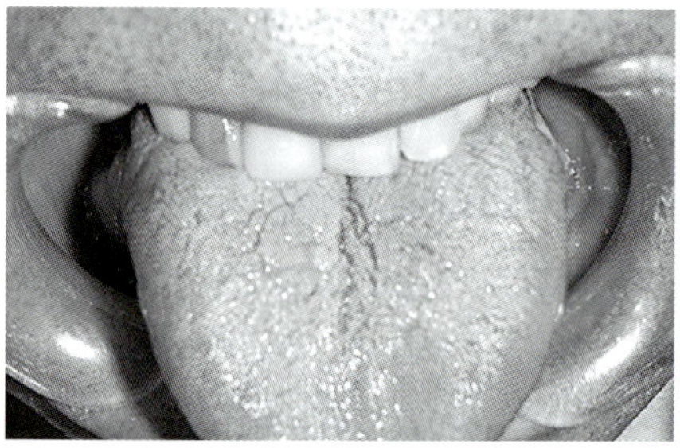

그림 4-6-2. 설태.

2. 혀의 자가관리 실제

1) 혀 세정기

- 혀 세정기에는 붓 타입과 주걱 타입의 제품이 있다(그림 4-6-3).
- 붓 타입은 부드러운 감촉으로 혀의 중앙 부위와 유두 사이의 세정이 가능하지만 세정효과는 그다지 높지 않다.
- 주걱 타입은 세정효과가 크고 구토반사를 잘 일으키지 않지만 혀 표면의 구(groove) 속 세정은 거의 불가능하다.
- 청결한 거즈와 타월을 사용하는 것도 좋다.

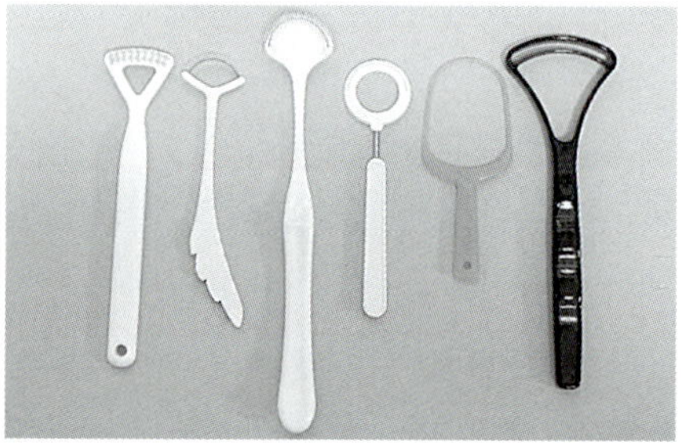

그림 4-6-3. 혀 세정기.

- 혀 표면은 쉽게 손상되므로 단단한 솔이나 판매용 칫솔은 사용하지 않는다.
- 혀 세정기는 1일 1회 사용하는 것을 원칙으로 하고 여러 번 사용하지 않는다.
- 아침에 양치할 때 치약 없이 사용해도 좋다.
- 거울로 분계구의 위치를 확인하고 그것보다 뒤를 닦는 일은 위험하며 혀의 앞 부분에 혀 세정기를 대고 가벼운 힘을 가하면서 앞으로 당긴다(그림 4-6-4).
- 설태를 완전히 제거하려고 하지 않는다.

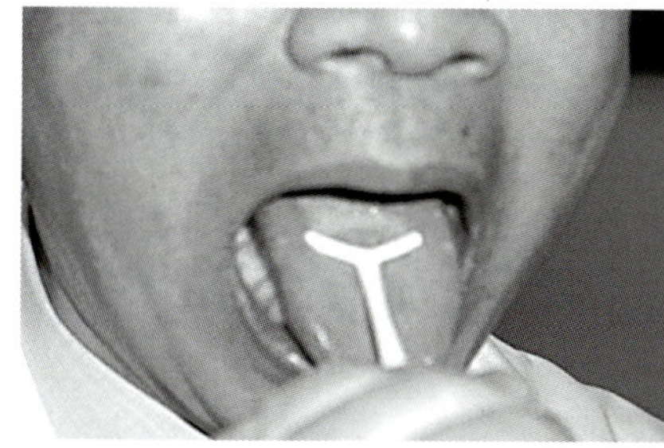

그림 4-6-4. 혀 세정기의 사용.

2) 혀 세정기의 사용 전후 변화(그림 4-6-5, 6)

- 혀 세정 전과 후의 호기를 gas chromatograpy로 측정하면 구취의 주요 원인 물질이라고 하는 유화수소, methyl mercaptan과 유화디메틸의 역치가 혀 세정 후에 감소한다.

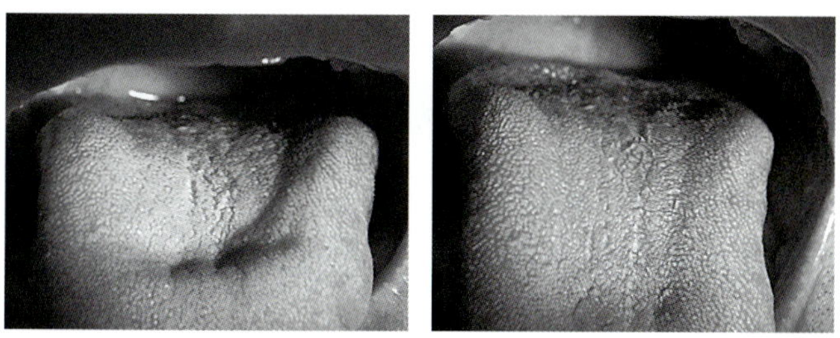

사용 전 사용 후

그림 4-6-5. 혀 세정기의 사용.

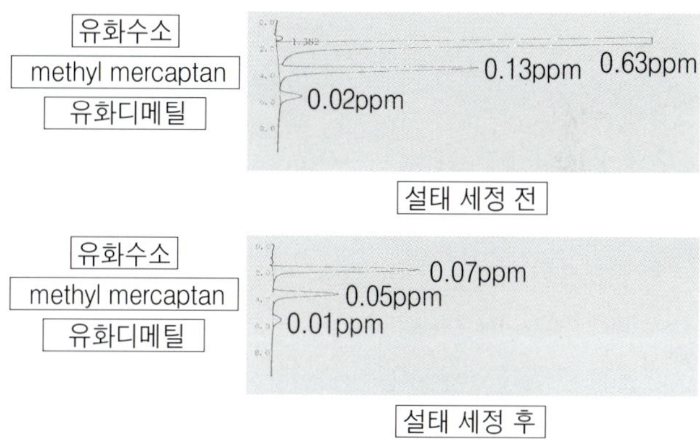

그림 4-6-6. 혀 세정 전후의 구취물질 변화.

3. 혀 점막보호제와 세정제(그림 4-6-7, 8)

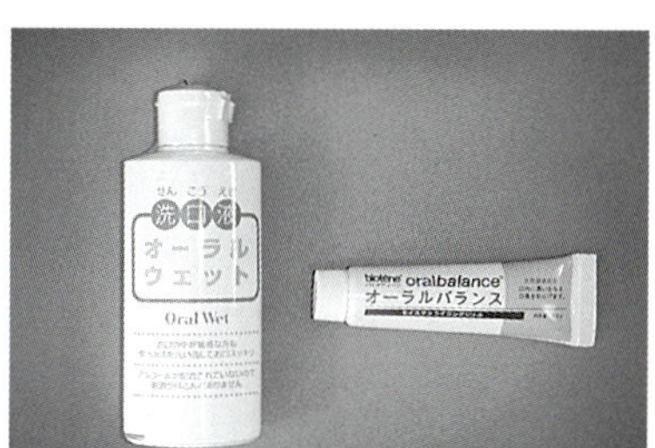

그림 4-6-7. 점막보호제.

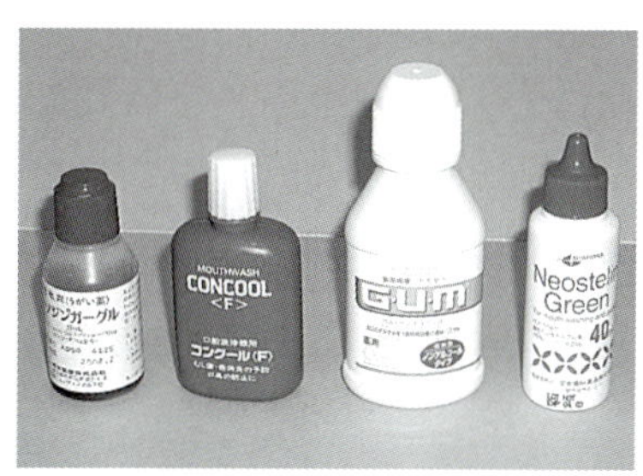

그림 4-6-8. 세정제.

- 혀 세정 후에 히알론산나트륨이 들어 있는 세구 타입 보습제와 락토페린, 리조팀과 락토페록시다제 등을 배합한 겔 타입 보습제 등을 사용해도 좋다.
- 세정제로는 포피욘요오드, 구루크론산 클로르헥시딘, 염화세칠피리디늄과 염화벤제토늄 등 살균제가 들어 있는 제품을 사용한다.

(雫石 聰)

7 식생활 지도법

Point

- 식생활은 생활의 기반이며 건강관련 삶의 질(QoL)과 깊은 관계가 있다.
- 치아우식증과 치주질환은 식습관 · 생활습관과 연관이 깊고 예방과 개선을 위해서는 행동의 변화가 필요하게 된다.
- 식습관을 바꾸려면 전체 생활 속에서의 식이섭취 행동이라는 시점에서 생각할 필요가 있다.
- 일상 생활에서 자가관리를 하도록 하는 것이 과제이며 의료인의 역할은 그것을 지원하는 것이다.
- 삶의 단계에 따라 식생활의 포인트는 다르지만 가장 기본은 제대로 먹는 것이다(표 4-7-1).
- 치아우식증과 치주질환 예방을 위한 식생활지도와 섭식 · 연하장애가 있는 사람을 위한 식생활 지도가 있다.

1. 식생활 지도의 순서

① 체중, 비만도를 파악한다(표 4-7-2).

② 식생활의 현상을 파악한다.

- 식사기록과 질문표(음식 섭취빈도조사, 간이영양조사, 식습관 · 생활습관조사)를 이용한다.
- 식사 방법과 식사 내용(식품군과 영양소의 섭취량과 균형, 그림 4-7-1)을 평가한다.

③ '제6차 개정 일본인의 영양 소요량' 과 '오정 식품성분표' 를 이용해 전체 생활 속에서 목표를 설정 · 지도한다. 실제 식품 1점 80kcal 기준으로 '식품 80kcal 가이드북' (여자영양대학 출판부), 간편한 일본형 식품지도 피라미드(그림 4-7-2) 등을 이용하면 편리하다.

표 4-7-1. 새로운 '식생활지침' 의 항목

· 즐겁게 식사를 한다.
· 1일 건강한 식생활리듬을 유지한다.
· 주식, 주반찬, 부반찬을 기본으로 식사의 균형을 유지한다.
· 밥과 같은 곡류를 반드시 먹는다.
· 야채 · 과일, 우유 · 유제품, 콩류, 생선도 함께 섭취한다.
· 식염과 지방은 자제한다.
· 정상 체중을 알고 매일 활동에 적합한 식사량을 섭취한다.
· 식문화와 지역 특산물을 활용해 가끔은 새로운 요리를 즐긴다.
· 잘 조리하고 보존하며 무리하지 않고 버리는 양을 줄인다.
· 자신의 식생활을 직시하자.

2000년 문부성 · 후생성 · 농림수산성 결정

표 4-7-2. 비만도의 파악

비만도	산출식	판정기준	
BMI(성인)(Body Mass Index)	체중 kg/(신장 m)^2	<18.5 : 18.5≦~< 25≦	저체중 보통 체중 비만

구분	조리명	재료 · 식품	순수섭취량 (g)	식품번호	에너지 kcal	단백질 g	지방 g	탄수화물 g	칼슘 mg	철 mg	레티놀 당량 μg	비타민 B1 mg	비타민 B2 mg	비타민 C mg	비타민 D μg
아침 식사	밥[a]	쌀밥	80	1088	134	2.0	0.2	29.7	2.4	0.1	(0)	0.0	0.0	(0)	(0)
	된장국	미역	1	9039	0	0.0	0.0	0.1	1.0	0.0	1.6	0.0	0.0	0.2	(0)
		파	6	6226	2	0.0	0.0	0.4	1.9	0.0	0.1	0.0	0.0	0.7	(0)
		된장c	10	17045	19	1.3	0.6	2.2	10.0	0.4	0.0	0.0	0.0	(0)	(0)
섭취 합계					1197	49.6	28.4	180.4	457	4.2	537	0.5	0.9	80.0	4.0
영양 소요량					1300	45.0	36.1	198.8	500	8	300	0.6	0.8	50	10
기준치에 대한 섭취율(%)					92%	110%	79%	91%	91%	53%	179%	87%	109%	160%	40%

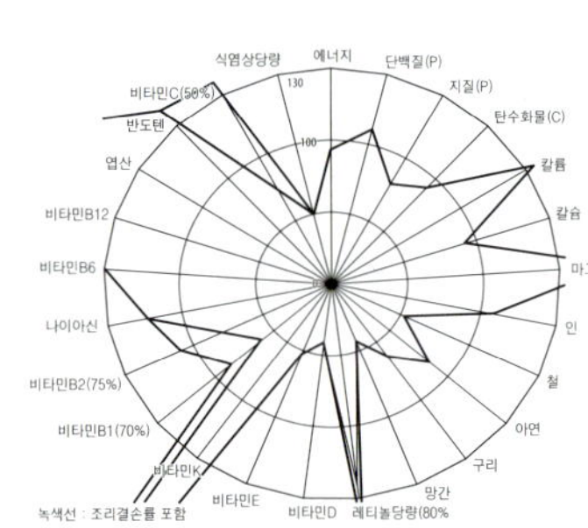

그림 4-7-1. 식사기록과 시판영양 소프트*를 이용한 3세 유아 영양소 충족률

예. *Basic-4 for Windows(여자영양대학 출판부)

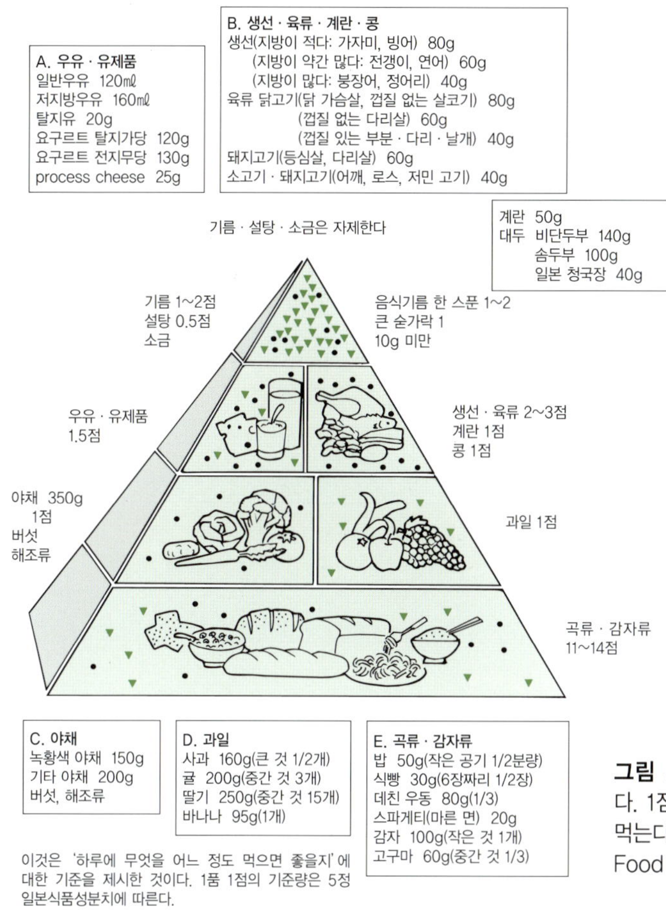

그림 4-7-2. 일본형 식품지도 피라미드(일품 1점의 기준량을 제시한다. 1점 80Kcal). 1일에 A~E의 식품(각 1점)에서 식품군의 점수를 골라 먹는다(1일 20점 1,600Kcal~1일 25점 2,000Kcal). 그림은 USDA's Food Guide Pyramid에 일본 식품단위를 조합해 작성.

2. 간식지도

- 유아의 간식은 1일 1~2회, 1일 섭취 에너지의 10~20%가 정량이며, 치아우식증 예방을 생각하여 시간과 양을 조절하도록 한다. 3회 식사의 영양을 보완하기 위한 단백질, 칼슘, 비타민 등 영양을 고려한다.
- 당분이 함유된 식품은 양과 조합을 생각한다.
- 저우식증 감미료(예; 자일리톨)를 이용한 식품을 선택할 수도 있다(예, 특정 보건용 식품, 표 4-7-3).
  이 경우에도 단맛에 길들여지는 데 주의한다.

(村上多惠子)

표 4-7-3. 특정보건용 식품: 신체의 생리학적 기능 등에 관여하는 특정 보건기능성분을 포함하는 식품이며 건강의 유지증진과 특정 보건용도에 맞는 표시를 국가(후생노동성)가 허가한 것

厚生労働省許可
特定保健用食品

	충치의 원인이 되기 어려운 식품 (이용식품: 초콜렛, 껌, 엿)		치아를 튼튼하고 건강하게 하는 식품 (이용식품: 껌, 정과)	
관여성분	파라티노스 멀티톨 에리스리톨 환원 파라티노스	충치균의 영양원이 되기 어려운 성분	CPP-ACP(카제인호스호펩티드-비결정 인산칼슘 복인산수소칼슘 후쿠로노리 추출물(프노란) 인산 올리고당 칼슘(Pos-Ca)	치아의 재석회화를 촉진하는 성분
	차폴리페놀	충치균의 증식을 억제하는 성분	키실리톨 환원 파라티노스 멀티톨	충치균의 영양원이 되지 않는 성분

8 금연 지도법

Point

- 흡연은 구강과 전신질환을 일으키는 환경요인으로써 최대의 위험요인이다.
- 금연 지도는 질병 예방과 환자의 건강 증진을 지원하기 위해 진행한다.
- 금연 단계와 니코틴 의존을 평가하고 환자의 금연 단계에 적합한 지원을 한다.
- 진료실 환경을 정비하고 치과금연 지원을 원활하게 한다.

1. 금연 지도의 기초지식(1)

금연을 어렵게 하는 두 가지 의존에 대처한다(표 4-8-1).

표 4-8-1. 금연 지원 프로그램에서 문제가 되는 두 가지 의존

심리적 의존	신체적 의존(니코틴 의존)
정신 차리기 위해, 식후, 회의 중, 커피를 마시면서, 생각을 정리할 때, 사교적인 자리에서, 자동차 운전 중에	니코틴에 대한 갈망, 이자극성, 욕구불만과 화, 불안, 집중곤란, 불안, 서맥, 식욕증가와 체중증가
행동과학적인 접근 환경개선법(담배, 라이터 제거), 행동패턴 변경법(식후 즉시 장소를 떠난다, 커피를 마시지 않는다 등), 대상행동법(양치질, 심호흡 등)	**니코틴 치환요법** 니코틴 껌(구강점막에서 니코틴이 공급되며, 점차 사용 개수를 줄인다), 니코틴 패치 사용(피부에서 니코틴이 공급되며 사용 크기를 줄여간다)

2. 금연 지도의 기초지식(2)

금연을 몇 가지 단계가 포함된 금연 과정이라 생각하고 금연 과정에 대응해 금연 지원을 한다(그림 4-8-1).

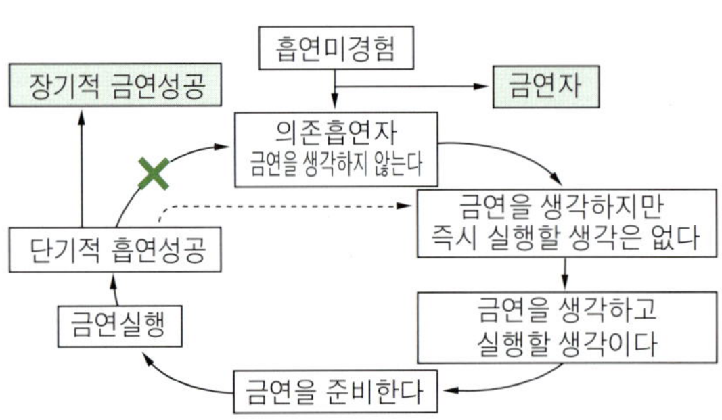

그림 4-8-1. 금연성공의 과정.

3. 흡연조사

니코틴 의존도, 금연에 대한 관심도, 흡연자의 금연 단계, 금연의 달성 전망을 조사한다(中村正和 · 기타: 금연 지원을 과학화한다. 임상과학, 34(2) : 195-206, 1998)(표 4-8-2).

표 4-8-2. 흡연조사

질문내용		조사 목표
1	담배를 피웁니까? □ 피운다(처음 흡연을 한 연령 ___ 세 → 문항 2로 이동) □ 금연했다(　　　년　　월전). 피우지 않는다.	흡연습관을 확실하게 조사한다.
2	하루에 평균 얼마 정도 피웁니까? (　　　　)개	니코틴 의존도의 간이 평가
3	아침에 일어나 어느 정도 시간이 지나면 담배를 피웁니까? □ 30분 이내　　□ 30분 이상	
4	금연에 대한 관심은 언제부터 갖게 되었습니까? □ 관심이 없다(무관심기). □ 관심은 있지만 앞으로 6개월 이내에 금연할 생각은 없다(관심 무시도기). □ 앞으로 6개월 이내에 금연할 생각이지만 1개월 이내에 금연할 예정은 없다(관심 시도기). □ 1개월 이내에 금연할 예정이다(준비기).	금연의 단계 평가
5	지금까지 담배를 끊은 적이 있습니까? □ 있다(　회, 가장 길게　년/　월　일).　　□ 없다.	금연의 자신도 평가
6	만약 2주 이내에 완전히 금연하려고 결심을 한다면 금연에 성공할 자신이 있습니까? □ 전혀 없다.　　□ 조금 있다.　　□ 꽤 있다.	

4. 무관심기의 금연 지도(30초~1분)

흡연이 건강에 미치는 영향을 보여주고 환자에게 자신의 흡연습관에 대해 생각해 보도록 해 금연에 대한 관심을 갖도록 실마리를 만들어준다. 환자 입장에서 흡연에 대해 대화하는 것이 중요하다.

> 치주질환, 구강암, 백반증, 니코틴성 구내염(흡연자 구개), 치은 멜라닌색소 침착증(흡연자 멜라닌 침착증), 흡연자 구순, 백색 수종(백색 부종), 만성 비후성 캔디다증, 정중능형 설염, 모설증, 담배 색소 침착, 구취, 치아의 상실
> 기타(문헌에 기재된 내용): 구순열, 구개열, 편평태선, 타액의 변화, 미각과 후각의 감퇴

5. 관심 무시도기의 금연 지도(1~2분)

금연에 관심은 있지만 금연을 실행하려고 생각하지 않는 환자에 대하여 시행한다. 환자가 흡연의 이익과 불이익을 저울질할 수 있도록 도와주고 흡연에 대한 환자의 개성에 맞는 정보를 제공해 다음에 무엇을 할지 생각하도록 해 금연을 생각하도록 이끈다.

호기 중 일산화탄소 농도를 측정하면 좋은 동기부여가 된다(그림 4-8-2). 측정된 수치는 1일 전체 흡연 개수와 비슷한 수치가 표시된다. 예컨대 30ppm이라면 1일 흡연 개수가 30개인 경우가 많다. 비흡연자는 약 5ppm 이하이다. 실내 환경기준 10ppm 미만을 예로 들면 좋다.

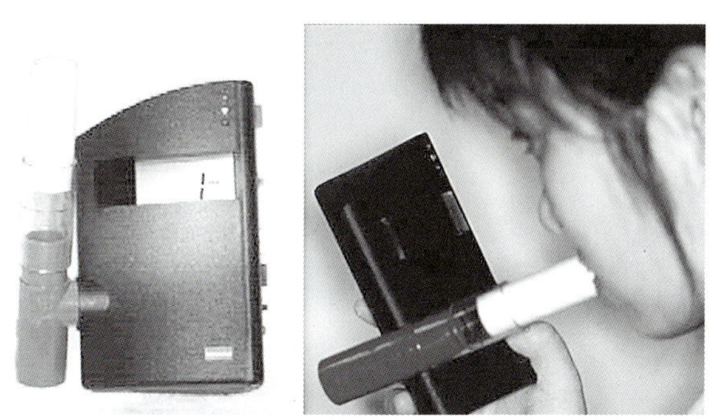

그림 4-8-2. 호기 중 일산화탄소농도 측정장치 스모커라이저. 15초간 폐에 숨을 모은 후 뱉는다.

6. 관심 시도기(1~2분) 금연 지도

금연하려고 생각하지만 금연을 실행할 수 없는 환자에 대해 시행한다. 금연의 의지를 높이고 금연 실행을 위해 구체적인 준비를 시작할 수 있도록 이끈다. 금연을 위한 구체적인 방법을 들어 설명하고 금연 개시일을 정하도록 한다.

7. 준비기(2~3분) 금연 지도

금연을 실행하려고 생각하는 환자에 대해 금연 개시일을 상담한다. 금연 개시일의 결정은 금연 지도 시 가장 중요한 항목이다. 금연의 약속을 선언하고 금연해야 할 이유를 정확하게 하는 등 금연을 실행할 준비를 하도록 유도한다.

금연 개시일을 정할 때의 기준: ① 결혼기념일과 아이의 생일 등 환자에게 특별히 의미가 있는 날 ② 업무 스트레스가 적고 정신적으로 여유가 있는 시기 ③ 금연 개시일 이후 1주일 전이 휴일이 되는 시기 ④ 음주 기회가 적은 시기 ⑤ 치주 기본치료와 감염 근관치료 등 치료간격이 짧은 시기

8. 실행기~유지기(1~5분)의 금연 지도

금연 개시일 2주 이내에 진행한다. 우선 금연하는 이유를 재인식하고 니코틴 금단증상의 극복, 금연 실행 후 생활법에 대해 조언한다. 니코틴 대체요법을 병용할 수도 있다. 금연 개시 후 1주일 이내에는 금연을 유지하기 위해 금연한 것을 칭찬하고 금단증상과 흡연 재개의 계기와 그 대책에 대해 이야기를 한다. 금연 개시 1개월 후는 금연의 효과가 확실해지는 시기이므로 금연에 대한 자신감을 묻고 금연을 지속할 수 있도록 지도한다. 금연 개시 3~6개월 후에도 금연의 지속과 문제점에 대해 상담을 한다. 금연하면 호기 중 일산화탄소 농도가 바로 감소하므로 측정을 하면 금연효과를 알 수 있다.

금연 후 볼 수 있는 니코틴 금단증상: ① 담배에 대한 갈망 ② 초조, 불안, 집중이 안 된다 ③ 두통 ④ 몸이 피곤하다 ⑤ 잠을 잘 수 없다 ⑥ 변비

9. 금연 프로그램을 일반 진료에 도입하는 준비

수순대로 일반 진료에 도입한다. ① 효율적인 금연지도를 위해서는 치과의사와 스태프에 의한 팀 접근법을 실시한다. ② 금연 프로그램 도입을 위한 코디네이터를 선임한다. ③ 진료실을 연기가 없는 환경으로 만들고 포스터 등으로 금연을 지도한다. ④ 흡연평가표, 금연지도기록 등 서류를 정비한다.

10. 니코틴 대체요법(NRT: Nicotine Replacement Therapy)(표 4-8-3)

표 4-8-3. 구강과 피부에서의 니코틴 공급

니코틴 껌	니코틴 패치
OTC(Over-The-Counter)로 약국에서 구입	처방전으로 조제(자비), OTC화가 검토되고 있다.
Nicorette(화이자, 무전약품)	니코티넬 TTS(노벨티스, 파머)
껌에서 구강점막을 통해 니코틴을 공급한다.	패치에서 피부를 통해 니코틴을 공급한다.
하루에 사용하는 껌의 개수를 줄여가고 처음 4~12개 사용, 1일 최대 24개, 15회 씹고 협점막과 치아 사이에서 물고 있다.	니코틴 함량이 낮은 패치(3종류)로 바꿔간다.
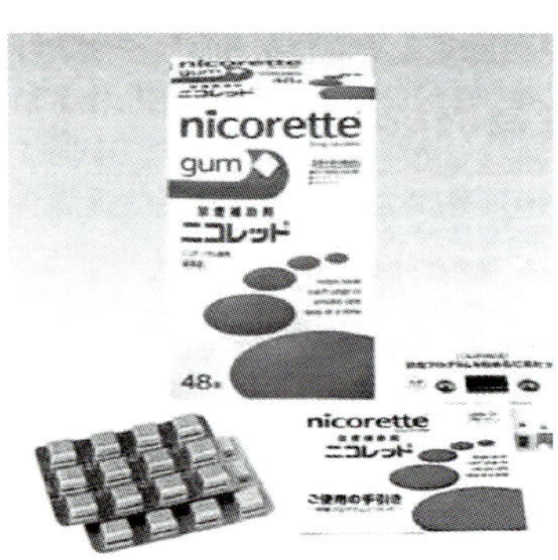	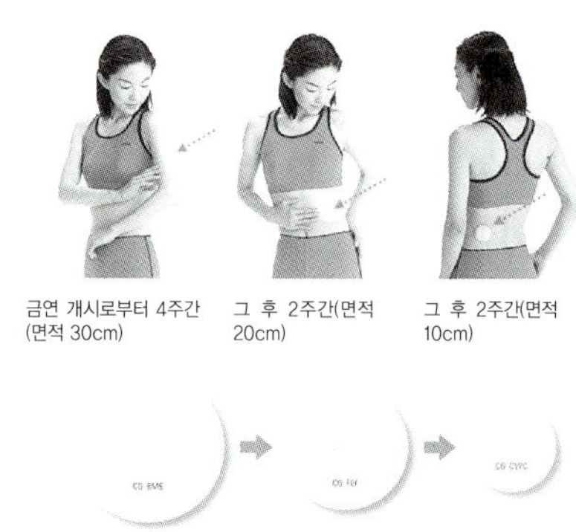

11. 금연유도법(표 4-8-4)

치과에서 진행하는 금연지도 방법에는 금연유도방법과 금연지원방법 두 가지가 있다. 일반적으로 협의의 금연지도는 무관심기를 포함하는 흡연자에 대한 강압적인 개입을 기본으로 하고 있어 효과를 기대하기는 곤란하였다. 금연지원은 지원을 요구하는 흡연자에 대한 방법이며 유효성이 확인되는 경우는 주로 준비기의 흡연자이다. 이 방법은 상대방의 상황에 맞는 상담기술을 적용하는 것이므로 시간과 비용을 필요로 한다. 금연유도는 강한 피지시성을 동반하지 않는 방법이며 다수의 흡연자에게 쉽게 제공할 수 있는 방법을 말한다. 진료시설과 검진시설에서 진찰을 받는 것은 흡연자를 건강불안과 건강 확인이라는 일상생활과 다른 심리상황에 처하게 만들므로 금연유도의 좋은 기회가 된다.

표 4-8-4. 금연유도의 개입 시기와 금연유도의 구체적인 예

주제	시기	구강 이상	금연지도 방법
심미, 여성과 임신	젊은 사람, 여성의 치료	담배색소침착, 전치부 충전 · 보철물 착색, 치은 멜라닌색소 침착증, 구취	거울로 구강의 이상을 보여주고 흡연에 의한 위험이 높다고 설명한다.
구강환경의 변화	치석제거, 구강위생관리지도, 치료전반	타액상태, 치석, 치은산소분압의 저하, 면역 저하, 미각 이상	흡연으로 구강 환경이 변하고 다양한 영향이 나타난다는 점을 설명한다.
점막의 이상	중년 · 노년층 흡연자, 골초	구강암, 백반증, 흡연자 구순, 흡연자 구개(니코틴성 구내염)	거울로 구강점막의 이상을 보여주고 흡연이 구강암의 위험을 높인다는 것을 설명한다.
치료에 영향	발치, 치주질환, 상실치가 있는 사람, 보철치료 환자	치주치료의 효과, 발치 후 치유부전, 임플란트의 예후불량, 보철물의 유지관리	흡연자의 경우 치료 전에 치료효과가 떨어지며 치료가 길어지고 예후가 불량하다는 것을 환자에게 설명하고 동의를 구한다.
치주질환과 치아의 상실	상실치가 있는 사람, 중년 · 노년층 흡연자, 치주질환 치료, 구강청소지도, 가정에 흡연자가 있는 비흡연 환자	치주질환의 위험 증가, 간접흡연에 의한 치주질환, 상실치의 보철	흡연으로 치주질환과 치아의 상실 위험이 높다. 치주질환으로 전신성 질환의 위험이 높다는 것을 설명한다.
다음 세대에 영향	임신가능여성, 아이가 있는 부모, 가정에 아이가 있는 흡연자, 가정에 아이와 흡연자가 있는 비흡연 환자	임신 중 구순열 · 구개열의 위험, 간접흡연에 의한 유치치아우식증 증가, 치은 멜라닌색소침착의 촉진	흡연에 의한 임신이상의 위험이 높다. 치아우식증으로 치은의 착색이 증가한다는 것을 아이의 입을 보여주며 부모에게 설명한다.

12. 치주질환 환자에 대한 흡연지도의 중요성

치주질환 환자에 대한 흡연 개입은 다음 두 가지 시점에서 중요하다. 제 1의 시점은 치주질환 치료 이후에 중요한 결정인자로서 흡연에 대한 개입이다. 치주질환 치료는 초기 기본치료와 함께 장기에 걸쳐 계속적인 지원 구강관리가 필요하므로 치료의 예후를 장기간에 걸쳐 확실하게 하기 위해서는 피지시성이 강한 개입이 필요하다.

제2의 시점은 치주질환이 전신질환의 위험 요인임이 명확해졌다는 점이다. 치주질환에 의해 치아를 둘러싸고 있는 치주낭의 염증성 병변부에서 치주병원성 세균과 염증성 cytokine이 지속적으로 혈류를 매개로 전신으로 이동하며 전신질환의 발병과 악화에 관여한다. 관동맥성 심질환, 세균성 심내막염, 세균성 폐렴, 당뇨병, 저체중 시 조산은 치주질환이 위험 요인인 전신질환이다. 이들 질환은 모두 흡연이 위험 요인이므로 치주질환 환자에게 금연이 개입됨으로써 전신질환의 예방에도 기여한다.

(埴岡 隆)

SECTION

5

치료 중 예방치과편

본 편의 전반부에서는 '치아우식증'과 '치주질환'의 일상적인 임상진료과정에서 행해지고 있는 예방치과적 방법에 대해 설명할 것이다. 자주 행해지고 있는 방법이지만 그 포인트가 되는 사항에 대한 재확인이 필요하다. 후반부에서는 새로운 임상 예방치과분야인 '구취'와 '구강건조증'의 치료법에 대해 설명할 것이다. 또한, 'mouth guard', '섭식 · 연하장애의 수복', '감염증 예방대책'에 대해서도 초점을 맞추고자 한다.

1 전문가 칫솔질

Point

- 치태제거효과와 치은 마사지 효과 두 가지를 기대한다.
- 치은 마사지에는 칫솔과 치간칫솔을 사용한다. 전동칫솔도 효과적이다.
- 치태제거는 professional mechanical tooth cleaning을 참조

1. 칫솔질에 의한 마사지 효과

- 칫솔질에 의한 기계적 자극은 치은 기저세포와 섬유성 세포의 증식과 콜라겐 생성을 촉진한다. 또한 염증성 세포의 침윤도 감소시킨다(그림 5-1-1).[1]
- 치은출혈부위에서는 모세혈관의 투과성이 항진되어 있으며 동시에 치은구 상피의 궤양 또는 미란이 관찰된다. 배농 부위에서도 같은 증상이 관찰된다.
- 치은에 대한 적절한 자극은 상피세포의 재생을 촉진하고 동시에 염증성 세포의 쇠퇴와 콜라겐 생성을 촉진한다.
- 치은세포의 반응은 기계적 자극이 가해지는 부위로 제한된다(그림 5-1-2).[2]
- 전문가 칫솔질로 일단 상피가 수복되면 감염의 위험성이 사라지고 또한 출혈과 배농 등의 재발은 감소한다.

2. 전문가 칫솔질(professional tooth brushing)

- 전문가 칫솔질은 강력한 동기부여가 된다.
- 치은 마사지에 중점을 둔다.
- 치은 출혈의 감소, 구취 개선, 동요치의 개선이 관찰된다.

1) 전문가 칫솔질의 시기

- 초진 시 치태를 보여준 후 전문가 칫솔질을 실시한다.
- 스케일링하기 전에 실시하고 칫솔질의 효과를 알게 하는 것이 동기부여가 된다.
- 배농, 출혈이 개선되지 않는 증례는 1주간, 매일, 전문가 칫솔질을 실시한다.

2) 부위

- 치주 낭저에서 치은정까지 마사지한다.
- 치간부 치은도 잊지 말고 실시한다.

3) 방법

- 수동칫솔을 사용할 때는 '이쑤시개방법(toothpick method)'[3]이 가장 합리적이며, toothpick method를 위한 2줄모의 전용 칫솔을 사용할 수 있다.
- 칫솔에 가해지는 힘은 200gf가 최적이다.
- 칫솔질 시간은 한 부위당 20초가 최적이다(그림 5-1-3).[4]

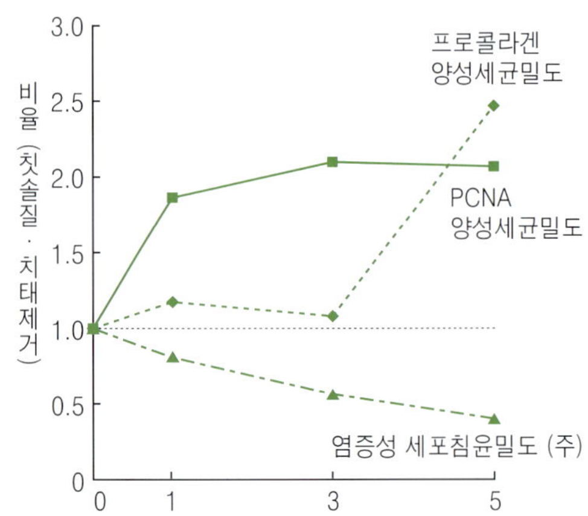

그림 5-1-1. 칫솔질에 의한 치은세포의 증식(문헌[1]에서 인용). 5주간 칫솔질로 염증성 세포침윤은 반감한다. 섬유아세포는 1주일째부터 분열하고 있다. 프로콜라겐 양성세포는 5주에 2.5배가 된다.

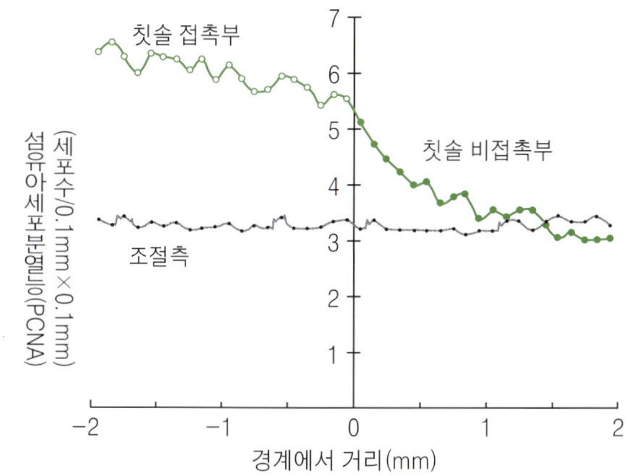

그림 5-1-2. 치은섬유아세포증식에서 칫솔질이 치은섬유아세포증식에 미치는 영향.[2] 칫솔이 접촉하는 부분에서는 약 2배의 세포가 분열하지만 0.5mm 떨어지면 칫솔질의 효과는 나타나지 않는다.

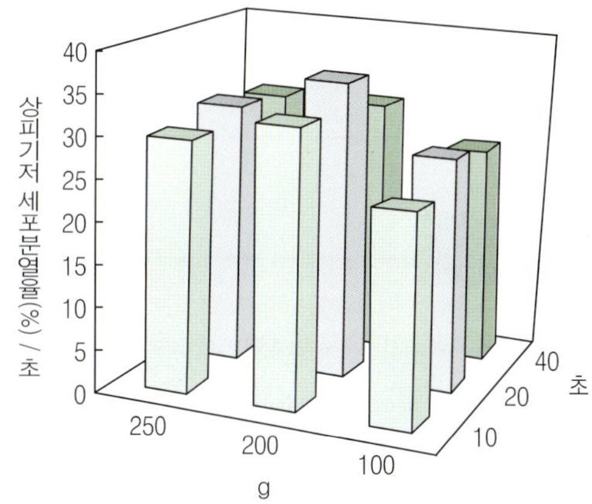

그림 5-1-3. 칫솔질의 힘과 시간에 따른 상피기저세포 분열율. 200gf, 20초면 세포분열이 가장 활발하게 진행된다.

- 전동칫솔은 부드러운 접촉(feather touch)으로, 5~10초면 같은 효과를 얻을 수 있다.

4) 평가

- 치아의 동요, 치주낭의 깊이, attachment level, 탐침 후 출혈 정도를 반드시 검사한다.
- 치주낭의 개선은 염증증상 관련 지표의 개선과 연관된다.
- Attachment level은 치주 질환의 진행정도를 나타내며 상피부착의 지표도 된다.
- 출혈과 배농은 상피 궤양의 유무를 아는 실마리가 된다.

3. 추가

- 지도와 교육만으로는 치주 질환을 억제하기는 어렵다. 입으로만 아니라 손도 내밀자. 그것이 전문가 칫솔질이다.
- 치간부와 설측, 구개측 칫솔질에는 숙련이 필요하다. 환자 혼자서는 할 수 없는 부분이 많다. 그러한 증례에서는 전문가 칫솔질을 해야만 증상이 개선된다.
- 진료실에서 환자가 오는 것을 기다리는 것이 아니라 현장으로 나와 전문가 칫솔질을 실천하자. 그것이 바로 대중 전략이다.

(渡邊達夫)

참고문헌

1) Horiuchi, M. et al.: Toothbrushing promotes gingival fibroblast proliferation more effectively than removal of dental plaque. *J. Clin. Periodontol*., 29 : 791~795, 2002.

2) Sakamoto, T. et al.: Spatial extent of gingival cell activation due to mechanical stimulation by toothbrushing. *J. Periodontol*., 74 : 585~589, 2003.

3) 渡邊達夫：つまようじ法「口腔保健学」(宮武光吉・他編). 医歯薬出版, 東京, 1998, p. 192.

4) Tomofuji, T. et al.: The effect of duration and force of mechanical toothbrushing stimulation on proliferative activity of the junctional epithelium. *J. Periodontol*., 73 : 1149~1152, 2002.

2 Professional mechanical tooth cleaning(PMTC)

Point

- 치주질환과 치아우식증의 예방을 목적으로 치면에서 치태를 제거한다.
- 전문가 칫솔질과 병용하면 효과적인 치주 질환 예방이 가능하다('professional tooth brushing' 참조).
- 불소 치면 도포를 병용하면 효과적으로 치아우식증을 예방할 수 있다('불소 치면 도포' 참조).

1. 정의

치과의사와 치과위생사와 같은 전문가가 치은연상과 연하 1~3mm 부위의 치태를 전문도구와 불소 배합 연마제를 사용해 모든 치면에서 기계적으로 제거하는 방법이다.[1)]

2. 준비

- 치태염색제
- 칫솔과 치간칫솔(전문가 칫솔질을 위해)
- 프로핀 핸드피스와 에바팁(그림 5-2-1)
- 회전식 contra angle과 러버컵, 칫솔 등(그림 5-2-1)
- 불소 함유연마제(그림 5-2-2)
- 시린지(치간 인접면에 연마제를 주입하기 위해)
- 불소 용액 또는 겔(치면 도포를 위해)

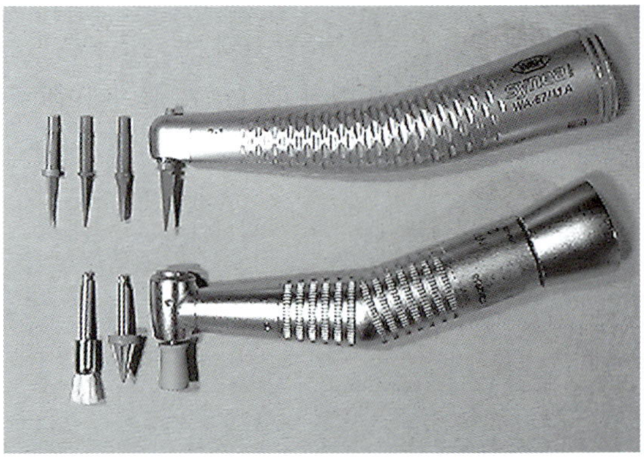

그림 5-2-1. 프로핀 핸드피스(위)와 회전식 contra angle(아래).

3. 방법

1) 치태염색('치태염색제의 사용법' 참조)

치태염색 후 전문가 칫솔질을 실시하면 치주 질환 예방에 효과가 있다('professional tooth brushing' 참조).

2) 불소 함유 연마제의 주입 또는 도포

일회용 시린지로 하악 설측의 치간부부터 주입한다. 주입할 때에는 치간유두를 눌러 내리면 주입하기 쉽다.

3) 인접면의 청소 연마

프로핀 핸드피스에 에바팁을 장착하고 팁 선단을 교합면 방향을 향해 치간부에 삽입한다. 근심 또는 원심면을 따라 그리고 치간유두를 가볍게 누르면서 핸드피스를 작동시킨다(그림 5-2-3).

맹출 도중의 치아는 덴탈 테이프를 사용한다.

하악 설측부터 시작해 하악 협측, 상악 구개측, 상악 협측 순으로 실시한다.

4) 협설면 · 교합면의 청소 연마

회전식 contra angle에 러버컵을 연결하고 저속회전으로 치면을 연마한다. 하악 설

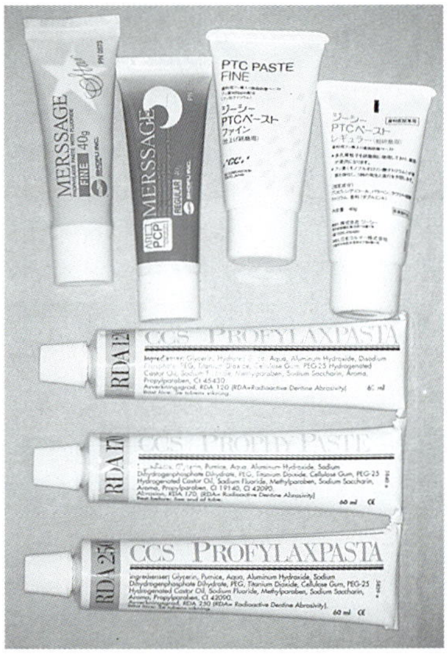

그림 5-2-2. 불소 함유 치면연마제.

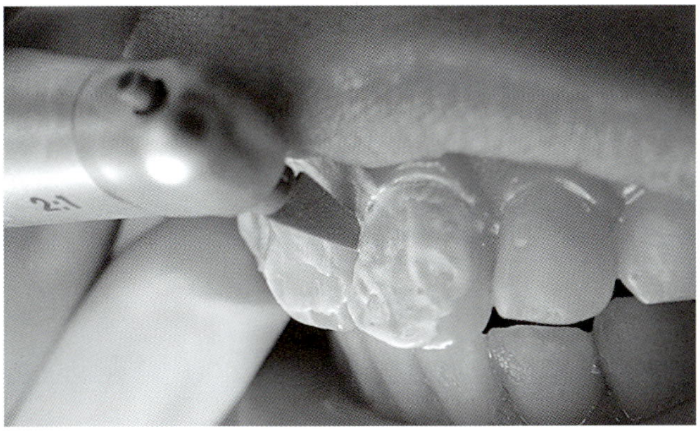

그림 5-2-3. 프로핀 핸드피스에 의한 치간부의 치면연마.

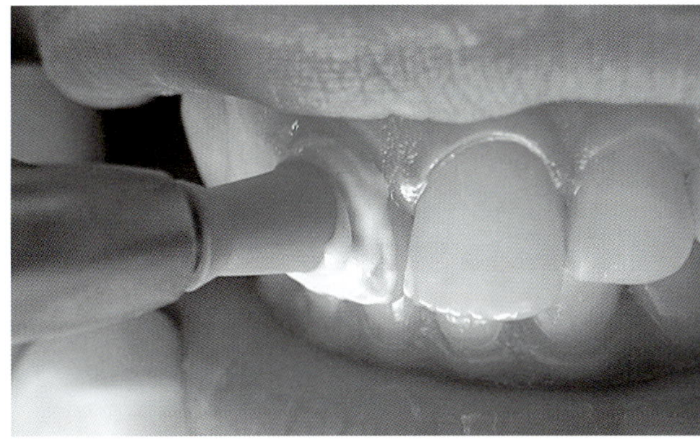

그림 5-2-4. 회전식 contra angle에 의한 치면연마.

측부터 시작하고 각 치면 당 3~7초간 연마한다. 복합레진 수복 이외의 부분은 연마제도 사용한다(그림 5-2-4).

5) 구강 내 세정

Three way 시린지로 연마제를 씻어낸다.

세정용 시린지에 약액을 넣고 치은구내와 치주낭 안을 세정하는 경우도 있다.[2]

6) 치태염색

치태염색액으로 다시 염색한 뒤, 남은 치태를 확인해 완전히 제거한다.

이후 불소용액과 겔로 치면을 도포하면 치아우식증 예방에도 효과가 있다('불소 치면 도포' 참조).

4. 효과

1) 치아우식증 예방

7~14세에게 2주에 1회 PMTC를 2년 동안 시행한 결과, 치아우식증이환율은 칫솔질 지도보다 유의하게 감소하였다.[3]

성인에게 2~3개월에 1회 PMTC를 6년 동안 시행한 결과, 치아우식증, 이차 치아우식증 경우 기존 치과치료보다 예방 효과가 높았다.[4]

2) 치주질환 예방

성인에 대해 2~3개월에 1회 PMTC를 6년동안 시행한 결과, 치주낭의 심화와 부착소실이 기존 치과치료보다 더 예방되었다.[4]

3) 치아의 수명

정기적인 PMTC,[5] 전문가 칫솔질을 포함한 PMTC[6]는 발치수를 감소시켰다.

(山本龍生)

참고문헌

1) Axelsson, P.: Mechanical plaque control (Proceedings of the 1st European Workshop on Periodontology). Lang, N. P. et al. eds., Quintessence Publishing Co., London, 1993, pp. 219~243.

2) 内山　茂：PMTC（予防歯科・成功への道　ライフステージから捉えたアプローチ）. 川口陽子・他編, デンタルダイヤモンド社, 東京, 2001, pp. 146~147.

3) Lindhe, J., Axelsson, P.: The effect of controlled oral hygiene and topical fluoride application on caries and gingivitis in Swedish schoolchildren. *Community Dent Oral Epidemiol,* 1 : 9~16, 1973.

4) Axelsson, P., Lindhe, J.: Effect of controlled oral hygiene procedures on caries and periodontal disease in adults. Results after 6 years. *J Clin Periodontol,* 8 : 239~248, 1981.

5) 小林秀人, 矢野正敏, 安藤雄一：成人を対象とした歯科疾患予防管理による喪失歯抑制効果. 口腔衛生会誌, 48 : 95~105, 1998.

6) 河本幸子, 岡崎真奈美, 西川真理子, 平岩　弘, 岸本悦央, 森田　学, 渡邊達夫：予防歯科診療における喪失歯数—他科外来患者との比較—. 口腔衛生会誌, 48 : 685~690, 1998.

3 임플란트의 청소법

Point

임플란트를 장기간에 걸쳐 유지하려면 임플란트 주위의 치태를 효과적으로 제거할 수 있는 청소방법을 환자 스스로 습득하도록 하는 것이 중요하다. 그러기 위해서는 임플란트 형태를 고려한 칫솔과 보조청소기구를 병용하고 효과적인 칫솔질 지도가 필요하다.

1. 임플란트 형태의 확인

Brånemark system으로 대표되는 골유착형 임플란트는 다음의 3층 구조로 구성되어 있다.

- 악골 내 고정부(fixture)
- 연조직 관통부(abutment)
- 상부구조

복수치 결손에서는 상부구조의 형태에 따라 다음의 두 가지로 분류된다.[1]

1) 고정성 브릿지 타입(Fixed bridge type)(그림 5-3-1)

Abutment와 상부구조의 접합면을 치은연하에 설정하고 자연치에 가까운 심미성을 중시한 형태

2) 의치 타입(Hybrid type)(그림 5-3-2, 3)

상부구조가 치조점막에서 떨어진 형태

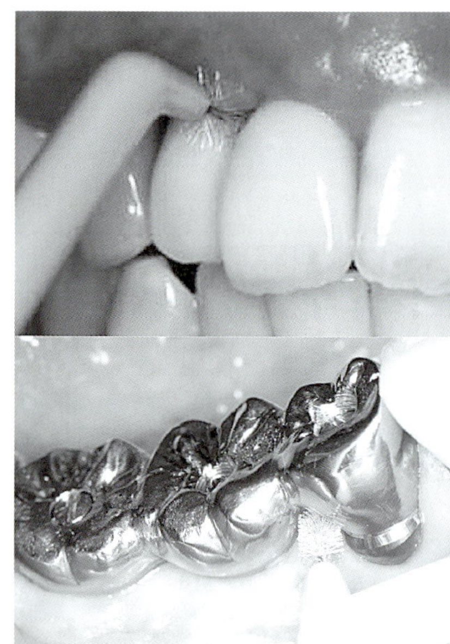

그림 5-3-1. 치간칫솔에 의한 임플란트 청소.

2. 자가관리의 지원

임플란트의 형태는 식립부위와 구강 내 상태에 따라 다양하므로 각각에 적합한 구강청소지도가 필요하게 된다.

1) 칫솔

- 치조점막면을 훼손하지 않으면서 임플란트 주위구가 연마될 수 있도록 머리가 작고 비교적 부드러운 치모의 칫솔을 선택한다.
- 잔존 자연치가 있다면 칫솔질하기에 적합한 칫솔을 선택한다.

2) 치간칫솔

- 치간칫솔은 보조청소기구로 가장 먼저 선택된다(그림 5-3-1).
- 임플란트간 공간은 앞에서 언급한 상부구조의 형태와 식립위치 등에 따라 다르다.
- 크기는 SSS에서 LL까지 판매되고 있으며 규격은 회사에 따라 다르게 표현되기도 한다.
- 1~2종류의 크기로 청소할 수 있는 제품을 선택한다.
- Abutment의 근원심면을 따라 청소하고 칫솔모가 마모된 경우에는 빨리 교환한다.

3) 임플란트용 치실

- 그림 5-3-2에 소개하는 Butler사의 Postcare®는 나일론사를 엮어 제작되었고 선단은 abutment를 넘나들기 좋도록 U자로

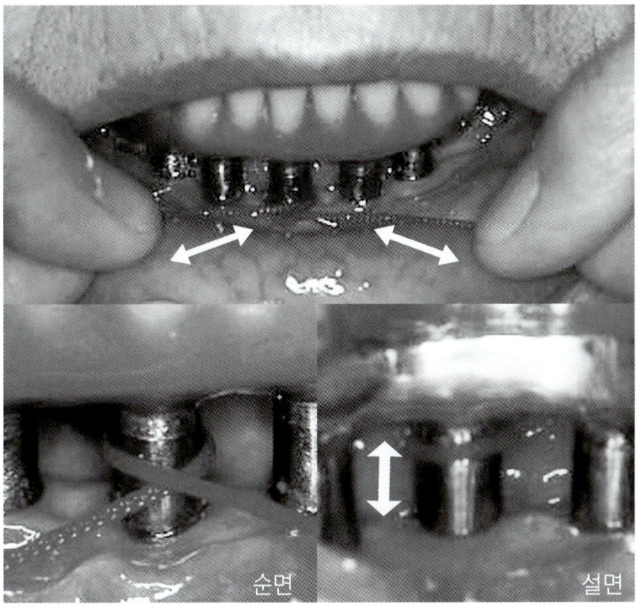

그림 5-3-2. 임플란트용 치실로 청소.

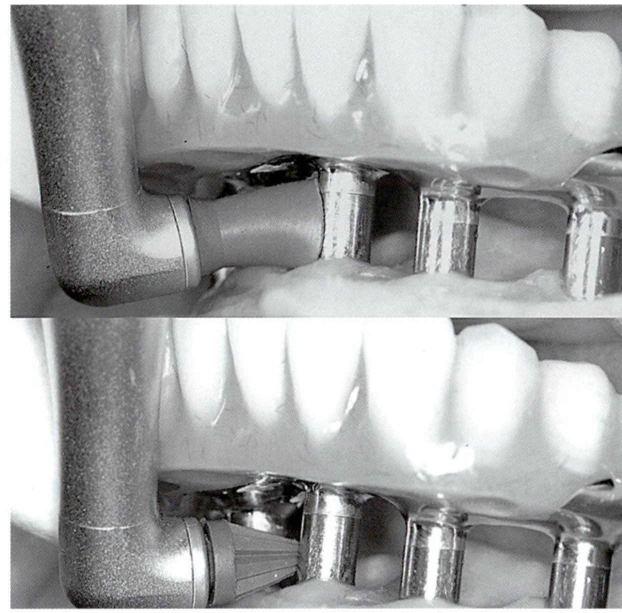

그림 5-3-3. 러버컵(위), 러버 포인트(아래)를 사용해 임플란트 연마.

열가공되어 있다.

- Standard abutment를 사용한 의치 타입의 임플란트의 청소에 유효하며 그림 5-3-2의 화살표 방향으로 움직여 설측면도 효과적으로 청소할 수 있다.

4) Single tuft brush와 END-tuft brush

- Pen grip으로 잡고 abutment 주위와 상부구조 아랫면 청소에 사용한다.

3. 전문가 처치의 실천

1) 치태 · 치석 침착의 확인

- 경면 연마된 abutment 표면은 치태 염색하지 않더라도 부착을 확인할 수 있는 경우가 많다.

2) 치석제거와 연마

- Abutment 주위에 침착한 치석은 Titanium 표면이 훼손되지 않도록 임플란트 전용 플라스틱 스케일러를 사용해 제거한다.
- 러버컵과 원추형 러버 포인트를 사용해 연마한다(그림 5-3-3).

3) 항균 · 정균작용을 하는 약제를 사용해 임플란트 주위부의 세척 또는 청소

4. 추가

- 상부구조 장착 후 예후가 불량한 예는 획득한 골유착의 상실이 예상된다.
- 치태조절 불량 외에 흡연습관도 골유착의 상실에 영향을 미치는 위험인자이다.[2]

(日野出大輔)

참고문헌

1)鈴木　温，坂東永一：インプラントの上部構造［歯科インプラント］．先端医療技術研究所，東京，2000，pp. 27～36.

2)田部慎一他：骨結合型インプラント治療の予後に対する喫煙の影響．口腔衛生学会雑誌，51：196～202，2001.

4 불소 치면 도포

Point

- 전문가 처치로 수개월에 1회 실시한다.
- 치아우식증 위험이 높은 사람에게 적응증이다.
- 고농도의 불소를 사용하므로 사용량을 준수한다.
- 맹출하기 시작한 치아에 효과적이다.
- 정기적이고 지속적인 적용이 유효한 예방효과를 가져다준다.

1. 도포 전 주의사항

- 불소도포 후 입안을 헹구지 않도록 물컵은 진료의자에서 내려놓는다.
- 도포 전 치면청소는 필수사항은 아니지만 가능한 한 실시한다('PMTC' 참조).

2. 도포 후 주의사항

- 도포 후에는 입에 고인 타액을 뱉도록 지시한다.
- 도포 후에는 입을 헹구지 않도록 한다.
- 도포 후 30분간 헹구거나 침을 삼키지 않도록 지도한다.

3. 준비물

1) 칫솔 · 겔법(그림 5-4-1)[1]

- 칫솔
- 산성 불소 겔(1인 1회 1g 정도)
- 파일접시(파일접시의 오목한 곳에 겔을 덜고 1잔이 1g 정도)

2) 면구법(그림 5-4-2)[1]

- 산성 인산불소 용액(1인 1회 2ml)
- 폴리컵(용액을 2ml 넣는다)

4 기타 공통 준비물

- 커튼롤(간이방습)
- 거즈, 면구(과잉 겔, 용액 제거)
- 핀셋
- 거울
- 트레이
- 시계(어떤 시계든 상관없지만 모래시계의 경우 칫솔 · 겔법은 1분계, 면구법은 4분계)
- 휴지(입 주변에 묻은 겔과 타액을 닦는다)

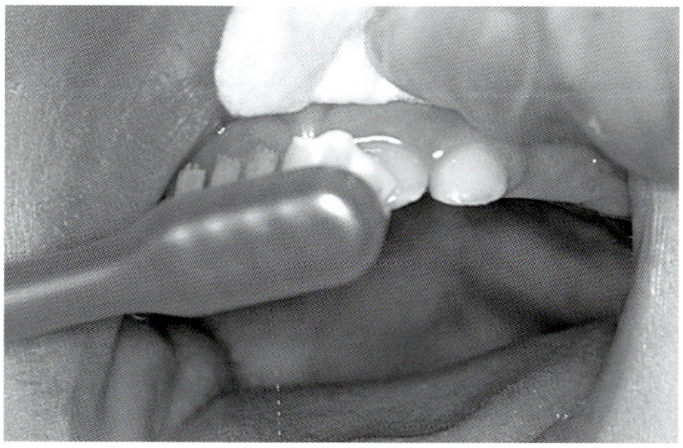

그림 5-4-1. 칫솔법. 칫솔모 끝에 겔상태의 불화물 제제를 묻히고 치면에 도포한다.

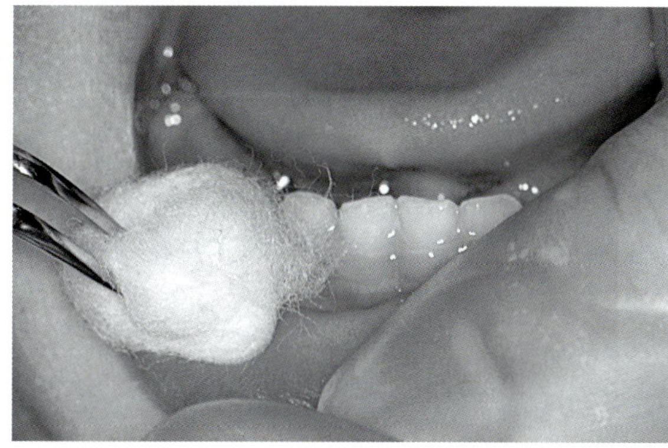

그림 5-4-2. 면구법. 면구를 핀셋으로 집고 용액상태의 불화물 제제를 적셔 치면에 도포한다. 면봉도 가능하다.

5. 방법

1) 간이방습

- 커튼롤을 사용해 도포할 치아를 타액으로부터 격리시킨다.
- 보통 상하 전치, 구치 6블럭으로 나눠 블럭별로 진행한다.

2) 치면 건조

- 임상에서는 압축공기로 치면을 건조시킨다.

3) 약제 도포

- 도포용 겔, 용액을 블럭별로 도포한다.
- 맹출치의 개수와 아동의 협조 정도에 따라 1~4분간 도포한다.
- 겔의 경우 1인 1회 파일접시의 오목한 곳에 덜어 1잔의 겔을 사용하고 칫솔에 묻힌다.
- 용액의 경우 1인 1회 2ml를 폴리컵에 덜어 그곳에 면구를 적신다.
- 도포 후 과잉 겔, 용액을 거즈, 커튼롤을 사용해 제거한다.
- 겔이 치면에 조금 남아 있어도 상관없다.

4) 방습 제거

- 간이방습에 사용한 커튼롤을 제거한다.

5) 도포 후 지시와 지도(2. 도포 후 주의 참조)

6. 추가

- 트레이법은 자주 이용되지 않지만 기성트레이를 사용하는 방법과 개인트레이를 제작해 사용하는 방법이 있다.
- 자가관리인 불소 배합 세치제와 병용하는 것이 바람직하다.
- 대상자가 정기적으로 지속적으로 받을 수 있도록 보건교육(불소 적용에 관한 지식의 제공)이 필요하다.

(八木 稔)

참고문헌

1) 日本口腔衛生学会フッ化物応用委員会編：フッ化物ではじめるむし歯予防. 医歯薬出版, 東京, 2002, pp. 4～5.

5 불소 용액 양치

Point

불소 용액 양치는 맹출 후 치아 표면에 저농도 불소를 정기(1회/일, 1회/주)적으로 적용시키는 자기활용법이며 양치와 뱉어내는 동작이 가능한 연령층에서 실시한다.

- 양치빈도에 적합한 적정 불소 농도의 처방과 약제 관리 지도가 필요하다.
- 장기간 지속적인 실시를 위해서는 교육적, 조직적, 경제적, 환경적인 건강증진이 중요하다.

1. 지도 시 주의사항

- 주요 적용 연령은 유치원생~중학생(4~14세)
- 기타 모든 연령대에서도 지속적으로 실시할 수 있다면 권장한다.
- 불소 용액 양치 개시 전에 1개월간 물로 양치하는 연습을 한다.
- 불소 용액 양치 전 치면청소가 반드시 필요한 것은 아니다.
- 보건 지도 면에서 양치 전 칫솔질도 좋다.
- 구강 내 잔류 불소량은 10~15%이며, 안전성을 설명한다.

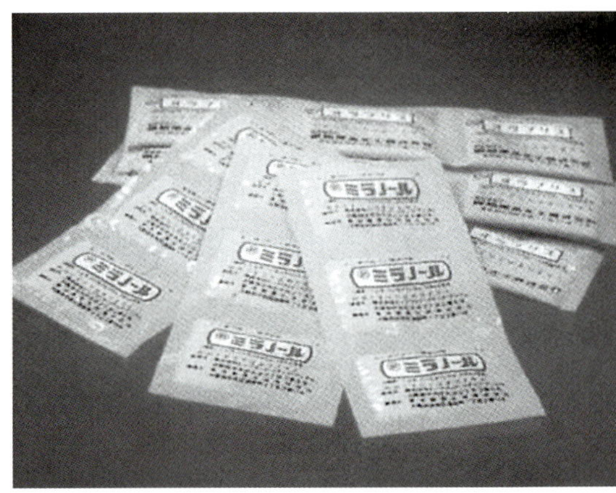

그림 5-5-1. 시판되는 불소 약제.

2. 실시방법

1) 사용 약제

(1) 불화나트륨(NaF) 시약부터 처방

- 주 1회법: 0.2% NaF(약 900ppmF를 포함)
- 일 1회법: 0.05% NaF(약 225ppmF를 포함)

(2) 시판 약제(그림 5-5-1)

- 일 1회법(미라놀): 250/450ppmF
- 일 1회법(오라브리스): 250ppmF

2) 양치 방법

- 저학년(약 8세) 이하는 5~7cc, 고학년 이상은 7~10cc의 양치액을 사용하고 30초~1분 양치, 뱉은 후 30분간 음식을 자제한다(그림 5-5-2).

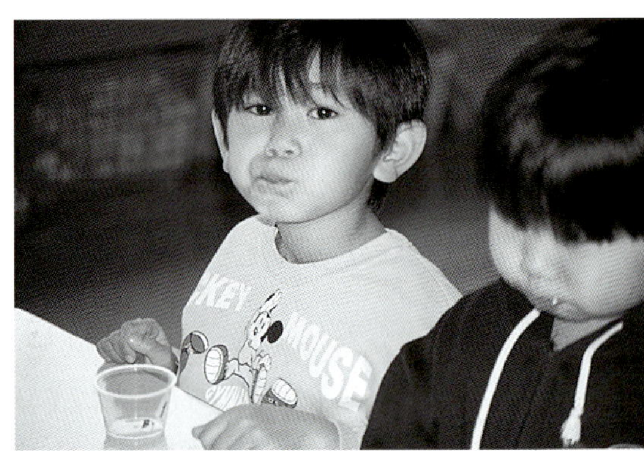

그림 5-5-2. 불소 용액 양치 모습.

3. 치아우식증 예방 효과

- 2년 관찰에서 치아우식증 억제율 20~50%, 5년 이상 관찰에서 치아우식증 억제율 30~80%이었다.
- 시설 단위(school base)는 지속적으로 실시할 수 있으며 높은 예방효과를 얻기 쉽다.
- 기존치보다 새로 맹출한 영구치에서 예방효과가 크다.
- 치아우식증 억제율은 평활면, 인접면이 더 크다.
- 치아우식증이 예방되는 치면 절대량은 소와열구가 크다.
- 양치 중지 후 치아우식증 억제율 감소를 위해, 불소 배합 세치제 사용 등 대체법이 필요하다.

4. 보다 유효한 방법

1) 취학 전부터 개시하고 영구치열 완성까지 지속 실시

지속실시를 위한 지원(건강증진)

① 교육적: 정확한 지식 제공

② 조직적: 좋은 습관이 모두에게 당연시되도록

③ 환경적: 안전하고 위생적인 약제, 기재 관리

④ 경제적: 공적인 비용 부담

이러한 지원은 학교차원에서 얻기 쉽다.

2) 양치 직후 음식 섭취를 자제한다

3) 실란트와 병용하여 최대의 예방 효과(그림 5-5-3, 4)를 얻음

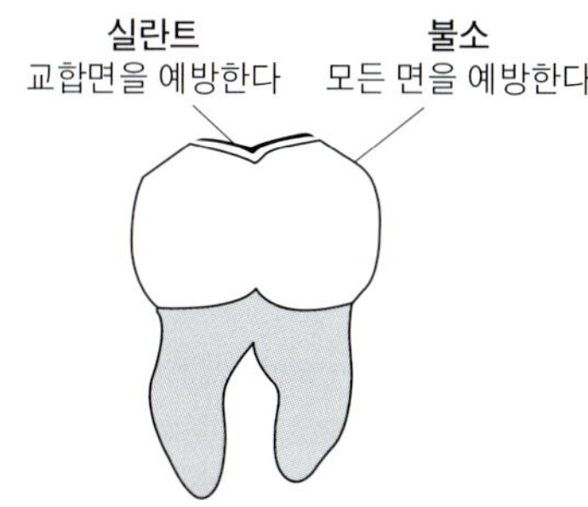

그림 5-5-3. 치아우식증 예방 최대효과.
(NIH: 미국국립위생연구소)

5. 안전한 실시관리

- 양치액은 일반약품으로 분류됨
- 0.05% NaF 용액의 7cc에 들어있는 양: 1.58mg/F, 구강 내 잔류 불소량은 10~15%, 즉 0.16~0.24mgF이며, 차 1~2잔에 들어 있는 양에 해당되고 권장 투여 F양의 1/5~1/4이다.
- 불소 양치액 1회분 전량을 잘못 마셔도 다음 번부터 제대로 뱉을 수 있으면 문제가 없다.
- 용해 전 분말은 극약으로 지정함(1% 이상 F 농도), 어린이의 손이 닿지 않는 곳에 보관한다.
- 불소의 예상 중독량(PTD: probably toxic dose)은 5mg/kg 체중, 체중 15kg 원아는 75mgF, 이것은 0.05% NaF 용액의 333cc에 해당되며 7cc의 47일분에 해당된다.
- PTD(probably toxic dose) 이상 마신 경우 의학적 전신관리가 필요. PTD 이하의 경우 우유를 마시게 하고 경과를 관찰해도 좋다.

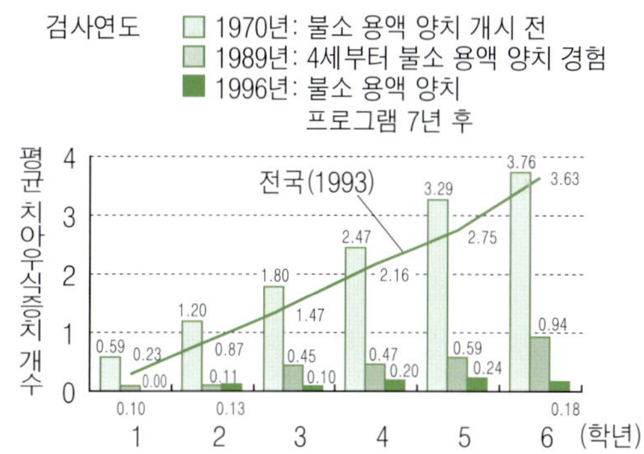

그림 5-5-4. 불소 용액 양치 프로그램 시행 후, 초등학생의 우식영구치아 수의 변화(학생의 90%는 영구치 치아우식증이 없는 상태이다).

6. 불소 양치는 불소농도조정이 실시되기 전의 차선책

- 불소 용액 양치는 양치와 뱉기 동작이 가능한 사람, 지속적으로 실시할 수 있는 사람에게만 그 유효성이 있다.
- 유치의 치아우식증 예방대책으로는 부적합
- 유아, 간병인이 필요한 사람을 포함해 모든 사람에게 평생 가능한 수돗물 불소농도조정(fluoridation)이 실시되기 전의 차선책이라 할 수 있다.

7. 환자 지도를 위한 추가

- 불소이용만으로는 치아우식증을 예방할 수 없지만 불소만을 제외하는 식의 치아우식증 예방은 현명하지 않다.
- 불소(F)는 천연원소의 하나이며 자연계에 널리 분포한다. 음이온(F−)의 상태에 있는 것을 불소 이온이라 하고 음이온(F−)이 들어 있는 화합물을 '불화물'이라 한다. 치아우식증 예방에 사용하는 것은 이 무기화합물이며 불소수지가공 등의 유기화합물(불소화합물)과는 다르다.

(小林清五)

6 치면에 대한 약물 응용

Point

- 치아우식증과 치주염의 예방과 치료 목적으로 치면에 약물을 도포하는 방법이다.
- PMTC로 치면을 기계적으로 청소하고 biofilm을 거의 완전히 제거한 후의 보조방법이다.
- 치면의 biofilm(치태)은 약물의 침투성을 감소시킬 수 있다는 것을 고려한다.
- 유효농도 이상의 약물을 장시간 치면에 머물게 해 효과를 기대한다.
- 'Tray(drug retainer)'를 준비한다.

1. 'Tray(drug retainer)'를 사용하는 이유

① 약물이 타액에 희석되지 않고 장시간 유효농도를 유지할 수 있다.
② 약물의 사용량을 최소화해 부작용을 억제한다.
③ 약물을 치면에 머물게 해 점막면의 상재균에 대한 악영향을 최소로 억제한다.
④ 인접면과 같이 약물이 잘 들어가지 못하는 곳으로 약물을 전달할 수 있다.
⑤ 약물의 맛으로 인해 환자가 느끼는 불쾌감을 최소화한다.
⑥ 트레이를 장착한 상태에서 몇 번이고 입을 헹굴 수 있다.

2. 3DS

1) Drug delivery system(DDS)

- 약물에 의한 확실한 치료효과의 발휘
- 약물의 적용질환 확대
- 부작용의 감소
- 사용성 향상

등을 가져오는 약물치료의 새로운 개념으로 다음 세 가지 분야가 있다.

① 생체 내 약물방출 제제(controlled release)
② 생체의 약물흡수 개선(생체막 투과 촉진)
③ 생체 내 약물의 표적화(targeting)

2) Local Drug Delivery System(LDDS)

특정 치주낭에 항균제를 국소부위에 전달하고 controlled release를 실시하는 기술

3) 3DS

특정 치면에 항균제를 국소전달하면 구강 내 전체 환경은 개선되지 않으므로 치면 전체의 biofilm 세균을 일시적으로 제균하기 위해 트레이를 사용해 약물을 도포한다. 이 방법을 LDDS와 구별해 Dental Drug Delivery System(3DS)이라 한다.

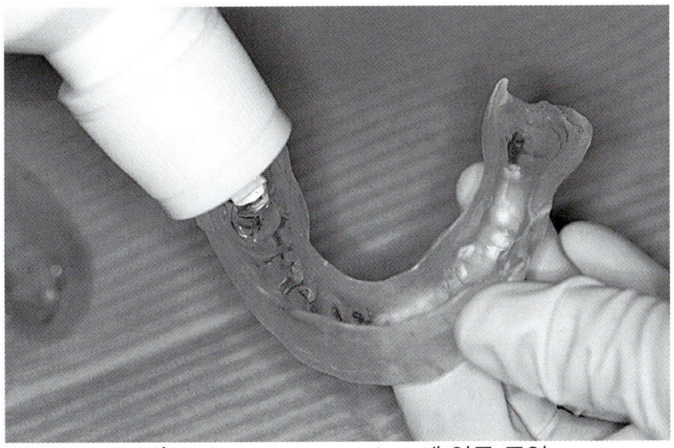

그림 5-6-1. Drug retainer에 약물 주입.

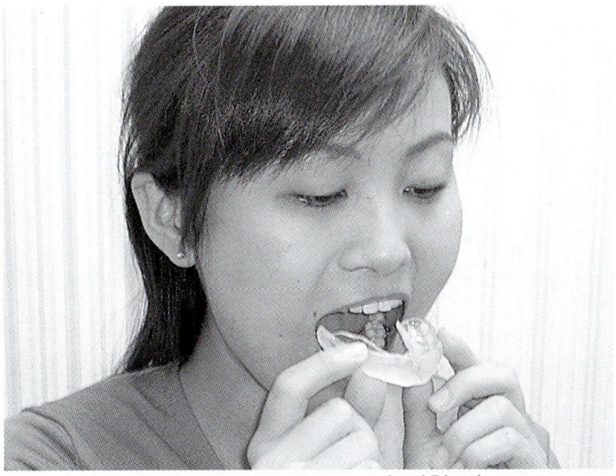

그림 5-6-2. Drug retainer에 의한 약물 도포.

3. 치아우식증에 대한 표준 3DS 방법

① 뮤탄스 연쇄구균의 제균이 필요한지를 평가한다.

② 제균이 필요한 환자에게는 치료방침을 충분히 설명하고 동의를 구한다.

③ 인상을 채득하고 drug retainer를 제작한다.

④ PMTC를 실시한다.

⑤ Drug retainer에 약물을 넣고(그림 5-6-1) 5~15분간 도포한다.

⑥ 가정에서는 drug retainer에 불소가 들어간 거품형 세치제를 넣고 5분간 도포한다(그림 5-6-2).

*④~⑥을 정기적으로 실시한다.

4. 치주염에 대한 3DS 방법

- 일반적으로 이용되는 염산 미노사이클린(페리오클린)에 의한 LDDS는 초기 치주염에는 낭이 너무 얕아 타액으로 씻겨 나가고 약물이 조기에 이탈해 정말로 필요한 부위에 도포할 수 없다. 따라서 3DS를 이용하여 페리오클린을 도포한다.
- 심각한 치주염은 치주기본치료, 3DS와 함께 화학요법제(항생물질)의 경구(전신) 투여를 검토한다.

5. 3DS를 위한 약물 선택

- 치아우식증 예방을 목적으로 치면에 약물을 단시간 도포할 때는 화학요법제가 아니라 즉효성이 있는 클로르헥시딘과 같은 살균소독제를 선택한다.
- 치주염에는 치주조직에 창상면이 있으므로 점막의 창상부위에 대한 적용이 확인된 살균소독제(요소제 등) 또는 화학요법제를 선택한다. 화학요법제를 선택한 경우는 장시간(취침 중 트레이 장착 등) 도포가 필요하다.
- 외용 도포하는 살균소독제는 몇 초면 약물효과가 나타나지만 미생물과 숙주 양면에 작용하므로 생체 도포는 건전한 생체부위로 한정되며 창상면에 사용할 때는 아나필락시스 쇼크(anaphylaxis) 등의 부작용을 일으킨다. 클로르헥시딘 외에 요소제(포비돈 · 요오드, 요오드 · 글리세린), 아크리놀, 염화벤제토늄, 염화벤잘코늄 등이 있다.

(花田信弘)

7 실란트: 소와열구전색법

Point

- 실란트는 소와열구부의 치아우식증에 대한 특별한 예방법으로 소와열구를 물리적으로 봉쇄하고 치태의 침착을 억제한다.
- 치아우식증 예방효과는 매우 높다(억제율 70~90% 정도).
- 치과의사의 지시로 치과위생사가 실시할 수 있다.

1. 적응증

- 현재 치아우식증 와동이 없으나, 방치하면 치아우식증이 되리라 예측되는 소와열구
- 보통은 구치, 때로는 상악 전치 설측면와
- 맹출 후 몇 년 이내 치아우식증이환성이 높은 치아

2. 각종 실란트와 그 특징

- 각 재료의 특징을 이해하고 선택한다.
- 설비와 조작시간도 고려한다.

1) 글래스아이오노머 시멘트

- 산처리 없이 법랑질에 접착
- 불소서방성이 있어 법랑질의 내산성을 보강
- 불소의 저장고 작용(불소의 일시 저장고 역할)
- 레진계 실란트보다 탈락하기 쉽다.
- 간이방습으로 실시 가능

2) 광경화형 글래스아이오노머 시멘트

- 글래스아이오노머 시멘트와 같은 특징
- 도포(전색)시간을 충분히 얻을 수 있다.
- 광조사기가 필요하다.

3) 레진계 실란트

- 엄격한 방습(러버댐)이 필요하다.
- 쉽게 탈락하지 않는다.
- 풍부한 색조의 제품이 있다.
- 치질 강화작용은 없다.
- 광조사기가 필요하다.

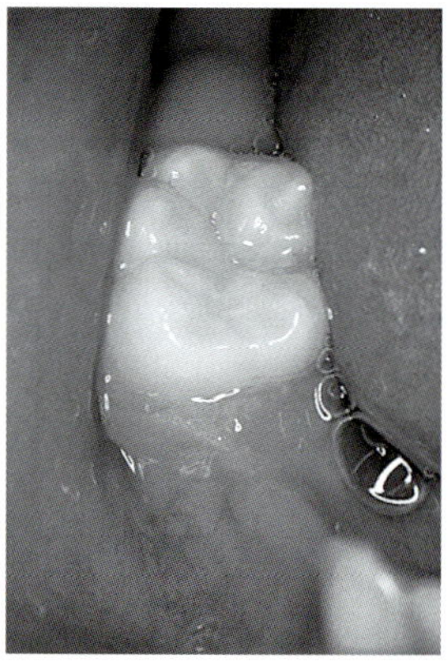

그림 5-7-1. 실란트의 적응증(초1 남자). 유구치가 제거되고 제1대구치는 치아우식증 위험이 높다. 실란트 처리하였다.

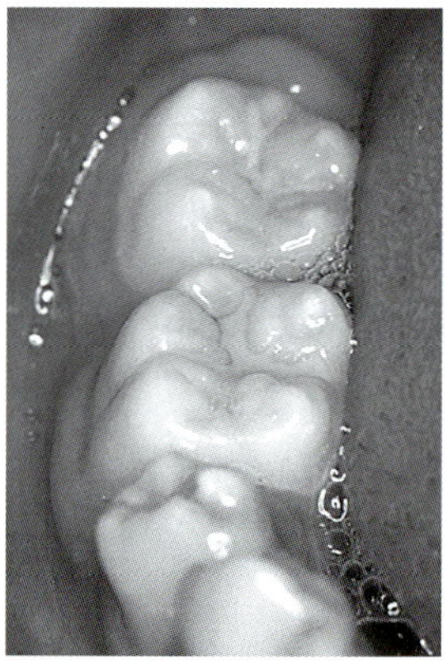

그림 5-7-2. 그림 5-7-1의 7년 후(중2). 레진계 실란트로 열구는 봉쇄되어 있고 치아우식증이 발생하지 않았다. 제2대구치에는 글래스아이오노머 실란트가 처치되어 있다.

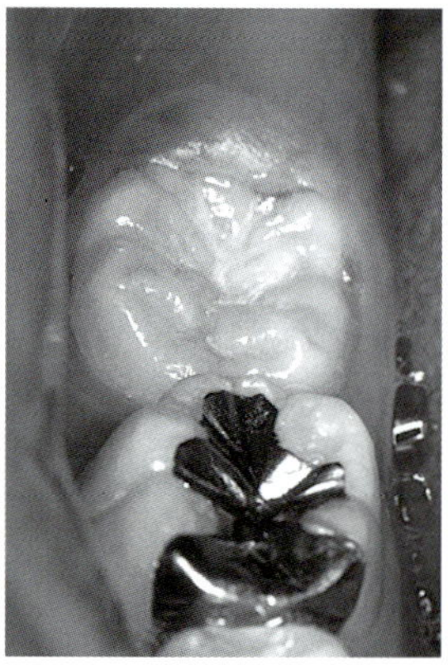

그림 5-7-3. 실란트의 적응증(초5 여자). 제1대구치는 수복치. 제2대구치는 열구형태가 복잡하며 탁한 흰색이다(CO). 치아우식증 위험이 매우 높다.

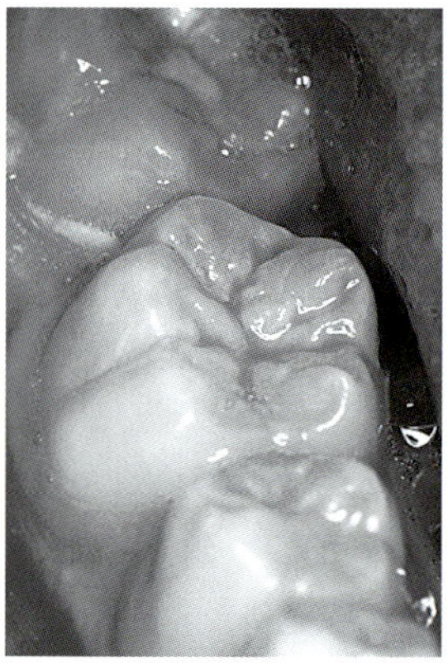

그림 5-8-4. 적색 반투명의 실란트(초6 남자). 실란트의 전색상태를 확인할 수 있는 것이 중요하다.

3. 실란트의 전색법(그림 5-7-1~4)

1) 글래스아이오노머 시멘트

- 청소(보통은 브러시 콘)
- 수세
- 간이방습, 건조
- 전색(전용 어플리케이터, 탐침 사용)
- 바니쉬 도포
- Air blow에 의한 바니쉬의 피막화
- 교합 확인, 조정

2) 광중합형 글래스아이오노머 시멘트

- 청소(보통은 브러시 콘)
- 수세
- Cavity conditioner에 의한 전처리
- 수세
- 간이방습, 건조
- 전색
- 광조사
- 교합 확인, 조정

3) 레진

- 러버댐 방습
- 청소(브러시 콘)
- 수세
- 에칭액(또는 겔)에 의한 산처리
- 수세, 건조
- 전색
- 광조사
- 러버댐 제거
- 교합 확인, 조정

4. 추가

다른 치아우식증 예방법을 병용한다.

- 전색 전에 청소할 때 탐침과 초음파기구의 사용은 신중하게 한다.
- 전색상황을 확인할 수 있는 색조가 좋다.
- 정기적인 예후 검사, 탈락부에 대한 실란트의 첨가가 유효하다.
- 불소서방형 레진계 실란트도 판매되고 있다.

(本多丘人)

8 초기치아우식증(법랑질 치아우식증)에 대한 치료법

Point

- 초기치아우식증은 치아우식증 와동을 아직 형성하지 않은 표층하 탈회병변 상태이다(그림 5-8-1).
- 탈회병변이 법랑질에 국한된다.
- 임상에서는 법랑질 백색반점으로 관찰된다(그림 5-8-2).

1. 초기치아우식증에 대한 재석회화 치료의 특징

① 병변 내부 pH의 개선(중탄산이온의 활용)
② 공통 이온(Ca/P/F), 특히 F의 공급
③ 장기간에 걸쳐 재석회화기간의 유지(일상적인 탈회억제와 재석회화 촉진)

2. 초기치아우식증의 특징

치아우식증 와동이 없는 초기치아우식증의 특징은 다음과 같다.
① 표면의 연속성이 있다(표면이 파괴되지 않음).
② 산의 침투는 있지만 구강세균은 존재하지 않는다.
③ 타액 유래의 Ca/P를 장기간 탈회부에 유지할 수 있다.
이들 특징이 서로 관련되어 재석회화요법을 가능하게 한다.

3. 자가관리와 전문가 처치 두 측면에서의 접근

- 재석회화처치란 단순히 불화물의 응용이 아니다.
- 탈회억제와 재석회화 촉진을 자가관리와 전문가 처치 두 측면에서 접근한다(표 5-8-1).
- 특히 표층하 탈회병변의 내층은 산이 침투해 있는 상황이므로 탈회병변 내부에 침투해 있는 치태 유래의 산을 완충하는 전문가 처치를 즉시 실시한다.

표 5-8-1. 탈회억제와 재석회화 촉진을 의도한 전문가 처치와 자가관리의 양면에서 실시하는 재석회화 처치법

재석회화 처치법	전문가 처치	자가관리
탈회억제 (빈도 · 강도 · 기간)	PMTC+중탄산 · 불화물 이온 배합 paste 사용 법랑질 백색반점의 수세 · 건조 (탈회강도) 자가관리를 위한 보건교육	간식의 규칙성(탈회빈도) 당농도 제한(탈회강도) 특정 보건용 식품의 이용(탈회억제) 저작의 격려(탈회기간) 구강 위생 관리 격려
재석회화 촉진	PMTC+중탄산 · 불화물 이온 배합 paste의 사용 인공타액 처방(주로 노인)	구강 위생 관리+불화물 배합 세치제의 병용 구강 위생 관리 후 불소 세구 시행 인공타액의 응용

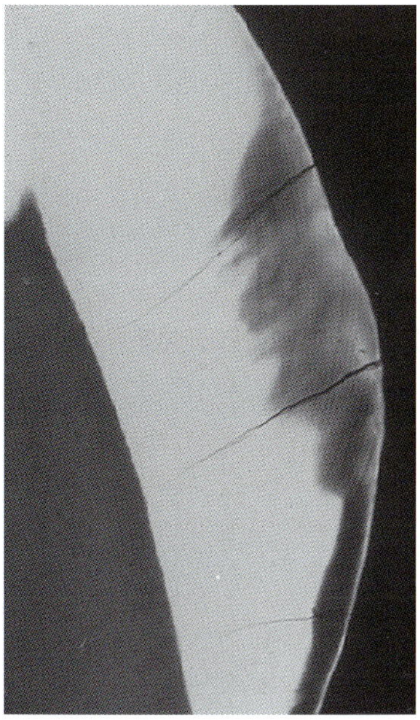

그림 5-8-1. 표층하 탈회병변. 법랑질에 국한된 탈회병변, 단 법랑질의 표면은 연속성을 유지하고 있다.

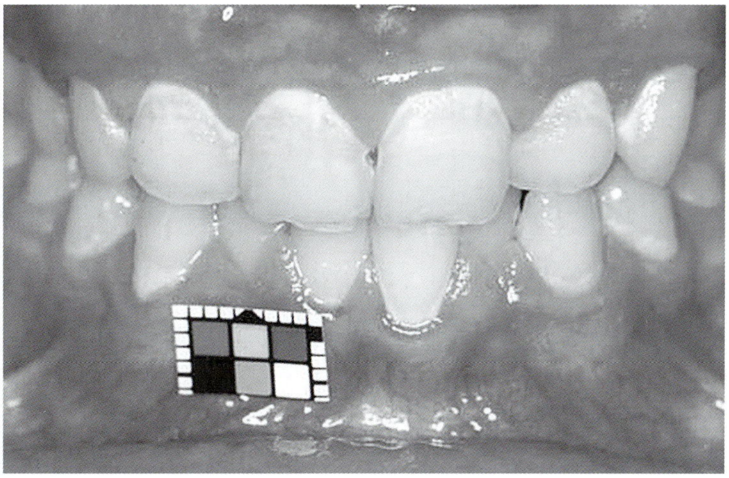

그림 5-8-2. 법랑질 백반의 임상소견. 표층하 탈회병변은 임상에서는 법랑질 백색반점(white spot)으로 관찰된다.

- 중탄산이온 배합의 세치제 등을 사용해 치면을 청소하고 표층하 탈회병변 내부의 pH를 개선한 후 불소를 응용한다. 불화물 단독응용의 경우보다 재석회화 촉진, 내산성 효과가 높다.[1]
- 중탄산이온은 반응식 $H^+ + HCO_3^- \rightarrow H_2CO_3 \rightarrow H_2O + CO_2$에서 최종적으로 탄산탈수소효소가 작용해 산은 물과 이산화탄소로 분해된다.

4. 불화물이온의 작용기전

- 불화물에 의한 치아우식증 예방을 위해서는 수 ppm 정도의 저농도 불화물이온이 중요하다.[2]
- 저농도 불화물이온의 작용기전은 탈회 억제, 재석회화 촉진, 내산성 부여효과이다.
- 내산성 효과는 불화물이온이 존재하는 상태에서 재석회화한 경우에 획득할 수 있는 상태이다.

5. 재석회화기간의 장기 유지

- 탈회는 평소 발현하므로 재석회화를 장기간 유지할 필요가 있다.
- 취침기간 중 구강 내 환경이 재석회화하는 데 있어서 우세한 좋은 조건을 만든다.
- 반드시 취침 전에는 식후 또는 간식 후에 1회 총 2회 이상은 불소가 들어간 치약으로 구강을 청소한다.
- 취침 중에는 안정타액이 존재하며 탈회의 원인이 되는 발효성 당분이 구강 내에 없을 뿐만 아니라, 적은 타액 분비량으로 인해 저농도 불화물이온이 장기간 유지된다. 재석회화의 장기유지에 좋다.

(飯島洋一)

참고문헌

1) Tanaka, K., Iijima, Y.: Acid resistance of human enamel in vitro after bicarbonate application during remineralization. *J. Dentistry*, 29 : 421～426, 2001.

2) 飯島洋一, 熊谷 崇 : カリエスコントロール 脱灰と再石灰化のメカニズム. 医歯薬出版, 東京, 1999, pp. 53～73.

9 치근 우식증에 대한 치료법

Point

- 치근 우식증의 초기는 법랑질과 똑같이 치아우식증 와동을 형성하지 않는 표층하 탈회병변이다(그림 5-9-1).
- 법랑질과 달리 초기는 색조의 변화가 관찰되지 않지만 만성기가 되면 검게 변한다(그림 5-9-2).
- 초기의 경우 진행을 멈추게 할 수 있다.
- 우식에 의한 와동형성이 확인된 경우 저침습성을 고려해 처치한다.

1. 초기 치근 우식증의 임상 특징

- 치근 우식증의 발현에 선행해 먼저 치근노출이 관찰된다.
- 노출한 치근표면의 조직은 시멘트질이 아니라 주로 상아질이다.
- 법랑질과 똑같이 산에 의해 표층하 탈회가 시작된다.
- 표면의 연속성은 있지만 법랑질 백반과 같은 색조변화는 보이지 않는다.

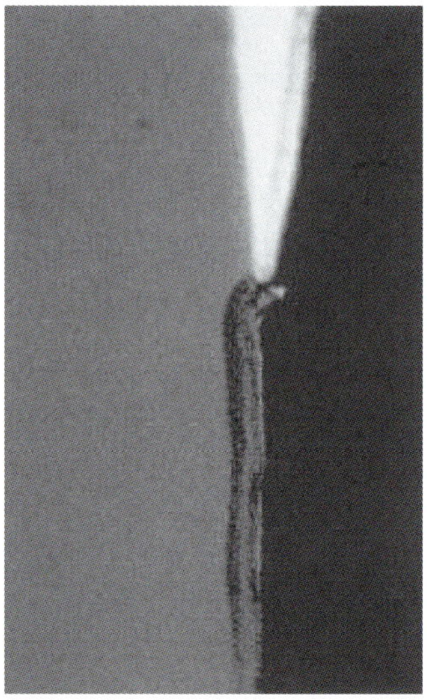

그림 5-9-1. 치근면의 표층하 탈회병변. 시멘트-법랑질경(CEJ)에서 치근면에 형성된 탈회병변, 표면은 연속성을 유지하고 있다.

2. 탈회 – 재석회화의 특징

① 상아 세관구조 내에는 보통 구강 내 세균이 있다. 그 결과 치질 내부에서 산에 의한 탈회와 세균 유래의 콜라게나제에 의한 유기질의 붕괴가 나타날 가능성이 높다.

② 법랑질과 비교해 상아질은 이탈회성이 있다. 임계 pH가 높다, 치질의 탈회성에 영향을 미치는 원소인 Mg/CO_3의 함유률이 높다, 상아질을 구성하는 하이드록시아파타이트 결정의 크기가 적다, 이러한 상태가 종합적으로 관여하고 있다(표 5-9-1).

③ 재석회화능은 생활치의 경우 타액 외부에서, 또한 재석회화능이 있는 치수액을 통한 내부에서 이렇게 두 방향이다. 실활치는 법랑질과 똑같이 한 방향이다.

3. 역학적 특징

- 성인기 이후, 고령기에 다발한다.
- 상악은 전치부, 하악은 구치부에 다발하는 경향이 있다.
- 시멘트 · 법랑질경계(CEJ) 또는 치근면에 국한된 연화치질, 착색, 치아우식증 와동이 존재한다.

표 5-9-1. 탈회 · 재석회화에 관한 법랑질과 상아질의 차이

	법랑질	상아질
탈회 개시 pH(임계 pH)	pH5.5, 대결정	pH6.7
결정 크기	적다	미결정
Mg/CO_3 함량	무기성분	많다
함유성분/구조	소주	무기 · 유기성분/세관
재석회화의 발현	타액에서 한 방향	타액과 치수에서 두 방향

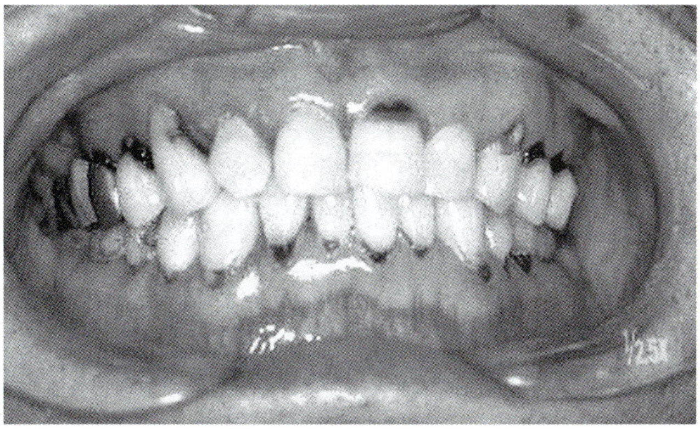

그림 5-9-2. 치근 우식증의 임상소견. 치근면에 국한된 착색, 치아우식증 와동이 다수치에 존재.

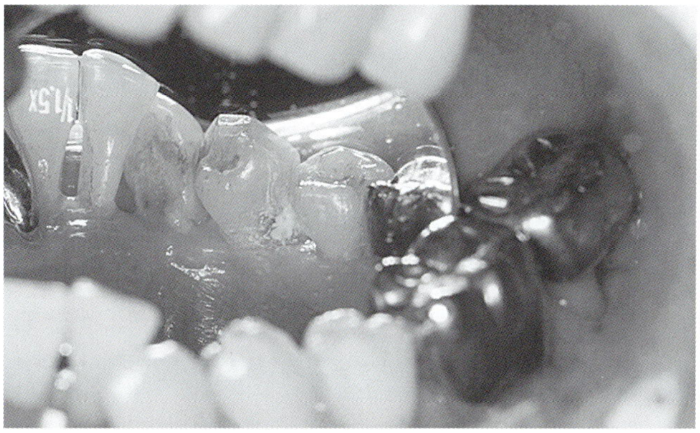

그림 5-9-3. 노인의 치근 우식증의 처치. 노인의 치근 우식증 처치의 경우 저침습성에 주의하며 치아를 삭제하지 말고 이환치질을 제거해 생긴 치아우식증 와동에 불화물 서방성 시멘트를 전색하고 그 치아를 장기 관리한다.

4. 초기 치근 우식증에 대한 처치(자가관리와 전문가 처치)

- 탈회억제와 재석회화 촉진을 자가관리와 전문가 처치 두 측면에서 접근한다('초기 치아우식증[법랑질 치아우식증]에 대한 치료법', 표 5-8-1 참조).
- 고령자이고 구강건조증상이 있는 경우 탈회진행 위험이 높다. 전문가 처치의 일환으로 저농도 불소(3ppmF)가 들어 있는 인공타액을 처방한다.[1] 또한 구강건조증을 쉽게 유발하는 약제를 복용하고 있을 수도 있으므로 주치의에게 다른 약제로의 변경 가능성을 문의한다.
- 탈회와 조직파괴가 진행되면 치아우식증 와동을 형성한다. 치아우식증 와동 형성이 확인된 경우 저침습성을 고려한 형성, 수복처치를 한다. 예후의 불량을 고려하면 예방이 중요한 질환이다.

5. 치근 우식증에 대한 불화물 응용

- 저농도는 수돗물 불소농도조정법과 불소서방성제제의 응용이 있다.[2,3]
- 고농도는 세치제와 APF 겔의 응용이 있다.[4,5]
- 외국은 일본보다 고농도의 불소배합세치제가 사용되는 경향을 보인다.
- 치아우식증 와동을 형성하고 있는 경우 이환치질을 제거한 와동에 불소서방성시멘트를 전색해 장기유지 · 관리하는 것도 가능하다(그림 5-9-3).

(飯島洋一)

참고문헌

1) 飯島洋一：再石灰化液の局所応用. 実践予防歯科. (予防歯科臨床教育協議会編). 医歯薬出版, 東京, 1999, pp. 43～46.
2) Stamm, J.W., Banting, D.W.: Comparison of root caries prevalence in adults with life-long residence in fluoridated and non-fluoridated communities. *J. Dent Res*, 59 (Special issue A) : 405, 1980.
3) Meyerowitz, C., Watson, G.E.: The efficacy of an intraoral fluoride-releasing system in irradiated head and neck cancer patient; a preliminary study. *JADA*, 129 : 1252～1259, 1998.
4) Wallence, M.C. et al.: The 48-month increment of root caries in an urban population of older adults participating in a preventive dental program. *J Public Health Dent*, 53 : 133～137, 1993.
5) Baysan, A. et al.: Reversal of primary root caries using dentifrices containing 5,000 and 1,100 ppm fluoride. *Caries Res*, 35 : 41～46, 2001.

10 레이저를 이용한 치아우식증 처치

Point

- 레이저 치료에 앞서 환자에게 충분히 설명을 한다.
- 치아우식증 처치에는 Er:YAG 레이저, CO_2 레이저, Nd:YAG 레이저가 일반적이다.
- 각종 레이저가 갖는 파장특성을 이해한 후 응용한다.
- 소와열구 치아우식증(치질강화)에는 불소의 병용이 효과적이다.
- 치아우식증 치질을 제거한 후 접착수복, 특히 복합레진 수복을 한다.
- 환자 · 술자는 물론 보조자도 반드시 보호안경을 착용한다.

1. 치아우식증 치료에 사용되는 레이저

- 치아우식증 처치 또는 예방에 응용되는 주요 레이저는 Er:YAG 레이저, CO_2 레이저, Nd:YAG 레이저이며 저마다 특징을 갖는다(표 5-10-1).
- 치아우식증 치질을 효율적으로 제거할 수 있는 것은 Er:YAG 레이저이다.
- Er:YAG 레이저와 CO_2 레이저는 조직표층에서의 흡수율이 높다.
- Nd:YAG 레이저는 심부 도달성과 색소선택성이 있다.

표 5-10-1. 대표적인 레이저 종류와 치아우식증 처치의 관계

치아우식증 처치	CO_2 레이저	Er:YAG 레이저	Nd:YAG 레이저
소와열구 봉쇄(치질강화)	○	○	○
법랑질의 절삭	△	○	×
와동 형성	×	○	×
연화상아질의 처치	○	○	△
치아우식증 와동의 살균 · 소독	○	○	○
복수	○	○	○

○: 가능 / △: 조건에서 가능 / ×: 불가능

1) Er:YAG 레이저 조사치질의 표면(그림 5-10-1, 2)

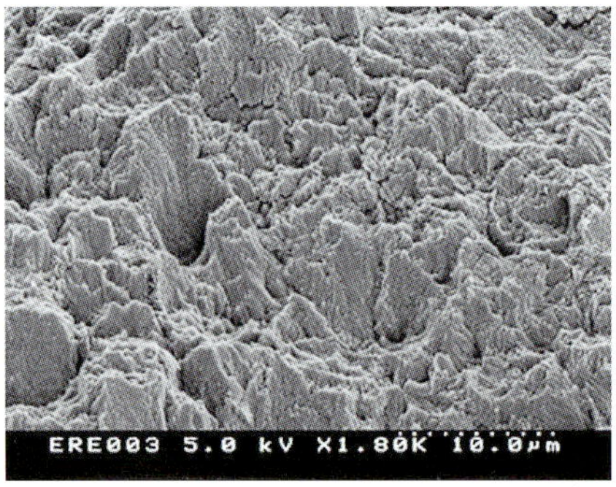

그림 5-10-1. 법랑질. 표면은 생선 비늘 모양이며 microexplosion(미소폭발)의 흔적을 볼 수 있다.

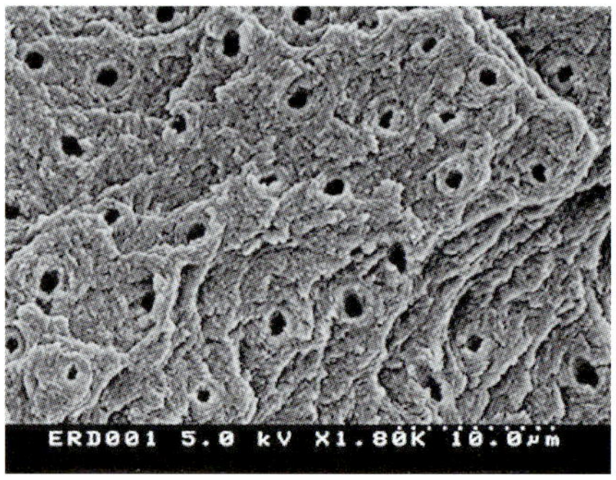

그림 5-10-2. 상아질. 개구한 상아세관이 관찰되는 층판상 형태를 보인다. 도말층이 생기지 않는 것이 특징이다.

2) Er:YAG 레이저의 임상 예(그림 5-10-3, 4, 5)

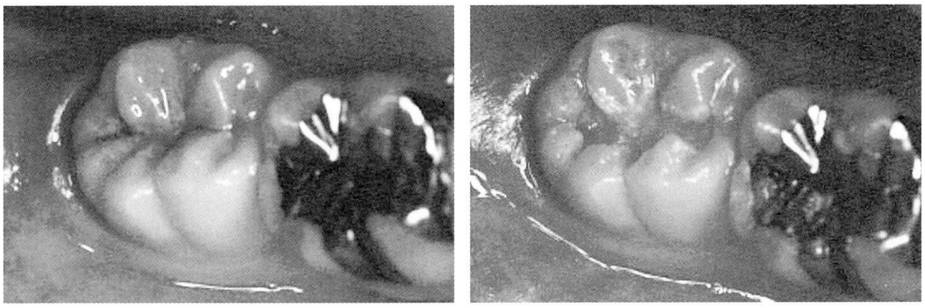

그림 5-10-3. 하악 우측 제2대구치 교합면 치아우식증(좌측: 술전, 우측: 레이저만으로 형성).

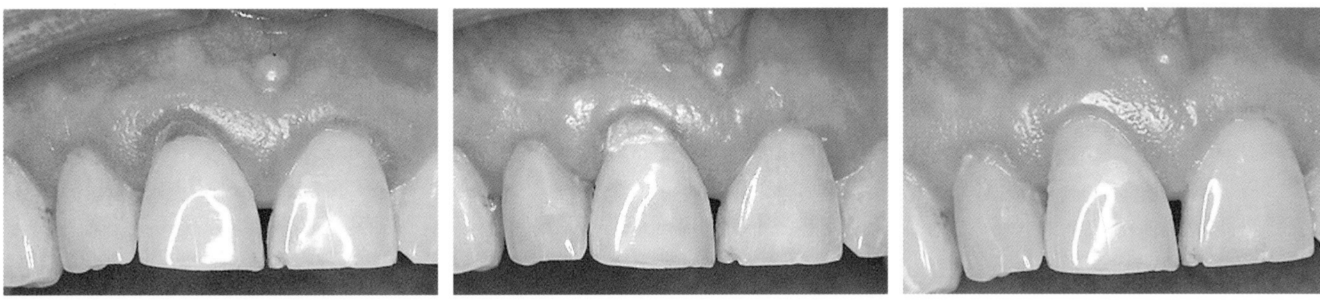

그림 5-10-4. 상악 우측 중절치 치경부 치아우식증(좌측: 술전, 중앙: 형성 후, 우측: 수복 1주 후).

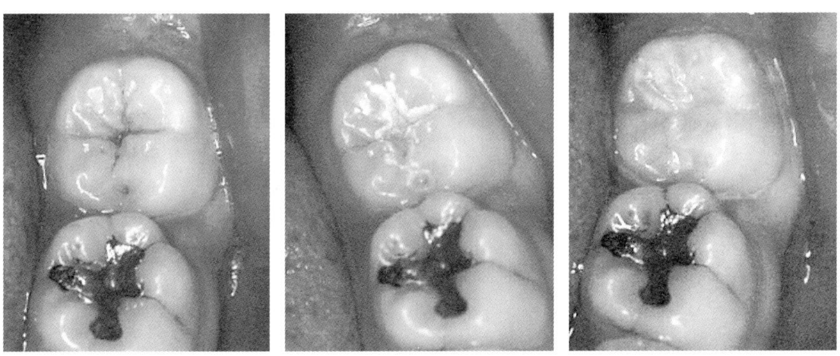

그림 5-10-5. 하악 좌측 제2대구치 교합면 치아우식증(DIAGNOdent로 40을 표시했기 때문에 수복처치하기로 한 증례)(좌측: 술전, 중앙: 형성 후, 우측: 술후).

3) 일본에서 판매되고 있는 Er:YAG 레이저장치(그림 5-10-6~8)

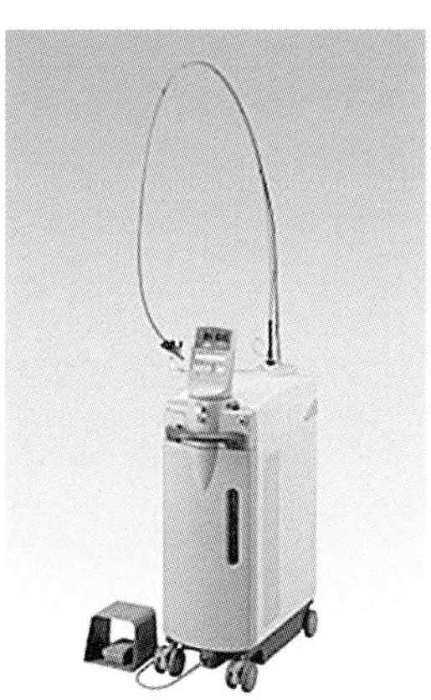

그림 5-10-6. 아윈 어드벨(모리타).

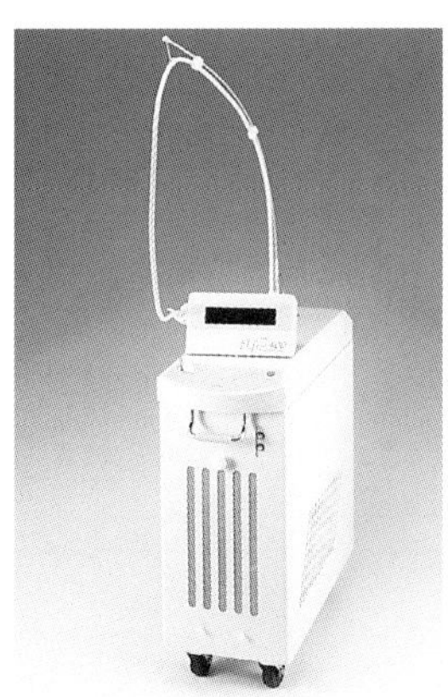

그림 5-10-7. 엘 파인 400(長田전기공업).

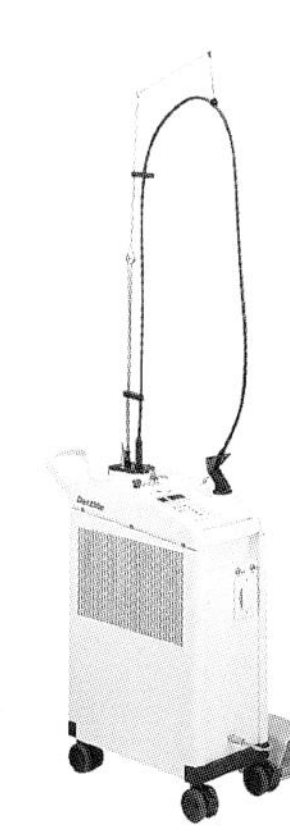

그림 5-10-8. 덴트라이트(HOYA 포토닉스).

(高橋健作)

11 Carisolv를 응용한 ART (Atraumatic Restrative Technic)

Point

- 처치 전에 다이아그노덴트, 캐리스미터, 치수진단기 등으로 치아우식증의 진행 정도를 확인한다(표 5-11-1).
- 회전절삭기구를 사용하지 않으며 마취도 하지 않는다.
- 건전치질의 보존을 가능한 염두에 두고 처치한다.
- 치아우식증 와동의 정도(동통의 유무)를 고려해 처치법을 선택한다.
- ART는 MI(Minimun Invasion)의 한 방법이며 일반 수복법보다 시간이 더 걸린다.

1. 금기증

- 치수염이 의심되는 치아
- 수동기구의 직접 도달이 곤란한 부위

표 5-11-1. 치아우식증의 진행정도와 처치의 관계

처치	경도의 우식	중등도의 우식	고도의 우식	유치의 중도 우식
Excavator 사용	○	○	○	○
Cariosolv의 응용	×	△	○	○
치아우식증 와동의 소독	○	○	○	○
이층	△	○	○	×
복수	×	△	○	×
잠간 간접복수법(IPC)	×	×	○	×
Sealed restoration	×	×	△	○

○: 필요 / △: 경우에 따라 / ×: 불필요

2. 주요 준비물과 기자재

- 절삭기구: 예리한 excavator(덴텍사의 spoon excavator 권장), Carisolv(그림 5-11-1)와 부속품(그림 5-11-2)
- 치아우식증 와동의 소독제: 10% 차아염소산겔(AD겔, canal cleaner 등)
- 이층재: 이층용 시멘트
- 복수재: 3Mix, 수산화칼슘 등
- 수복용구(인접면 수복용): 치간이개기, 매트릭스 밴드와 리테이너 등
- 수복재: 글래스아이오노머 시멘트, 접착성 레진

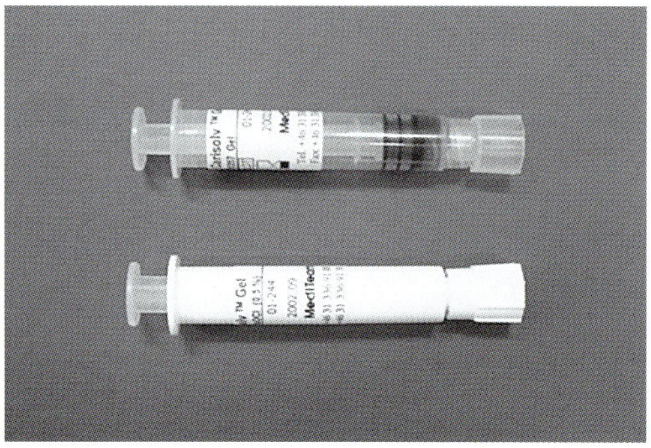

그림 5-11-1. Cariosolv 용액.

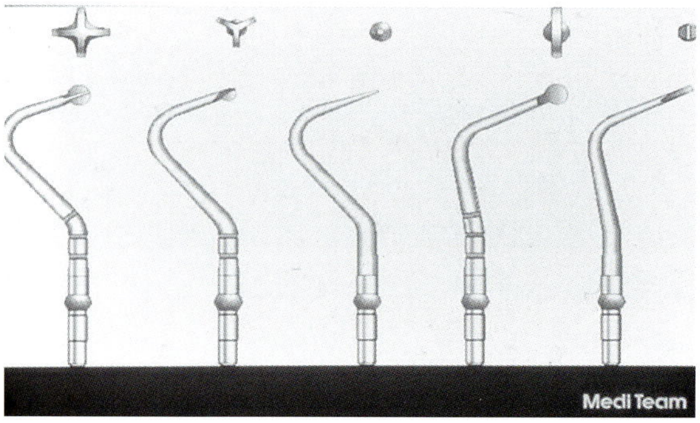

그림 5-11-2. 각종 instrument.

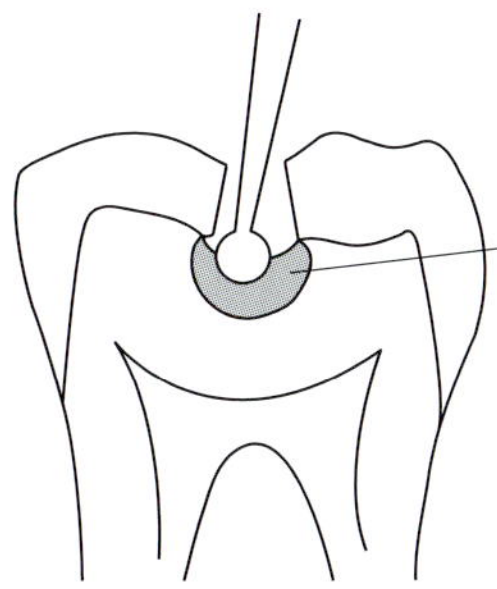

그림 5-11-3. Spoon excavator로 연화상아질 제거.

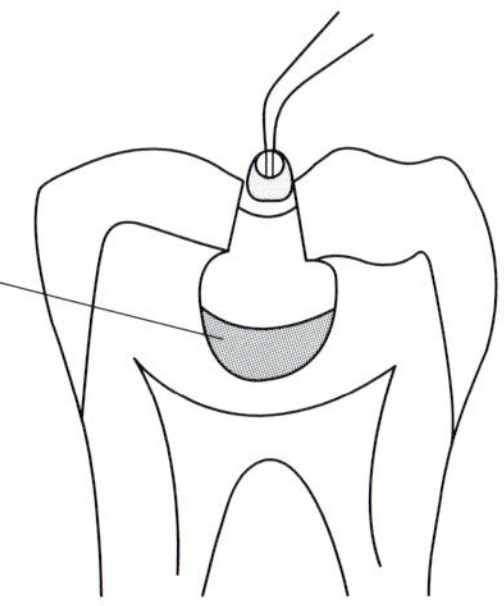

그림 5-11-4. Cariosolv의 응용(연화상아질 제거 중에 통증을 호소한 경우).

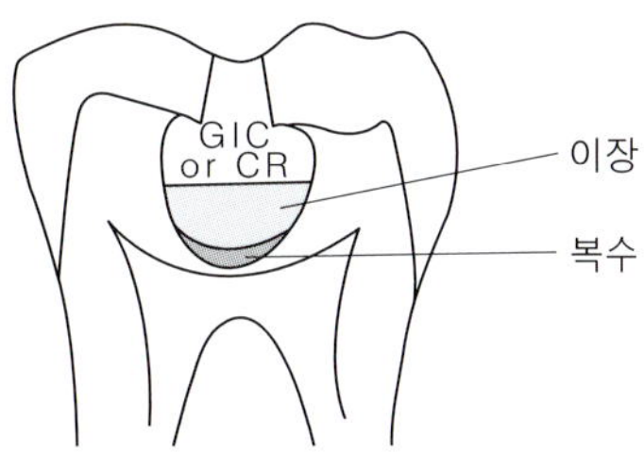

그림 5-11-5. 심각한 치아우식증 수복.

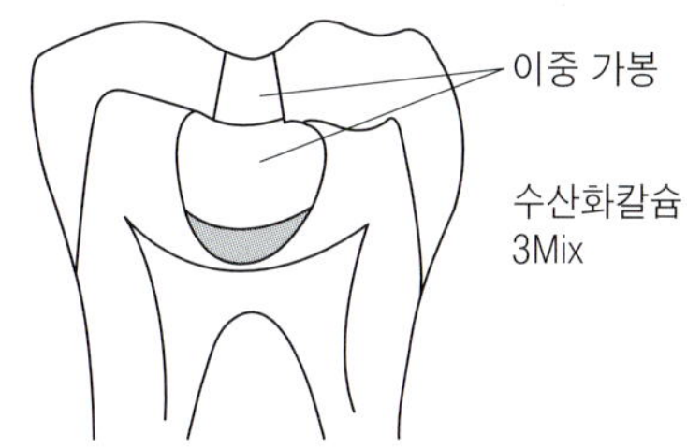

그림 5-11-6. Indirect pulp copping.

3. 술식

(1) 마취하지 않은 상태에서 excavator로 신중하게 연화상아질을 제거한다(그림 5-11-3).

(2) 연화상아질을 제거하는 중에 동통을 호소한 경우에 Carisolv를 응용한다(그림 5-11-4).

① Carisolv 섞기

② 치아우식증 와동에 적합한 instrument를 선택하고 Carisolv gel을 병변부에 떨어뜨린다.

③ 30초 후 치아우식증 와동에 적합한 instrument로 부드럽게 긁는다.

④ 혼탁한 상태가 사라질 때까지 겔을 추가하고 젓기를 반복한다.

(3) 잔존부를 확인한 후 10% 차아염소산겔로 치아우식증 와동을 소독한다.

(4) 잔존치질에 맞게 이층 · 복수한다(그림 5-11-5).

- 심각한 경우에는 3Mix, 수산화칼슘을 응용한 임시 간접치수복조법(indirect pulp capping)을 시도하고 2~3개월간 불쾌증상이 없는지 경과를 관찰한 후 수복처치한다(그림 5-11-6).
- 치아우식증이 심각한 유치의 경우에는 sealed restoration(소량의 연화상아질을 남긴 상태에서 접착성 레진으로 봉쇄하고 CR 수복하는 방법)을 실시한다.

(5) 수복처치(글래스아이오노머 시멘트; GIC 또는 접착성 복합레진; CR)

(高橋建作)

12 스케일링 · 치근활택술 방법

Point

- 스케일링은 치은연상과 연하의 치석을 제거하는 술식이다.
- 스케일링 · 치근활택술(Scaling & Root Planing)은 치은연하에서 이루어지는 술식이다.
- 스케일링 · 치근활택술(SRP)은 치은연상의 치태조절과 함께 치주치료 시 기본적이고 가장 중요한 처치중의 하나이다.
- 치근활택술(SRP) 처치 중에 치주낭의 변화를 측정하고 처치 후에는 재평가한다.

1. 기구

스케일링 · 치근활택술에는 Gracey curette을 가장 많이 사용한다(그림 5-12-1).

- 잘 연마된 기구를 사용한다.
- Gracey curette은 적용하는 부위에 따라 번호가 붙어 있다(표 5-12-1).
- Gracey curette은 어떤 번호의 curette이든 첫 번째 shank와 날의 각도가 70° 를 이룬다(그림 5-12-2).
- 첫번째 shank가 길고 날의 길이가 짧은 타입은 깊은 치주낭과 구치부에 사용하기 편리하다(그림 5-12-3).
- 손잡이를 두껍게 해 조작하기 편리하도록 한 타입도 있다.

표 5-12-1. Gracey curette의 번호와 사용부위

번호	사용부위
#1-2	전치
#3-4	전치, 소구치 협측
#5-6	전치 설측
#7-8	구치 협설측
#9-10	치근 분지부
#11-12	구치 근심측
#13-14	구치 원심측

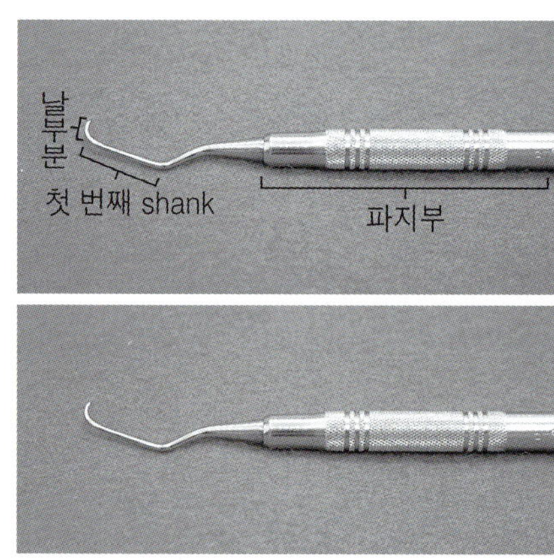

그림 5-12-1. Gracey curette의 각부 명칭.

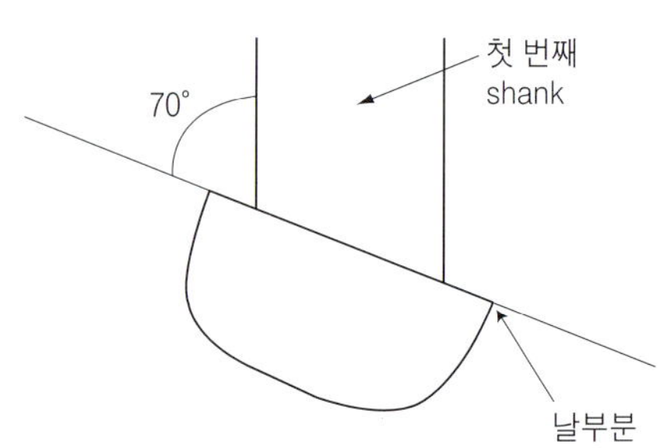

그림 5-12-2. Gracey curette의 날부분과 shank의 관계.

2. 파지방법 · 레스트

- 파지법에는 펜잡기법, 변형 펜잡기법 등이 있다(그림 5-12-4).
- 레스트는 약지를 해당치아 가까운 곳에 올린다.
- 단, 동요치가 있는 경우와 고립치는 제외한다.

3. Curette의 조작법

- 날 끝의 1/3을 치근면에 갖다 댄다.
- 치주낭저까지 확실하게 날을 넣는다.
- 조작 중 날 끝이 치근면에서 떨어지지 않도록 한다.
- 치석만 제거하고 백악질은 가능한 보존한다.
- 스케일링 · 치근활택술을 실시하는 치근면과 curette의 첫 번째 shank는 평행하도록 한다.
- 치축방향 또는 치축과 직각방향으로 pull stroke로 조작한다.
- 손목 전완운동: 레스트를 지점으로 하여 날의 면을 첫 번째 shank를 향해 돌린다는 감각으로 조작한다.
- 평행 full stroke: 레스트의 위치를 살짝 틀어 주면서 stroke방향과 평행하게 full stroke을 시도한다.

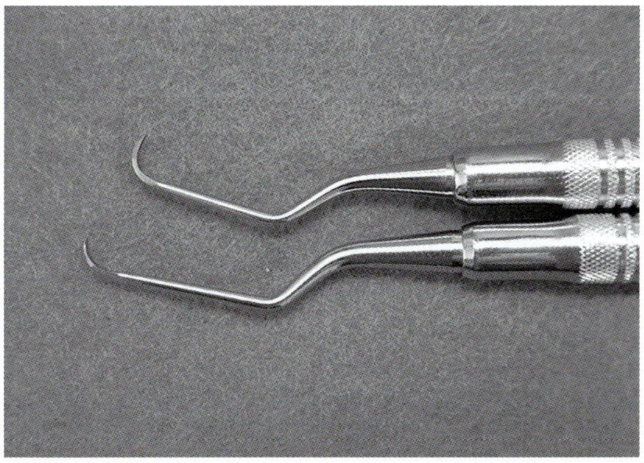

그림 5-12-3. 날부분과 첫 번째 shank의 길이가 다른 타입의 Gracey curette.

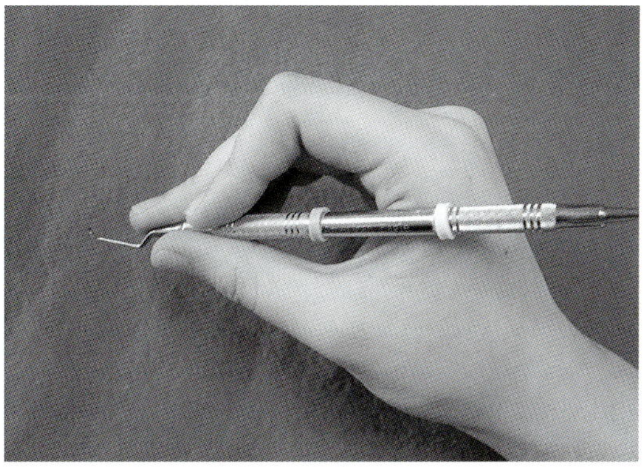

그림 5-12-4. Curette의 파지법(Modified Pen Grasp).

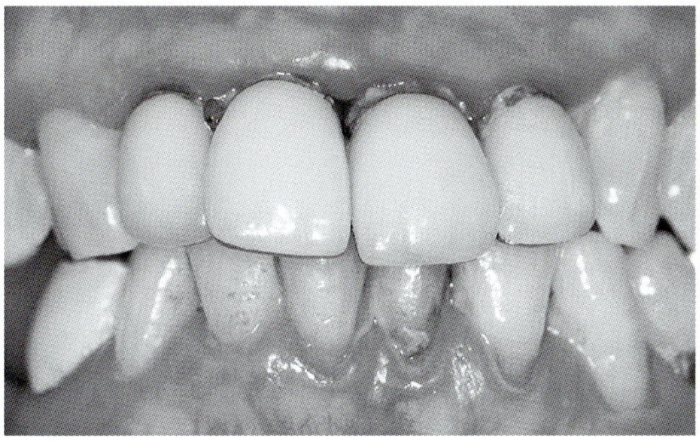

그림 5-12-5. 초진 시.

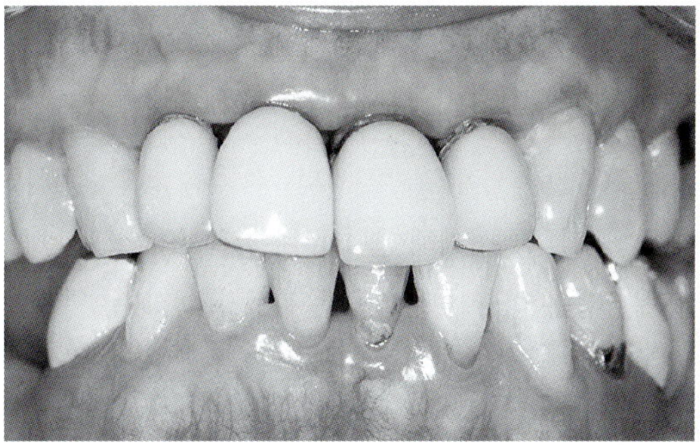

그림 5-12-6. SRP 실시 4개월 후 상태.

- 손가락을 굽히고 피는 운동: 손목 전완운동, 평행 full stroke이 곤란한 부위, 좁은 부위에 시도한다.

4. Curette 관리(연마)

- 본인이 사용하는 curette은 스스로 연마한다.
- 사용 후에는 매회 연마한다.
- Curette을 멸균하고 연마석도 멸균하여 사용한다.

5. 증례

- 69세 여성의 초진 시 상태. 상하악 전치부에 4mm의 치주낭이 관찰되었다(그림 5-12-5).
- 스케일링 · 치근활택술, 재평가를 종료하고 초진으로부터 4개월 후의 상태. 상악의 치주낭은 3mm 이내, 하악은 2mm 이내로 호전되었다(그림 5-12-6).

6. 추가

- Curette의 연마는 연마석을 사용해 손으로 실시하는 경우와 전동 연마석을 사용하는 방법이 있다.
- 스케일링 · 치근활택술 이후 지각과민을 일으킬 수 있으므로 미리 주의를 주는 것이 필요하다.

(森下眞行)

참고문헌

1) 北川原　健・他：歯肉縁下のプラークコントロール．デンタルハイジーン別冊，医歯薬出版，東京，2002，pp. 66～76.

13 초음파 · 에어 스케일러의 사용법

Point

치석제거, 치근활택술, 치주낭 내의 치태제거(debridement) 등 다양한 목적으로 사용한다.

1. 치석제거

- 치은연상 치석, 커다란 치은연하 치석제거에 적합하다.
- 진동수(주파수)가 클수록 치석제거 효과는 크다.
- 치면에 갖다 댈 때 75g 정도의 가벼운 힘(feather touch)으로 사용한다.
- 미세한 진동으로 강하게 누르는 것은 오히려 치석제거효율을 떨어뜨린다.
- 팁의 각도는 치면에 평행하거나 15° 이내로 한다.
- 같은 곳을 연속해서 사용하지 말고 몇 mm씩 이동하면서 사용한다.
- 팁의 끝은 수동 스케일러와 달리 날로 되어 있지 않다(그림 5-13-1).
- 진동수가 높을수록 치석제거효과는 높지만 치근면의 손상도 커진다.
- 팁의 선단을 치근면에 수직으로 대서는 안 된다.
- 치근면에 단단하게 부착되어 있는 치석(또는 연하치석)은 수동 스케일러로 제거하는 방법도 고려하여 환자에게 필요 이상 동통을 주지 않도록 주의한다.

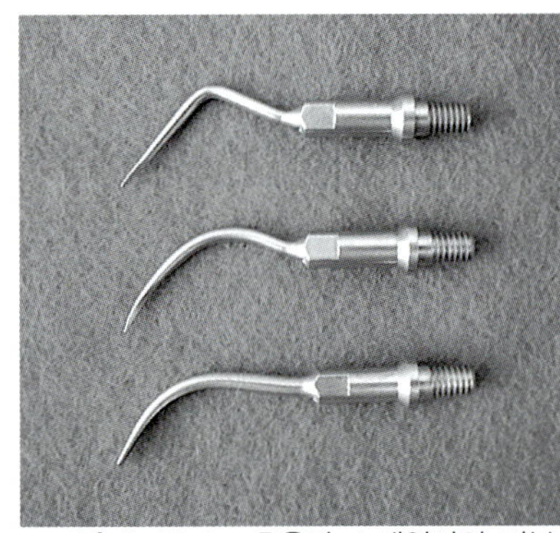

그림 5-13-1. 초음파 스케일러의 기본 tip의 형태.

2. 치근활택술

- Universal curette type의 팁, 다이아몬드 입자로 코팅된 팁 등 특수한 형태의 팁을 사용해 치근활택술을 할 수도 있다(그림 5-13-2, 3).
- Curette type의 팁은 수동 curette과 똑같이 확실하게 연마한다.
- 숙련을 필요로 한다.

3. 치주낭 내의 치태제거(debridement)

- 치근면에 부착한 치태, 낭 내 부유세균 등을 제거한다.
- 유지 · 관리 시 치주낭이 존재하는 경우에 실시한다.
- 스케일링과 치근활택술을 목적으로 하는 처치가 아니므로 치근면이 손상되지 않도록 팁의 선택과 기구의 힘을 고려한다.
- 수동기구가 도달할 수 없는 좁은 낭과 치근분지부에도 적용할 수 있다.
- 선단이 공처럼 생긴 팁, 치주낭 전용으로 만들어진 가는 팁을 사용한다(그림 5-13-4).

4. 주의사항

- 포세린 변연에 갖다 대면 파절될 수 있으므로 피한다.
- 초음파 스케일러는 심장 pace maker를 사용하는 사람에게는 사용하지 않도록 한다.
- 조작 시 진동과 날카로운 소리가 환자를 긴장시킬 수 있으므로 치료가 처음인 환자에게는 사전에 충분히 설명을 한다.

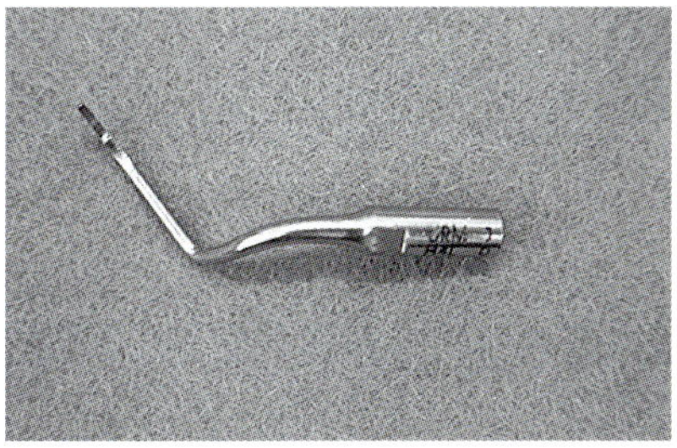

그림 5-13-2. Universal curette type의 tip.

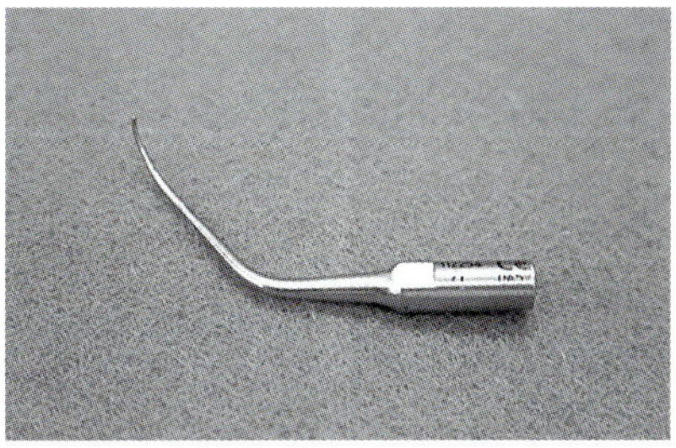

그림 5-13-3. 다이아몬드 입자가 코팅된 tip.

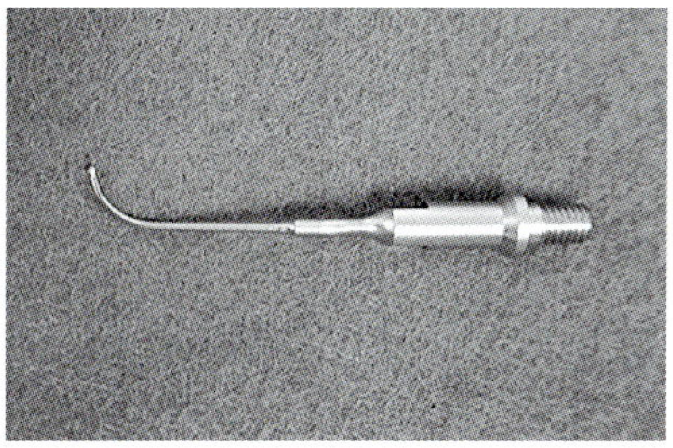

그림 5-13-4. 끝이 구형으로 되어 있는 tip.

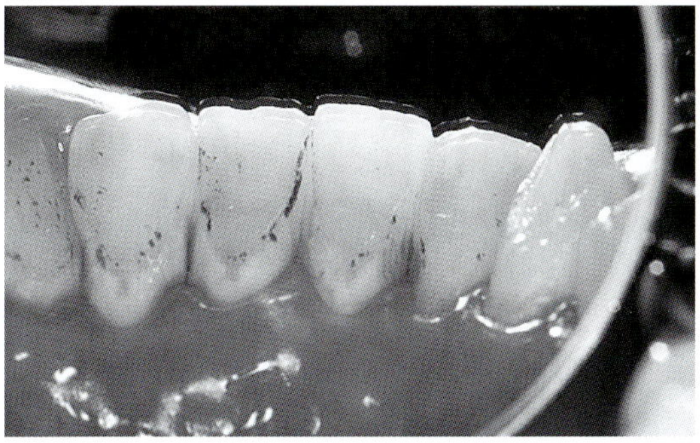

그림 5-13-5. 치은연상에 보이는 치석.

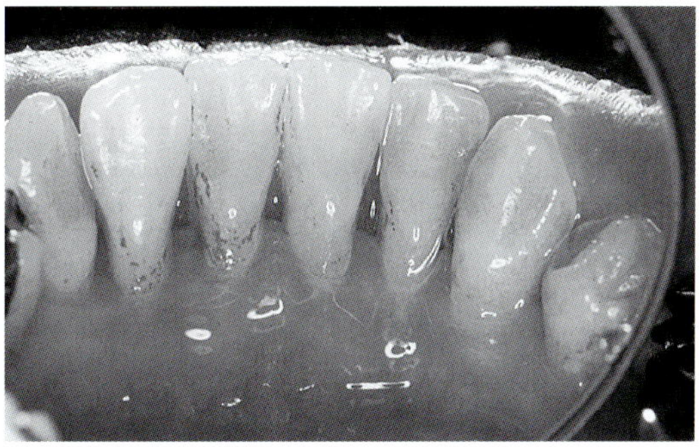

그림 5-13-6. 초음파 스케일러로 제거 후.

5. 에어 스케일러

- 사용법 등은 초음파 스케일러에 준한다.
- 초음파 스케일러의 진동수가 25,000~40,000Hz인데 반해 에어 스케일러는 2,500~6,500Hz로 적기 때문에 치석제거 효과는 떨어진다.

6. 증례

1) 하악 전치 설측의 치은연상 치석(연하 치석도 있다)(그림 5-13-5).

2) 초음파 스케일러로 제거 후(그림 5-13-6)

(森下眞行)

참고문헌

1) 北川原　健・他：歯肉縁下のプラークコントロール．デンタルハイジーン別冊，医歯薬出版，東京，2002，pp. 58～65.

2) 池田克己：超音波スケーラーその効果的な使用について．日本歯科医師会雑誌，50：233～241，1997.

14 치주질환에 대한 약물 치료법

Point

- 기계적 치태조절(스케일링, 치근활택술 등)과 병용한다.
- 사용목적은 ① 치주낭 내 세균의 억제(화학적 치태조절), ② 치은의 염증증상(발적, 종창, 출혈 등) 개선, ③ 조직파괴성 인자(protease 등)의 억제, ④ 치주외과수술 후 감염예방 등이다.
- 국소적 투여법과 전신적 투여법이 있다.

1. 국소 약물치료법

1) 치주낭 내 항균요법

(1) 약물 국소전달요법(LDDS; Local Drug Delivery System)

- 일본에서는 '페리오클린(선스타)' 이 허가를 받았다.
- 셀룰로스로 이루어진 미립자 기재에 12% 염산 미노사이클린을 묻혀 서방성을 갖게 한 연고형 약제이다.[1)]
- 어플리케이터의 선단이 치주낭의 저부에 도달할 때까지 삽입하고 천천히 연고를 주입한다(그림 5-14-1). 치주낭저의 구석구석까지 퍼져 치은연을 흘러넘칠 때까지 주입한다.

(2) 항생제(외용약)의 낭 내 투여

- 테라 코트릴 연고, 테트라 코티존 연고(테트라사이클린과 약[弱]작용성 스테로이드의 합제) 등을 어플리케이터에 충전하고 치주낭에 주입한다.
- 약물 서방성이 없으므로 페리오클린보다 신속하게 처치부위에서 제거된다. 임상상 효과는 증명되지 않았다.

(3) Pocket irrigation

- 용액상태의 항균제를 주사기에 주입해 세정용 니들(그림 5-14-2)을 치주낭 저부까지 삽입하고 항균제로 씻어낸다. 약제는 그림과 같은 주사기에 넣어 사용한다.

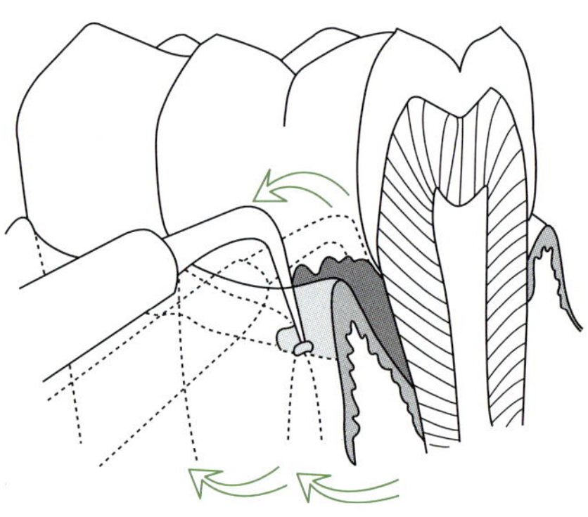

그림 5-14-1. 페리오클린의 국소투여.

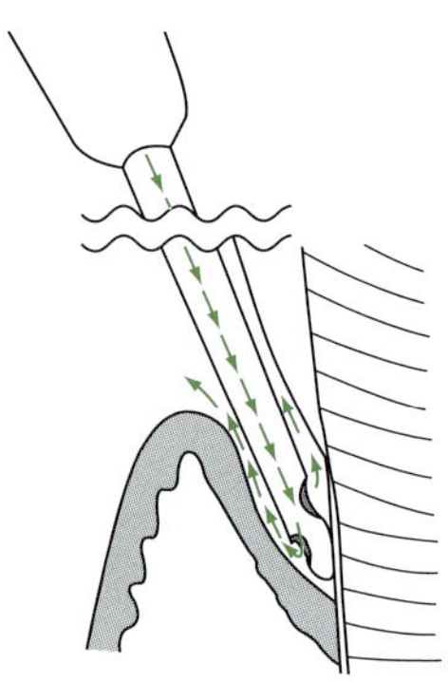

그림 5-14-2. 가로 구멍형 세정용 바늘(클린워싱 니들; Dentsply 三金).

2) 양치 · 함수(mouth rinse)

(1) 클로르헥시딘(CHX)

- 일본에서는 'GUM CHX 양치액(Sunstar; 0.2% CHX)' 과 '콘쿨F(웰텍; 0.36% CHX)' 가 판매되고 있다. 둘다 모두 약 100배 이상(약 0.002% CHX) 희석해 사용하도록 되어 있는데 낮은 농도에서의 효과는 아직 확인되지 않았다.
- 0.1~0.2% 용액에서 30~60초간 함수(1일 2회) 효과가 보고되었다.[2]
- 장기간 사용 시 부작용으로 치면과 혀가 착색될 수 있다. 또한 anaphylaxis에 대한 주의가 필요하다.

(2) Listerine[2]

- 복수의 페놀계 화합물과 28%의 에탄올이 들어 있다.
- 점막에 강한 자극이 있고 CHX와 같이 착색의 부작용이 있다.

(3) 기타

- 포비돈요오드(이소진가글), 아즈렌(아즈놀 외), 염화벤제토늄(네오스테리온그린), 유산프라디오마이신(덴타글F) 등이 구내염증과 치주외과처치 후 감염예방에 대한 보험이 적용된다. 염화세틸피리디늄, 토리크로산 등을 배합한 구강양치액도 있다.
- 이 제품들이 CHX, 리스테린과 똑같은 임상 효과를 갖는지는 불분명하다.

2. 전신적 투여법

1) 테트라사이클린

- 항균작용이 없는 저용량 독시사이클린(20mg을 1일 2회)이 콜라게나제 저해작용(조직파괴성 인자의 억제)을 위해 투여된다.[3]
- 'Periostat(CollaGenex)' 는 FDA 승인을 받았지만 일본에서는 승인받지 못했다(일반용으로 통신 판매).

2) 아지스로마이신(상품명 '디스로마크', 마크로라이드계 항생제)[4]

- 500mg을 1일 1회, 3일간 투여해 일주일간 지속적인 효과를 기대할 수 있다.
- 항균 스펙트럼은 넓고 구강 내 염증에 보험이 적용된다.

3) 치주외과수술 후 감염예방

- 페니실린계, 세펨계, 마크로라이드계, 키노론계 등의 치과적용 약물이 처방된다.
- 비스테로이드계 소염진통제와 구강양치액도 동시에 처방되는 경우가 많다.
- 일본에서는 세펨계를 즐겨 사용하는 경향이 있는데 세펨계 항균제를 많이 사용하는 국가에서는 페니실린 내성폐렴구균 같은 약제 내성균의 출현율이 높기 때문에 일상적인 사용은 자제해야 한다.

3. 추가

- 치주질환에 대한 약물요법의 유효성은 스케일링 · 치근활택술 등의 기계적(물리적) 치태조절과 병용해 나타나므로 '보조요법'이라 생각한다.

(伊藤博夫)

참고문헌

1) Oringer, R. J. et al.: Effect of locally delivered minocycline microspheres on markers of bone resorption. *J Periodontol*, 73 : 835~842, 2002.

2) Axelsson, P. et al.: Efficacy of mouthrinses in inhibiting dental plaque and gingivitis in man. *J Clin Periodontol*, 14 : 205~212, 1987.

3) Thomas, J. G. et al.: Long-term sub-antimicrobial doxycycline (Periostat) as adjunctive management in adult periodontitis: effects on subgingival bacterial population dynamics. *Adv Dent Res*, 12 : 32~39, 1998.

4) Smith, S. R. et al.: J.A double-blind placebo-controlled trial of azithromycin as an adjunct to non-surgical treatment of periodontitis in adults: clinical results. *J Clin Periodontol*, 29 : 54~61, 2002.

15 레이저를 이용한 치주질환 치료법

Point

- 레이저는 먼 곳에 순간적으로 장애를 줄 수 있는 위험성이 높은 기기이다.
- 안전을 최우선으로 하는 관리체제를 갖추고 레이저 안전관리자를 둔다.
- 사용설명서에 따라 조작한다.

1. 레이저 기기의 조작 시 주의 사항

- '레이저 제품의 방사안전기준(JISC 6802)' 에 표시되는 레이저의 클래스별 조치기준에 따라 조작한다.
- 고출력 레이저는 레이저 제품의 방사안전기준의 '클래스4' 로 분류되며 확산과 반사에 의한 레이저 광선의 노출로도 눈에 위해를 줄 가능성이 있기 때문에 잘못 사용하면 매우 위험하다.
- 특히 적외선의 레이저광선은 눈에 보이지 않기 때문에 조작 시 충분히 주의한다.
- 치과의사 이외의 레이저 치료는 금지되어 있다.

1) 일반 주의사항(높은 에너지 가속기 연구기구 '안전 핸드북' 등에 상세한 내용이 기재)

- 첨부 문서를 완전히 이해하고 철저한 안전관리에 힘쓴다.
- 독립된 방이나 구역에 레이저를 설치하고 관계자 이외의 출입을 제한한다.
- 설치 장소의 출입구에 반드시 경고표식을 게시한다(그림 5-15-1).
- 보호용구(레이저 파장에 예방하기 위한 보호안경, 보호복)를 술자 · 환자 · 스태프 전원이 착용한다.
- 레이저빔을 직시하거나 몸으로 차단해서는 안 된다.
- 우연이라도 빔이 거울 표면을 향하는 일이 없도록 예방책을 마련한다.
- 비산방지와 연기 흡입을 위해 반드시 vacuum을 병용한다.
- 알코올거즈 같은 가연물은 없는지 확인한다.

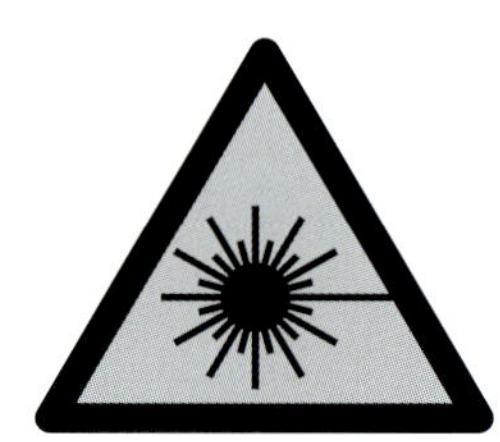

그림 5-15-1. 레이저 관리구역의 경고표시.

2. 치주질환 치료 시 레이저의 활용

사용목적에 맞춰 레이저광의 선택 · 출력 · 조사방법 · 조사팁을 결정한다.

1) 출력(저출력 · 고출력)

(1) 저출력의 소프트 레이저

상아질의 지각과민 처치

(2) 고출력의 하드 레이저

- 소대절제 시 절개, 치은절제, 멜라닌색소 제거의 증산, 치주소파와 지혈을 하는 응고처치, 치석제거 등의 처치에 사용한다.
- 에너지 밀도가 높고 물과 연조직에 대한 흡수성이 좋은 적외선을 선택한다(그림 5-15-2).
- Nd:YAG 레이저, Er:YAG 레이저, CO_2 레이저 3종이 주류이다(표 5-15-1).

2) 조사방법(연속조사 · 펄스조사)

(1) 연속조사

- 응고처치와 지혈, 상아질의 지각과민처치를 할 때에 적합하다.

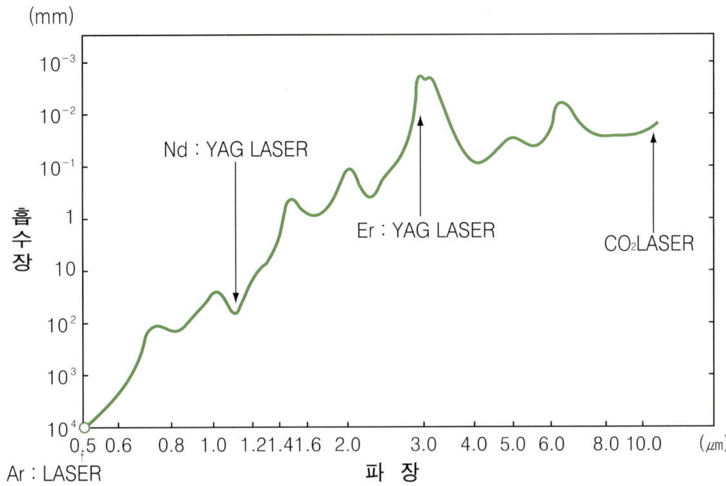

그림 5-15-2. 물의 광흡수 스펙트럼. 수중에서 빛이 1/10로 감소하는 거리를 흡수장으로 표시한다. (Hale와 Querry, 1973 데이터)

표 5-15-1. 치주질환치료에 사용되는 레이저의 종류와 특징

레이저 종류	파장	조직에 대한 흡수성	대표 용도	특성
Nd:YAG 레이저	1.1 ㎛	크다	연조직 절개 · 지혈 · 응고.	조직 투과형이므로 응고범위가 넓고 지혈효과가 높다. 응고층이 많기 때문에 통증이 있을 수 있다. 검정색에 흡수되기 쉽고 흰색에서 반사하므로 증산 시에는 검정색 색소를 수술영역에 도포한다. 금속 티탄과 쉽게 반응하므로 주의가 필요하다.
Er:YAG 레이저	2.9 ㎛	표면흡수	경조직 절삭 · 연조직 절개	물에 대한 흡수가 매우 높고 조직표면 흡수성이 있다. 연조직의 증산 · 절개에 좋지만 지혈에는 부적합하다. 경조직 절삭이 가능한 레이저이며 스케일링이 가능하다.
CO_2 레이저	10.6 ㎛	작다	연조직 절개 · 지혈 · 응고	조직표면 흡수형이며 외과용 레이저 메스로 사용하는 경우가 많다. 10㎛까지 도달해 응고작용을 하며 지혈한다. 연조직처치를 할 경우 치아를 불소 paste로 보호한다.

- 연조직에 과도하게 조사하여 응고층이 많아지면 술후 동통과 치유지연이 일어나기 쉽다.

(2) 펄스조사

- 증산 · 절개 · 절제 시에 사용한다.
- 순간적으로 높은 에너지를 조사하면 불필요한 열의 축적을 최소화하는 효과가 있다. 높은 에너지 펄스를 giant pulse라 부르고 이것을 얻는 레이저 발진의 제어방법으로 Q 스위치가 사용된다.

3. 추가

- Er:YAG 레이저, CO_2 레이저의 조사팁은 목적에 따라 몇 가지 팁이 준비되어 있다. 노후되거나, 변형 시에는 팁을 교환한다.
- Nd:YAG 레이저는 도광파이버가 그대로 선단이 되므로 노후 될 경우에는 선단이 절단된다.
- 조사 시에는 vacuum을 사용해 연기를 흡입하고 목적에 맞게 room cooling하거나 hydro-cooling한다.

(小關健由)

16 지각과민에 대한 치료법

Point

- 지각과민은 치경부 또는 치근 표면의 상아질이 노출되어 외부자극이 상아세관을 통해 치수신경을 자극하고 일과성 동통을 유발하는 것을 말한다.
- 따라서 상아세관을 통한 자극의 차단과 치수신경의 과민성을 낮춰주는 치료법이 있다.

1. 경과관찰(자연치유)

- 동통이 극히 경미한 경우의 요법
- 상아세관이 노출되면 상아질의 자극감수성은 높아지지만 장기간 방치하면 타액에 포함된 성분의 침착과 칫솔질에 의한 도말층의 형성되어 상아세관은 협착되거나 폐쇄된다.
- 치수세포에는 상아질 형성능이 있어 치면이 마모되어도 칫솔 등의 자극으로 인해 치수강벽에 수복상아질이 형성된다.
- 초기에는 치수에 자극이 가해지면 부종, 호중구의 침윤, 상아아세포의 소실 등이 진행되는데 세포조밀층의 미분화 간엽세포가 증식, 유주해 신생상아아세포가 되고 손상을 입은 세포와 치환되어 수복상아질을 형성한다.[1)]
- 인간은 3개월이면 약 0.1mm의 수복상아질이 형성된다고 한다.[1)]
- 이렇게 해서 치수신경에 대한 자극전달성이 떨어지고 동통은 서서히 완화된다.

2. 보존요법

- 동통이 경미한 경우의 요법.
- 치질을 삭제, 충전하지 않고 약물 도포 등으로 증상을 개선할 수 있다.

1) 상아세관의 노출부위 봉쇄

치면피복제를 도포하고 상아세관 개구부를 봉쇄해 외부자극을 차단한다.

(1) 코팔수지(코퍼라이트®, 버널®)

(2) 치질접착성 레진(Desensitizer®, MS 코트®)

2) 상아세관 개구부의 봉쇄

약물응용으로 상아세관 개구부에 결정의 형성을 촉진하고 세관을 봉쇄한다.

(1) 약물도포법

- 불화물(F-바이시®, 다이아덴트®, 사호라이드®)
- 중금속염류(염화스트론튬, 초산은)

(2) 약용 치약(모두 초산칼륨이 들어 있다)

- 슈미텍트®
- 검 덴탈젤 센시티브®

3) 치수신경의 진정화

- 약용 치약: 칼륨염이 들어 있다.

4) 레이저 조사

- 레이저 조사가 지각과민증에 효과가 있는 것이 확인되고 있다.[2]
- 그 기전에 대해서는 아직 명확하지 않다.
- 기종(파장, 출력)이 다양하며 그 조사방법(부위, 출력)도 다양하다.
- 각 기종에 따라 제공되는 사용설명서에 따를 것을 권장한다.

3. 충전법

- 보존요법으로 증상이 개선되지 않는 경우에 적용한다.
- 예민한 곳을 피복할 목적으로 충전 처치한다.
- 치면피복제를 이미 적용하고 있는 경우는 충전제의 충분한 접착강도를 얻기 위해 연마용 바와 표면처리제로 치면에 남은 피막을 제거할 필요가 있다.

4. 치수제거요법

- 증상이 격렬하고 보존요법과 충전법으로 증상이 개선되지 않는 경우에 적용한다.
- 치수 절단, 발수를 실시한다.
- 이 경우는 단순한 상아질 지각과민에 그치지 않고 치수염으로 진행된 것으로 생각할 수 있다.

5. 추가

- 상아질 지각과민은 상아질 노출이라는 경미한 변화로 인해 발생하며 그 동통의 감수성도 개인차가 있다.
- 동통이 강한 경우는 치태조절이 불충분해지고 보존요법의 효과를 충분히 발휘할 수 없을 수도 있다.
- 질병의 상태에 대한 적절한 설명과 정확한 치태조절은 치료의 기본이 된다.

(於保孝彦)

참고문헌

1) 井上　孝, 下野正基：歯髄の治癒·再生能力. 治癒の病理　臨床編　歯内療法　歯髄保存の限界を求めて.（下野正基, 飯島国好編）, 医歯薬出版, 東京, 1993, pp. 53～74.

2) Schwarz, F. et al.: Desensitizing effects of an Er:YAG laser on hypersensitive dentine, *J. Clin. Periodontol.*, 29：211～215, 2002.

17 구취의 치료법

Point

- 진단분류(‘구취의 진단’ 참조)별 치료필요성(표 5-17-1)에 기초해 치료를 진행한다(그림 5-17-1).
- 구취치료에는 혀 관리가 빠질 수 없다.
- 심인성구취(가성구취증 · 구취공포증)의 치료에는 심리적 배려가 필요하다.

표 5-17-1. 구취치료의 필요성(Treatment Needs)

TN1: 설명과 구강관리지도(자가관리 지원)
(이하의 TN2~5에는 모두 TN1이 포함된다)
TN2: 전문적인 구강관리(PMTC), 질환치료(특히 치주치료 등)
TN3: 의과에 소개
TN4: 상담(결과 제시와 설명), (전문적)지도 · 교육
TN5: 정신과, 신경내과 등에 소개

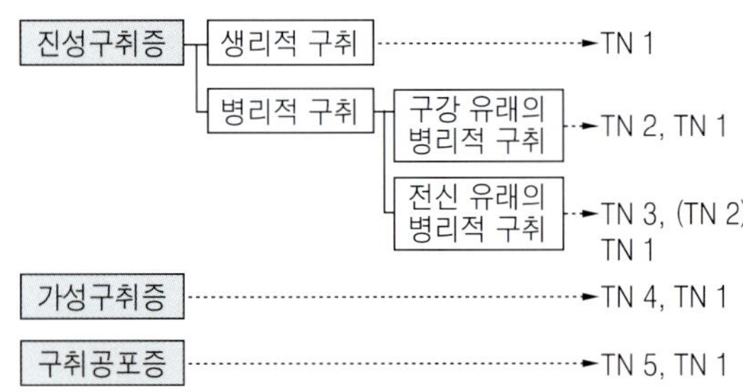

그림 5-17-1. 구취의 진단분류와 대응하는 치료필요성.

1. 생리적 구취의 치료(TN1)

구강환경의 개선(혐기성 균수의 조절)

1) 내용

- 구취 발생의 기전, 구취 발생부위에 대해 교육한다.
- 혀 관리지도(그림 5-17-2, ‘혀의 자가관리법’ 참조)
- 구강관리지도(‘수동칫솔질법’과 ‘보조구강관리용품의 사용법’ 참조)
- 치약의 지도(표 5-17-2)

2) 주의사항

- TN1은 모든 환자에게 실시한다.
- 치약은 막연하게 사용하는 것이 아니라 치과의사의 관리 하에서 사용되어야 한다.

표 5-17-2. 치약과 유효성분

유효성분	상품명
염화아연	하이자크TM
Essential oil	리스테린TM
구루콘산 클로르헥시진	콘쿨〈F〉TM
	라칼트TM

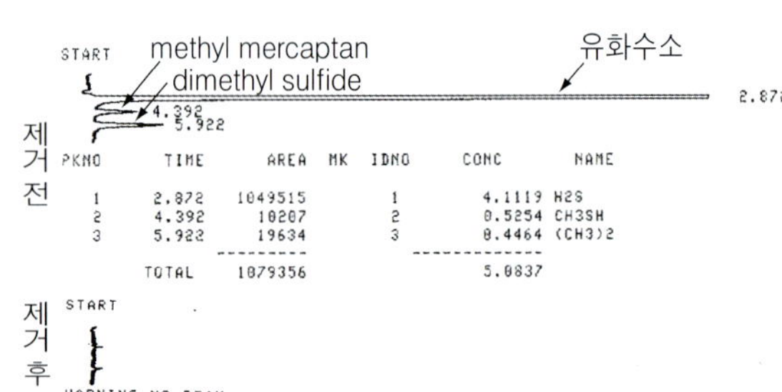

그림 5-17-2. 설태 제거 전후의 구강 내 VSC(Volatile Sulfur Compounds) 농도.

2. 구강 유래의 병리적 구취의 치료(TN2와 TN1)

구취의 원인이라고 생각되는 구강 내 국소요인(질병)을 배제한다.

1) 내용

- 전문가 관리('Professional tooth brushing', 'Professional mechanical tooth cleaning' 참조)
- 치주치료('스케일링 · 치근활택술 방법', '초음파 · 에어 스케일러의 사용법' 참조)
- 불량보철물의 재제작
- 점막질환의 치료
- 구강건조증의 치료('구강건조증의 치료법' 참조)

2) 주의사항

- 사전에 질병과 구취의 관련성(왜 치과치료가 필요한가)에 대한 설명을 충분히 한다.

3. 전신 유래의 병리적 구취의 치료(TN3과 TN1)

내과 의사와 협진이 필요하며 구강 내에 국소요인의 조절도 중요하다.

1) 내용

- 의과(이비인후과, 내과 등)와의 협진
- 필요하다면 TN2도 실시(구강 내 국소요인을 배제)
- 구강건조증의 치료('구강건조증의 치료법' 참조)

2) 주의사항

- 당뇨병과 쇼그렌 증후군 등은 그 자체가 구강 내 국소요인(구강질환)의 위험인자가 된다.

4. 가성구취증과 구취공포증의 치료(TN4 또는 TN5와 TN1)

걱정할 정도의 구취가 아니라는 것을 설명 · 지도하고, 실제 치료는 TN1과 동일하다.

1) 내용

- 환자와 신뢰관계를 형성하고 과학적 근거에 기초하여 설명 한다(상담, 표 5-17-3).
- 환자의 의식과 행동이 변하도록 지원한다.
- 치료를 반복해도 주소의 개선이 보이지 않고 사회생활에 지장을 가져오는 병태라면 정신과와 신경내과와의 협진을 고려한다(구취공포증의 진단).

2) 주의사항

- 환자와 신뢰관계를 확립하기 위해 수용, 지지, 보증하는 자세로 상담에 임해야 한다(간이 정신요법, 표 5-17-4).
- 진단과 치료는 동시에 병행한다.

(宮﨑秀夫)

표 5-17-3. 상담 포인트(예)

· 냄새가 없는 사람은 없다.
· 구취가 가장 강한 때는 아침 기상, 공복 시이다.
· 구취의 대부분의 원인은 입 안에 있다.
· 구취의 원인은 세균이 발생시키는 휘발성 황화합물이다.
· 구취의 주된 발생원은 혀이다.
· 구취의 자기평가는 곤란하다.
· 스트레스는 구취를 증가시킨다.

표 5-17-4. 간이 정신요법

수용: 환자가 말하는 것을 그대로 수용하고 잘 듣는다. 구취가 있다고 믿는 사실을 수용해 준다.
지지: 반드시 환자의 마음을 지지한다. 내원할 때마다 이것을 반복한다.
보증: 검사결과를 바탕으로 반드시 명쾌하게 설명한다.

18 구강건조증 치료법

Point

- 구강건조증의 증례 중에는 구강외과영역팀의 접근이 필요한 경우가 있다.
- 치료의 기본은 대증요법이 주가 된다.
- 구강환경을 건강하게 유지하기 위해서는 자가관리가 중요하다.
- 생활습관과 식습관의 개선을 위한 접근을 병행한다.

1. 원인별 접근법

1) 쇼그렌 증후군에 대한 접근

주로 구강외과영역의 팀 접근법이 중심이다. 최근에는 사리그렌(염산세비멜린)을 이용한 투약치료로 타액분비 효과가 관찰되었다는 보고도 있다.

※염산세비멜린은 타액선의 무스카린수용체를 자극해 타액분비를 촉진한다.

2) 비쇼그렌 증후군에 대한 접근

(1) 진단 과정('구강건조증의 진단' 참조)을 따라 원인을 파악한다.

(2) 약제 복용이 원인이 되어 구강건조증이 발생하는 빈도가 높다. 내과의사와 협진하여 약의 변경과 투여량 · 빈도 등의 변경이 가능한지 상담하는 것도 한 가지 방법이다.

(3) 타액선 이상, 신경장애와 전신성 대사 질환의 유무를 검토한다.

2. 치료법

현재 치료법은 대증요법이 중심이다.

1) 구강관리

(1) 자가관리

- 칫솔질(one-tuft brush, 치실, 치간칫솔의 이용)
- 혀 · 점막관리(설태 제거와 점막보호제의 이용)

(2) 전문가 처치

- 관리하기 용이하도록 구강환경의 개선(불량보철물과 브릿지의 pontic 형태 확인 등)
- PMTC
- 초음파 스케일러에 의한 치주낭 내의 세정
- 글래스 시린지를 사용한 치주낭 내의 세정

  글래스 시린지에 세정액: Oxydol액(2.5~3.5%)(CHX[콘쿨, 웰텍] 등의 약액을 적당량 섞어도 좋다)을 몇 ml 덜어 치주낭 내부를 세정한다.
- 큐렛과 수동 스케일러를 사용해 치태제거와 debridement를 실시한다.

2) 혀 · 점막관리

설태를 제거하고 점막보호제로 점막을 보호한다('구강건조증의 유지 · 관리' 참조).[1]

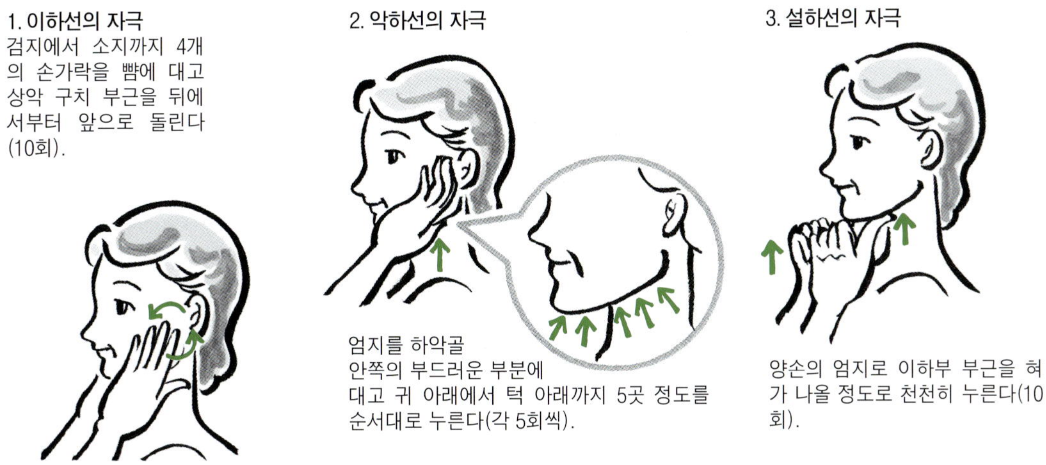

그림 5-18-1. 타액선 마사지 방법.

3) 점막보호제의 이용

점막보호제는 Oral balance, mouth tissue(주로 T&K), oral wet(Yoshida) 등을 사용한다. 의치면에 보호제를 바르면 치조제 점막이 보호된다('혀의 자가관리법' 참조).

4) 생활습관 · 식습관 · 저작습관 확인

구강건조증에 영향을 주는 10가지 항목('구강건조증의 유지 · 관리' 참조)에 대해 확인한다. 그 결과 나온 항목에 대해 개선하거나 경감하는 대책을 마련한다.

5) 한약의 병용

자주 사용되는 한약으로 백호가인삼탕, 자음강하탕, 십전대보탕 등이 있다. 예컨대 백호가인삼탕의 용법 · 용량은 9g/일, 3회, 2주간 처방한다. 3~6개월에 걸쳐 복용하여 개선을 기대하는 것이 좋다. 상세한 내용은 문헌[2]을 참조한다.

6) 방습장치의 이용

Moisture tray(상악 의치의 구개부에 보수성 재료[스폰지 등]를 넣고 보습한다)가 고안되었다.

7) 타액선 마사지, 혀 체조, 구강 체조

구강 수복을 위해 타액분비를 촉진하는 것도 한 가지 방법이다.

(1) 타액선(이하선과 악하선) 마사지: 이하선부와 악하선부를 손가락과 손으로 가볍게 압박하면서 마사지한다(그림 5-18-1). 상세한 내용은 문헌[3]을 참조한다.

(2) 혀 체조 · 구강 체조: 혀 체조란 혀를 전후좌우로 움직이거나 혀끝으로 입 주변을 둥글게 핥는 행동이다. 구강 체조란 입의 개폐와 입술을 내밀거나 오므리는 등의 운동이다. 상세한 내용은 문헌[4]을 참조한다.

8) 구호흡의 개선

(1) 비질환의 유무를 확인한다.

(2) 비호흡이 가능한지, 구순을 닫을 수 있는지 확인한다.

(安細敏弘)

참고문헌

1) 安細敏弘，小川治夫，竹原直道：舌苔を除去するための新しい器具．歯界展望，101(4)：869～872，2003.
2) 柿木保明，西原達次：舌診入門．ヒョーロン，東京，2001，pp. 190～194.
3) 北原　稔，白田チヨ(編)：健口体操1・2・3，新企画出版，東京，2003，pp. 1～4.
4) 松田裕子(編)：口腔ケア健康ガイド．学建書院，東京，2002，pp. 82～86.

19 Mouth guard 제작법

Point

- 운동을 하는 사람 중, 치아교합이 잦은 사람은 연습이나 시합 중에 치아와 구강에 외상을 입을 기회가 많다.
- 그 결과 치아의 상실과 악골의 골절, 연조직에 장애를 입을 가능성이 있다.
- Mouth guard를 장착하면 그 위험성을 낮출 수 있다.

1. Mouth guard의 종류(그림 5-19-1)

- 스포츠용품점에서 판매되는 열가소성 mouth form type을 가장 쉽게 볼 수 있다.
- Custom made type은 시트 압접 타입이 주로 많이 사용된다. 시트 재료는 에틸렌초산비닐중합체(EVA), 오레핀계, 스틸렌계 등의 소재가 사용되고 있다.

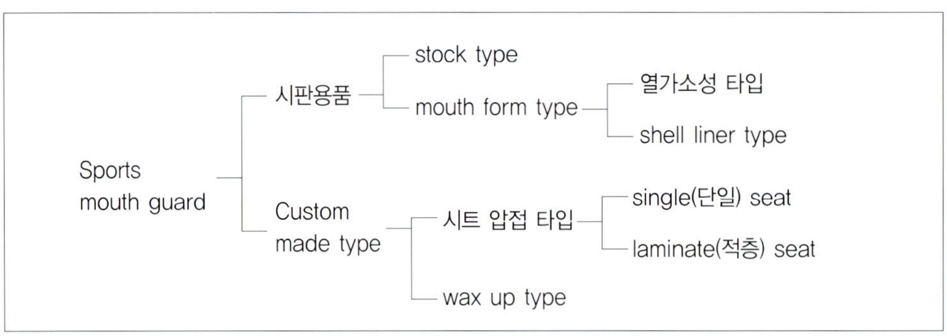

그림 5-19-1. Mouth guard의 종류.

2. 가열흡입기에 의한 기본 제작방법

1) 제작 전 구강검사

- 치아우식증과 치주 질환 등의 치료가 필요하다면 그것을 우선한다.
- 치아와 구강을 중요하게 생각하는 의식을 갖게 해 mouth guard를 자발적으로 장착하도록 한다.

2) 상악 모형의 제작

- 알긴산인상으로 치은협이행부까지 인상채득하고 경석고모형을 제작한다.
- 중절치가 모형 기저면에 대해 수직이 되도록 트리밍한다(그림 5-19-2).

3) 외형 설정

- 연필로 모형에 외형선을 그리면 시트를 압접한 후 내면에 외형선이 복사되어 트리밍이 쉬워진다.
- 순협측은 소대를 충분히 피하고 치은협이행의 최심부에서 2mm 정도 떨어뜨려 설정한다(그림 5-19-3).
- 구개측은 발음 · 발성의 문제, 구토감 등의 위화감을 고려하고 구치부는 치경선을 따라 구개 전방은 중절치 절단에서 제2대구치 원심까지 길이 1/4을 덮도록 한다(그림 5-19-4).

4) 시트 가열

- 시트를 가열하고 시트 테이블에서 15~20mm 내려왔을 때 압접한다(그림 5-19-5). 이 상태보다 빠르면 적합이 불량하고 너무

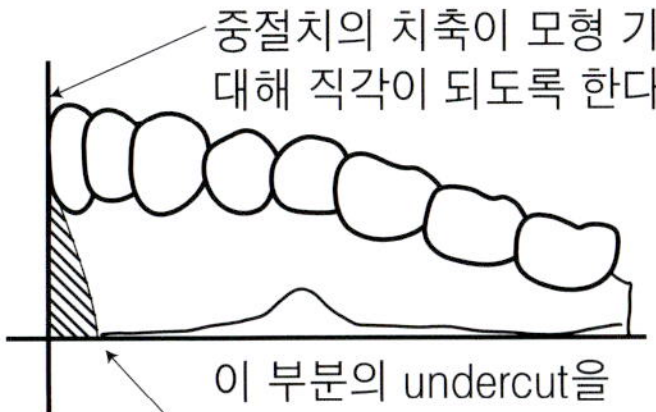

그림 5-19-2. 모형 트리밍.

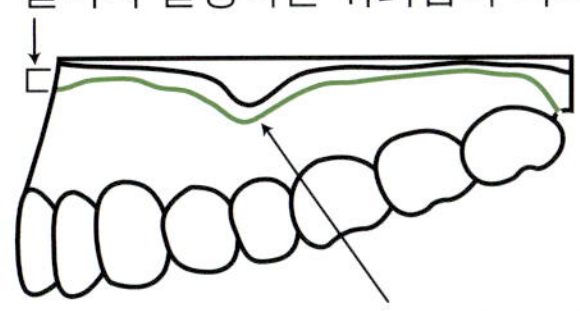

그림 5-19-3. 협측 외형선 설정.

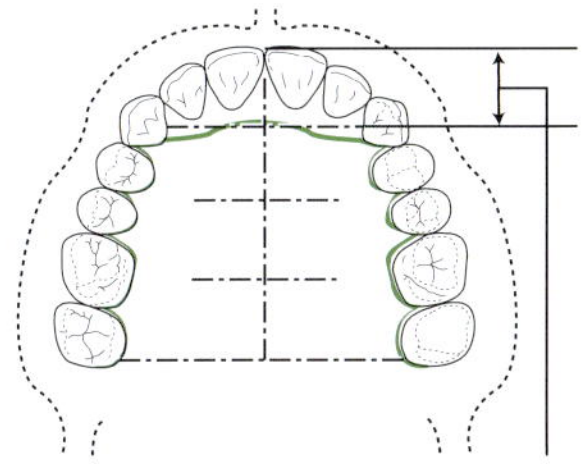

그림 5-19-4. 구개측 외형선의 설정.

가열하면 표면이 거칠고 악취가 날 가능성이 있다.

5) 시트 압접

- 가열흡입기로 시트를 압접하고 동시에 손가락으로 구개부와 교합면을 압접해 적합을 맞춘다.

6) 시트 자르기

- 시트가 충분히 식어 경화하면 가열흡입기에서 제거하고 성형된 시트의 외형선을 따라 자른다.

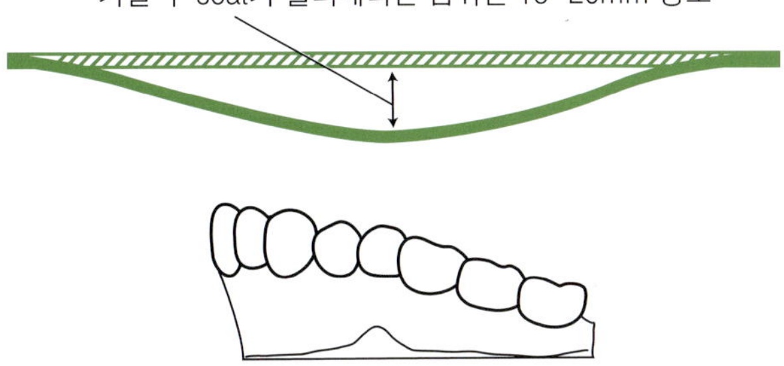

그림 5-19-5. Seat 가열상태의 기준.

7) 구강 내 조정

- 구강 내에 장착하여 구토감, 발음장애가 없도록 조정한다.
- 협측은 각을 둥글게 하고 구개측은 치은과 자연스럽게 이어지도록 한다.
- 이 상태에서는 전치부가 벌어지므로(그림 5-19-6) 교합면만 가열 연화해 가볍게 교합시키고 하악에 찍어(imprint) 하악 치열 전체가 균등하게 접촉하도록 조정하고 완성한다(그림 5-19-7).

3. Mouth guard에 대한 보건지도

Mouth guard는 민감한 구강 내에 장착하는 장치이므로 위화감을 동반하는 경우가 많다. 그러므로 자신의 치아와 구강을 지키기 위해 스스로 노력하도록 지도하는 것이 중요하다.

① 운동 시 치아와 구강에 외상을 입을 수 있고 치아 상실, 악골 골절, 연조직의 장애를 일으킬 수 있다.
② Mouth guard를 장착하면 그 위험성을 줄일 수 있다.
③ Mouth guard를 장착하면 구토감, 발음장애가 나타나는 경우가 있다.
④ 위화감은 어느 정도 조정할 수 있고 사용하다 보면 서서히 개선된다.
⑤ 치아우식증과 치주질환은 장착 전에 치료를 종료한다.
⑥ 사용빈도, 발달과정, 나이에 따라 재제작하는 기간에 차이가 있다.
⑦ 정기적으로(1년에 2회 정도) 검사를 받는다.

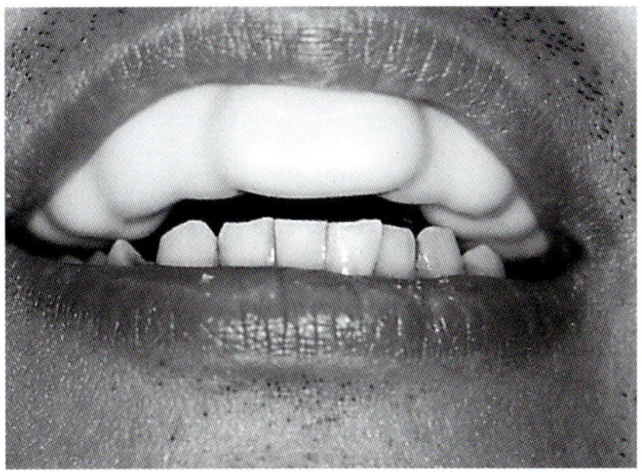

그림 5-19-6. 교합면 조정 전.

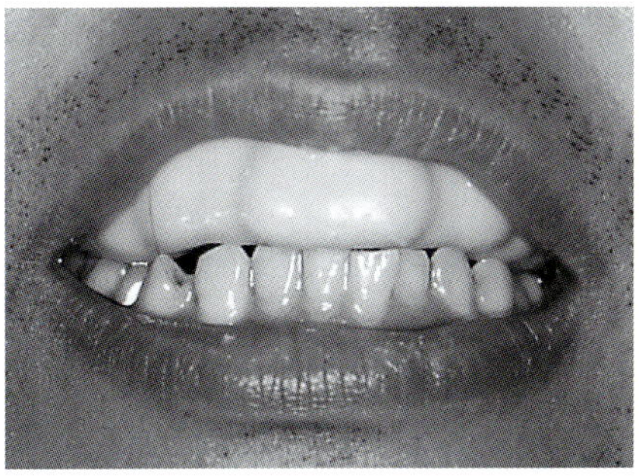

그림 5-19-7. Mouth guard의 완성.

20 섭식 · 연하장애의 수복

Point

섭식 · 연하장애는 구개열처럼 악 · 안면영역의 형태이상, 뇌졸중과 신경 · 근계의 이상, 연령 증가에 따른 기능감퇴로 발생한다. 원인을 파악한 후 다른 의료직종과 연계해 치료 · 수복한다.

- 음식을 사용하지 않는 간접훈련
- 음식을 사용하는 직접훈련
- 다른 의료직종과 연계

〈수복 시 주의사항〉

- 현질환의 파악 · 하루 동안 신체의 변동을 고려 · 안전성 확보
- 즐거운 식사를 위한 배려 · 팀접근(Team approach)의 연계
- 가족과 간병인의 부담에 대한 배려 · 지도 · 훈련방침의 통일

1. 식사환경 지도

- 자세는 상체가 수직인 좌위를 기본으로 한다(그림 5-20-1).
- 잘못 삼키는(오연) 기왕력이 있는 경우는 증상을 보고 목을 뒤쪽으로 젖힌다.
- 목을 뒤쪽으로 젖힐 때도 고관절 · 슬관절은 90°를 유지한다.
- 발 뒤에 힘을 주고 버티게 한다.
- 식사 도구(숟가락과 접시 등)는 잔존기능을 발휘하는지 확인한다(그림 5-20-2).

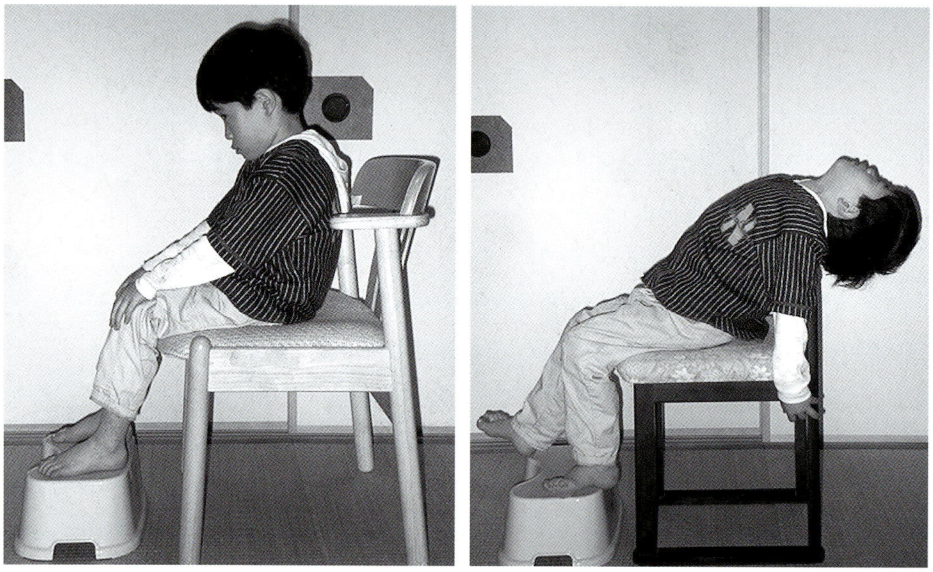

그림 5-20-1. 좌측은 섭식 시 기본자세, 우측은 떨어지기 쉬운 위험한 자세.

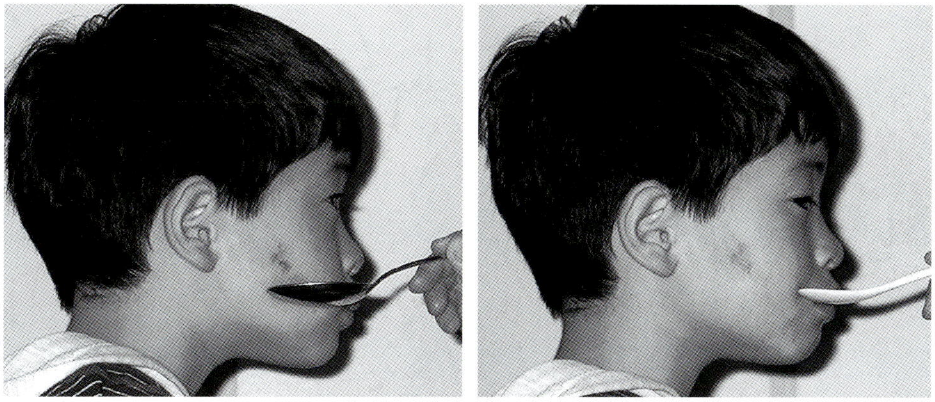

그림 5-20-2. 식사기구의 선택: 큰 수저는 입 안쪽까지 들어간다.

2. 식사내용 지도

- 저작기능 · 연하능력에 맞는 형태의 음식을 제공한다.
- 구강 내에서 응집성이 있고 타액과 쉽게 섞이며 점막에 잘 들러붙지 않는 음식일수록 연하하기 좋다.
- 잘게 썰린 음식은 응집성과 혼합의 용이성 등에 문제가 있어 섭식 · 연하장애의 수복에는 부적합하다.
- 구강 · 인두 내에서 유동하기 쉬운 액체일수록 잘못 삼킬 수 있으므로 수분을 섭취할 때는 증점제를 사용하는 경우가 많다.
- 식사는 생활 속에서 즐거운 행위이므로 맛과 형태가 환자의 식욕을 돋울 수 있도록 배려한다.

3. 간접훈련법

- 섭식 · 연하장애가 심각한 환자는 간접훈련부터 시작한다. 경구섭취가 가능한 환자도 치료를 한다.
- 환자에게 장애가 되는 기능을 회복시켜 주고 대상기능을 높이기 위해 실시한다.
- 구륜근 · 설근 · 협근 · 폐구근 등에 수동적 또는 능동적인 훈련을 하고 자기타액을 반복 연하함으로써 기능의 회복을 기대한다.
- Supralottic swallow 멘델존법 등 대상적 연하훈련도 증상에 맞게 지도한다.

4. 직접훈련법

- 연하에 문제가 없고 안전성이 확인된 상태에서 실시한다.
- 혀의 눌러 부수는 기능, 구치의 저작기능은 음식을 이용한 기능회복을 목적으로 하는 경우가 많다.
- 고령자의 경우에도 기능장애를 고려하여 이유식을 할 경우 음식형태를 결정할 때 참고할 수 있다.

5. 추가 – 의료연계

- 경구섭취로 영양을 확보할 수 없는 환자에게 호스 영양공급을 실시하는 경우가 있다. 전신관리를 포함해 주치의와의 연계가 반드시 필요하다.
- 다른 의료직종과의 팀 접근이 기본이며 각각 전문분야를 두고 치료에 임한다(표 5-20-1).

표 5-20-1. Team approach의 참가자

· 주치의	· 영양사
· 의사	· 언어청각사(ST)
· 치과의사	· 이학요법사(PT)
· 간호사	· 작업요법사(OT)
· 치과위생사	

(萉島弘之)

21 성인 · 고령자의 섭식 · 연하장애의 수복

Point

- 육체적뿐만 아니라 정신적 노화 예방도 고려한다.
- 전신적 기능향상과 함께 섭식 · 연하기관의 기능개선을 기대할 수 있다.
- 의치는 훈련용 장치, 구강위생관리는 섭식 · 연하훈련의 일환이라고 해석할 수 있다.
- 식사는 영양과 수분 공급뿐만 아니라 즐거움이 동반되어야 한다.

1. 의식의 노화 예방

일단 섭식 · 연하장애를 갖게 되면 외출하거나 대화할 기회가 없고, 주간에는 앉아만 있는 등 매일의 생활이 단조로워지기 쉽다.

- 날씨가 좋은 날은 햇빛을 받고 창문을 열어 밖의 공기가 들어오게 한다. 본인이 대답을 하든 말든 말을 거는 배려가 반드시 필요하다.
- Short stay, day service 등 사회적 자원을 활용한다. 의료기관으로의 통원은 간병인에게 부담이 되겠지만 본인에게 외출하는 기회가 되는 통원행위는 수복의 일환이 될 수 있다.

2. 전신기능의 노화 예방

계속 누워 있거나 휠체어에 앉아 생활하면 몸의 뒷부분이 계속해서 압박된다. 그 결과 전신의 혈액순환이 잘 이루어지지 않아 기능과 정신 양면에 노화를 초래한다.

- 몸의 뒷부분을 개방하기 위해 복와위를 취하도록 한다. 혈액순환을 위해 등, 허리, 하지 후면에 걸쳐 술자는 손바닥을 컵 모양으로 오므려 가볍게 퐁퐁 소리가 나도록 가볍게 두드린다(고타법, 그림 5-21-1). 복와위가 곤란하다면 측와위에서 실시해도 좋다.
- 평소 계속 누워 있다면 좌우로 번갈아 눕게 해주고, 계속 앉아 있다면 서있을 수 있도록 도와준다. 이러한 항중력 자세를 취하는 것으로도 침하성 폐렴 예방, 구축예방, 근력유지를 기대할 수 있다. 그 때 기립성 저혈압을 고려하여 서서히 상체를 일으켜 세운다.

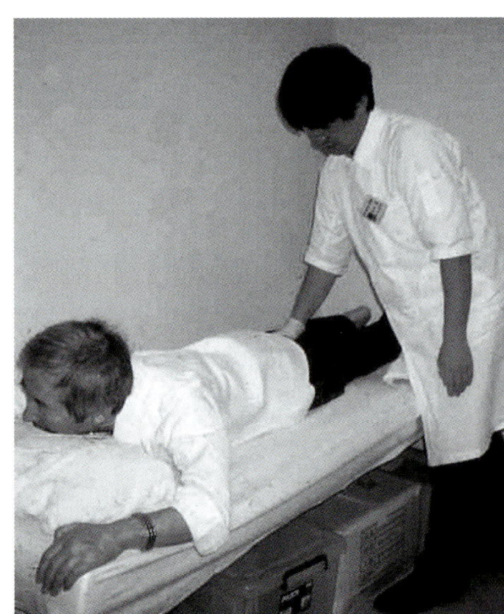

그림 5-21-1. 복와위 고타법. 체간 후면의 혈액순환, 복근, 흉근의 강화를 목적으로 본 방법을 시행한다.

3. 구강기능의 노화 예방

감정의 기복이 없어지거나 평소 즙 형태의 식사를 하는 경우에 표정근과 저작근, 연하관련 근에도 노화가 오게 된다.

- 스트레칭 훈련: 뺨을 부풀리거나 혀를 내밀고 구순을 뾰족하게 하는 스트레칭 운동을 한다. 혼자서 할 수 없다면 간병인의 도움을 받아 실시한다(그림 5-21-2).
- 교합훈련: 상하 치아를 탁탁 여러 차례 부딪히는 tapping 운동을 실시한다. 평소 사용하지 않는 의치도 훈련용 의치로써 그 때만이라도 장착하고

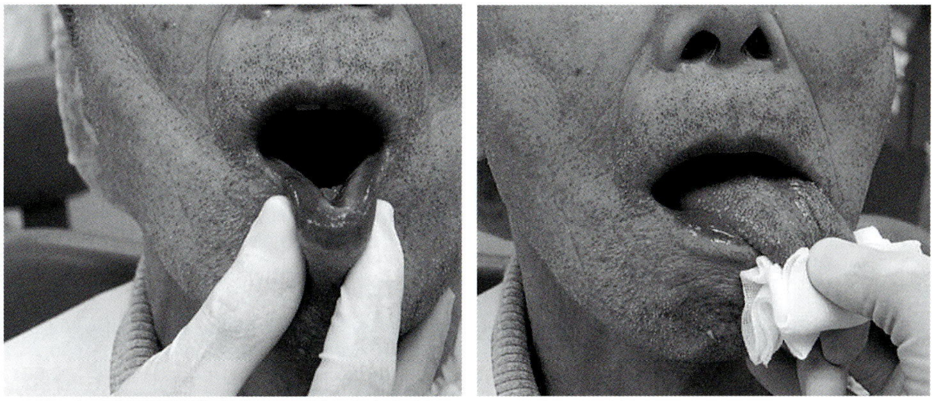

그림 5-21-2. 구강 스트레칭 훈련. 구순(좌측 그림), 혀(우측 그림)에 대해 타동적으로 스트레치한다.

저작근의 노화 예방을 위해 교합을 훈련한다.

- 구강위생관리: 치아뿐만 아니라 치은, 혀, 구개점막을 칫솔과 스폰지 브러시로 만져주면 구강기관의 감각을 자극하게 되고 치료의 의미를 갖는다.

4. 경관영양관리의 요양자(호스로 영양공급을 받는 사람)

경관영양관리 하에서 전면적으로 경구섭취가 이루어지지 않는 사람은 경구섭취자보다 폐렴 이환율이 높다.

- 연하장애의 의학적 위험은 진단 항에서 언급한 기준으로 판단한다(64쪽 참조). 영양과 수분공급의 목적이 아니라 구강기능과 정신적 노화 예방을 위해 경구섭취의 의의는 크다.
- 젤라틴 젤리: 가장 먼저 선택되는 고형식이 1.6% 젤라틴 젤리이다. 잘못 삼켰다 해도 18도 이상에서 용해되므로 안전성이 높다.
- 자세: 30도 앙와위로 몸이 앞쪽으로 굽어진 자세가 가장 잘 삼킬 수 있는 자세라고 한다.[1] 그 자세를 기본으로 해 경과가 양호하다면 좌위로 이행한다.
- 형태: 인지작용이 중요하다. 미각과 촉각뿐만 아니라 그릇에 담을 때에 신경을 써 시각을 자극하고 수증기를 이용해 후각을 자극한다.
- 말걸기: 묵묵히 경구섭취를 보조하는 것이 아니라 아무리 반응이 없더라도 말을 걸어 정서적 반응을 유도하면서 간병한다. 그러는 동안 자연스럽게 환자의 사소한 반응을 알아차리게 된다.

5. 심리적 지원

식사는 저영양 및 탈수상태의 위험예방뿐만 아니라 즐거움을 동반해야 한다. 저마다 기준이 다른 입원시설에서 어느 부분까지 개별적으로 대응할 수 있는가가 관건이다.

(植田耕一郎)

참고문헌

1)藤島一郎：脳卒中の摂食・嚥下障害，医歯薬出版，東京，1998.

22 감염증 예방대책

Point

- 모든 환자의 혈액 · 체액은 병원미생물에 오염되어 있다고 간주하는 포괄적인 감염책을 감염증 예방대책의 기본으로 한다.
- HBV를 불활성화할 수 있는 멸균 · 소독법은 대부분의 병원미생물에 유효하다.

1. 기본 예방대책(감염원 대책)

1) 환자

- 환자의 병력 파악(바이러스성 간염, 결핵 등)
- 환자의 구강을 세정하여 구강미생물의 수를 감소시킨다.

2) 의료종사자

- 손을 확실하게 세척 · 소독하고, 손목시계와 반지를 착용하지 않는다.
- 비말감염되는 질환(인플루엔자 등)이 있을 때는 진료하지 않는다.

2. 감염경로 대책

- 장갑, 마스크, 방호용 고글을 착용하고 Head rest에 1회용 커버를 장착한다.
- 기구는 멸균된 제품을 사용한다.
- 마취약 카트리지의 재사용은 엄금한다.
- 환자의 체액이 묻은 손으로 여기 저기 만지지 않는다.
- 주사바늘의 뚜겅을 닫을 때는 주사의 진행방향에 손가락을 올리지 않는다.
- 사용 후 기구는 HBV에 유효한 소독약으로 1차 소독한 후 세척한다(표 5-22-1).
- 세척한 기구는 기구에 맞는 적절한 방법으로 멸균한다(표 5-22-2).
  Air turbine, three-way 시린지 등 멸균 처리할 수 없는 기구의 표면오염처리는 글루타르알데히드를 적신 거즈로 덮은 후 물이 묻은 거즈로 충분히 닦아낸다.

3. 숙주 감수성 대책

- 의료에 종사하는 사람은 정기적으로 간염 바이러스마커검사를 한다.
- HBV 마커에 음성인 사람은 HBV 백신을 접종한다.

4. 감염성 폐기물 처리

- 감염성 폐기물은 법에 의거해 분리수거한 후 적절하게 처리한다(표 5-22-3; 그림 5-22-1).
- 사용한 주사바늘은 비관통 내충격성 용기에 보관 · 폐기한다.

5. 바늘에 찔리는 사고 대책

- 바늘에 찔린 직후 해당부위의 혈액을 눌러 흐르는 물로 씻는다.
- 0.5~1% 차아염소산나트륨액(가정용 표백제로 대용 가능)에 5분간 창상부를 담근다.
- 진료소 책임자에게 신속하게 보고한다.
- 감염원이 되는 환자의 정보를 수집한다.
- 신속하게 부상자에게 채혈을 실시하고 바이러스마커(HBV, HCV, HIV 등)검사를 한다.

표 5-22-1. 소독약의 적용

소독약 명칭	대상 미생물								소독 대상물			
	일반세균	MRSA	녹농균	매독 spirochaeta	결핵균	진균	HIV	HBV	금속기구	비금속기구	점막	피부
글루탈알데히드(스테리하이드®)	○	○	○	○	○	○	○	○	○	○	×	×
차아염소산나트륨(퓨알렉스®)	○	○	○	○	△	○	○	○	×	○	△	△
포르말린	○	○	○	○	○	○	○	○	△	△	×	×
소독용 에탄올	○	○	○	○	○	○	○	×	○	○	×	○
속건성 소독제(웰파스®)	○	○	○	○	○	○	○	×	×	×	×	○
포비든요오드(이소진®)	○	○	○	○	○	○	○	×	×	×	○	○
염화벤잘코늄(오스반®)	○	△	△	○	×	×	×	×	○	○	○	○
크롤헥시진(히비텐®)	○	△	△	○	×	×	×	×	○	○	×	○

○=유효 ○=사용 가능 △=충분한 효과를 못 얻을 수 있다 △=주의해서 사용 ×=무효 ×=사용 불가능

(岸下雅通 기타: 간호미생물학. 제2판, 의치약출판, 동경, 2001, p14. 일부 변형)

표 5-22-2. 치과용 기구의 멸균(소독)법

기구 명칭	멸균(소독)방법
거울, 탐침, excavator, 연성충전기, 발치겸자 등	①
솜, 거즈	①
리머, 파일	①, ② 또는 ③ (주1)
urbine head, contra angle	①, ② 또는 ④ (주2)
플래스틱 제품	②
글래스기구	⑤

① 고압증기멸균(autoclave): 121℃, 20분간 이상(1kg/cm²의 가압하) ② 에틸렌옥사이드가스멸균(EOG멸균)
③ 포르말린 ④ 글루탈알데히드 ⑤ 건열멸균: 180℃ 이상에서 1시간 이상
주1: 고온에 둔화되는 것은 ② 또는 ③ 으로 멸균(소독)
주2: 고압증기멸균이 불능인 것은 ② 또는 ④ 로 멸균(소독)

표 5-22-3. 감염성 폐기물의 구분

감염성 산업폐기물(특별관리 산업폐기물): 사용한 주사바늘, 혈액부착기구 등
감염성 일반폐기물(특별관리 일반폐기물): 사용한 거즈, 조직 조각, 발거치아 등

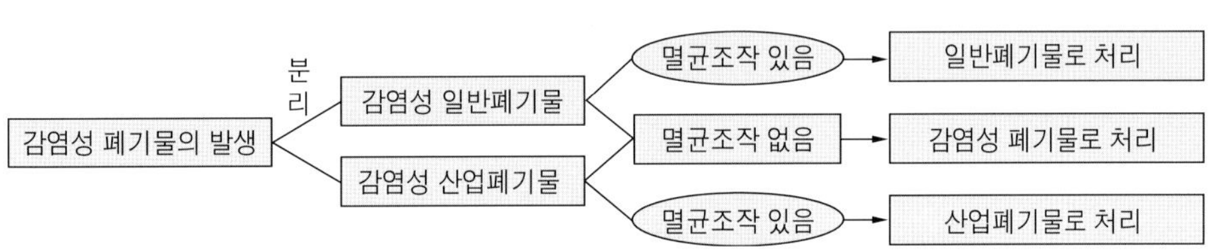

그림 5-22-1. 감염증 예방대책.

• 부상자 본인은 HBs 항원 음성이고 감염원이 되는 환자가 HBs 항원 양성인 경우에는 48시간 이내에 의사의 진찰을 받고 HB 면역 글로블린 투여를 검토한다.
• HIV 양성 환자에 의한 사고의 경우(또는 의심이 되는 경우)에는 똑같이 의사에게 진찰을 받고 항레트로바이러스제의 투여를 검토한다. • 바이러스마커, 간기능 등의 검사를 정기적으로 받는다.

(廣瀨公治)

SECTION

6

관 리 편

치료의 성패를 좌우하는 요인으로서 유지 · 관리는 매우 중요하다. 본 편은 유지 · 관리에 관한 내용으로 우선, '정기구강검진 system' 부터 살펴보고 그 다음으로 영 · 유아기, 학령기, 노인 · 전신질환자, 지적 장애인의 구강관리 실제에 대해 살펴 보겠다. 그리고 교정, 치주질환, 구취, 구강건조증, 기타 신체적 호소자의 상태별로 유지 · 관리법에 대해 살펴 보도록 하겠다.

1 정기구강검진 system의 구축

Point

- 정기구강검진 system을 구축하는 목적은 환자에게 지속적이고 효과적으로 자가관리와 보조적 구강관리방법을 제공하기 위해서이다.
- 장기적으로 환자 정보를 관리하기 위해서 컴퓨터의 활용은 필수적이다.
- 기능적으로 유지 · 관리 치료를 진행하기 위해서는 ① 스태프의 역할분담, ② 정기구강검진 시 점검 항목, ③ 정기구강검진 간격의 결정에 대해 체계화할 필요가 있다.

1. 컴퓨터를 활용한 환자 정보의 관리(표 6-1-1; 그림 6-1-1, 2)

- 다양한 환자 정보를 체계적으로 관리하기 위해서 컴퓨터를 이용하여 데이터 베이스를 관리하면 효과적이다.
- 컴퓨터를 다루기 위한 지식이 필요하다.

2. 내원 시 역할분담(표 6-1-2)

- 치과의사가 모든 치료를 총괄하고 지시한다.
- 담당의사(담당 치과위생사)를 결정하는 것이 바람직하다.
- 치과위생사의 역할이 매우 중요하다.

3. 치료방침의 결정(표 6-1-3, 4)

- 과거의 정보와 비교하면서 예후를 예측한다.
- 생활습관의 변화에 대해서도 주의를 기울인다.
- 의료수용도의 향상을 항상 주시한다.

표 6-1-1. 컴퓨터를 이용한 환자정보 관리시스템의 장 · 단점

장점	스태프간 환자의 정보를 공유할 수 있다. 구강 내 상태의 변화를 시각적으로 볼 수 있다. 정기구강검진 간격의 관리가 정확하게 이루어진다. 정보를 즉시 인쇄할 수 있다. Back-up이 가능하다.
단점	시스템의 유지 · 관리에 많은 시간이 필요하다

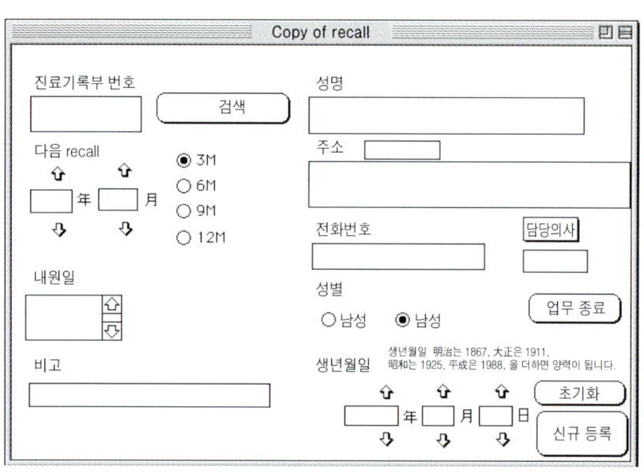

그림 6-1-1. 환자정보관리 시스템(정기구강검진 간격 관리) 화면.

치과정기검진 통지

지난 번 내원하셨을 때에 알려드렸던 정기검진 시기가 돌아왔습니다.

오는

월 일 ( )오전 · 오후 시 분

에 구강 상태를 검진하고 치석제거 등의 구강관리를 위해 내원 바랍니다.
(1층 15번 구강보건과)
사정상 내원이 곤란한 경우에는 이틀 전까지 연락바랍니다. 진찰권 번호도 알려 주십시오.

전화번호: 06-6879-2350 업무시간: (월~금)오전 10시~12시

565-0871 吹田시 山田구 1번 8호
오사카대학치학부 부속병원구강보건과
담당 ( )

그림 6-1-2. 정기구강검진 통지 엽서의 일례.

표 6-1-2. 정기구강검진 시 진료과정과 스태프의 역할분담

	치과의사	치과위생사	기타 스태프
진료과정 ↓	(방사선사진 촬영)	진찰 정기구강검진 기간 중 문제점 확인 생활습관 확인 전신상태 확인 구강 내 상태와 구강관리상태 확인, 구강 내 사진의 촬영	환자 정보의 관리 정보의 입력 서류 인쇄 정기구강검진 통지엽서 작성
	진단 · 처치방침 결정		
	환자에게 설명 현재의 상태, 처치방침		
	치과위생사에게 지시	구강 위생 관리지도(칫솔질 교육; TBI: Teeth Brushing Instruction)	
		전문가 구강 위생 관리(PTC: Professional Tooth Cleaning PMTC: Professional Mechanical Tooth Cleaning)	
		불소 도포	
	처치 – 치아우식증 치료, 교정, 치주 치료, 보철물의 수정 등		
	정기구강검진 간격의 결정		
	환자에게 자가관리의 중요성 설명		

표 6-1-3. 정기구강검진 시 확인항목

목적	검사내용
급성증상	치주질환, 치아파절, 기타
생활습관	흡연, 음주, 간식섭취, 설탕섭취량(치주질환, 치아우식증의 위험인자)
칫솔질습관	횟수, 시간, 기타 구강 관리용품 등의 사용 여부, 치약, 사용 칫솔의 변화
전신상태	건강상태 확인(고혈압, 당뇨병 등), 복용약제의 변경(치은비대, 구강건조의 원인이 되는 약제)
구강 내 전반	치태, 치석 부착상태, 치은의 상태(형태, 색, 출혈, 배농, 부착치은의 폭)
치주조직	치주낭 깊이, 탐침 시 출혈(BOP: Bleeding on Probing), attachment level, 동요도
치아우식증	이차 치아우식증, 인접면 치아우식증, 치근 우식증
수복상태	수복물, 보철물, 임플란트(변연부 상태, 교합면의 마모, 조기접촉, 파손, 이탈, 관리 상태)
교합상태	전체적으로 교합이 안정적인지 확인
방사선검사 (필요한 경우)	치조골 수준, 치조경선, 치근막강, 근첨병소, 분기부 병소 6개월 마다 파노라마 촬영
구강 관리상태	치태조절 record(PCR; Plaque Control Record)에 의한 평가
의료수용도	환자가 유지 · 관리의 중요성을 인식하고 있는가? 자가관리를 지속할 수 있는 기술과 의욕이 있는가?
생화학 · 세균검사	타액검사, 치은열구액, 세균검사

표 6-1-4. 정기구강검진 간격의 결정

정기구강검진 간격	결정요인
단기(1개월 이내)	배농을 확인한다. 탐침 시 출혈(BOP: Bleeding on porbing) 부위가 여러 곳에 존재한다. 치태조절이 곤란한 부위가 존재한다. 구강 관리상태가 불량하다. 전신질환이 있다(증상을 조절할 수 있다면 정기구강검진 간격을 연장한다). 의료수용도가 낮다.
기본(약 3~4개월)	구강 내에 문제가 없고 구강관리상태가 양호(PCR〈30을 기준). 의료수용도가 어느 정도 높다.
장기(약 6개월~1년)	구강 내에 문제가 없고 구강관리상태도 매우 양호(PCR〈10을 기준)하고 의료수용도도 높다 (생화학 · 세균검사 결과도 양호).

(田中宗雄)

2 영 · 유아기의 구강관리

Point

- 영 · 유아기는 유치와 유치열이 형성될 뿐만 아니라 성장의 기초를 만드는 시기이기도 하다.
- 현재의 구강 내 상태뿐만 아니라 미래의 성장을 고려한 구강관리가 필요하다.
- 환아와 보호자에게 충고와 연계가 중요하다.

1. 구강관리의 포인트

1) 건강한 유치와 유치열을 형성하는 데 중요한 시기

(1) 유치 치아우식증의 예방 · 관리

- 유치가 점차 맹출하고 그에 따라 치아우식증 위험이 높은 치아와 부위도 변화한다(그림 6-2-1).
- 식후에는 구강 관리 습관을 갖도록 하고 보호자가 칫솔질을 마무리하도록 한다.
- 시기에 따라 불소를 활용하도록 한다.

(2) 영구치의 치열부정 · 교합 이상의 예방

- 유치열의 완성과 함께 치열부정과 교합 이상이 분명해진다.
- 영구치열 형성에 영향을 미치는 불량습관을 제거한다.

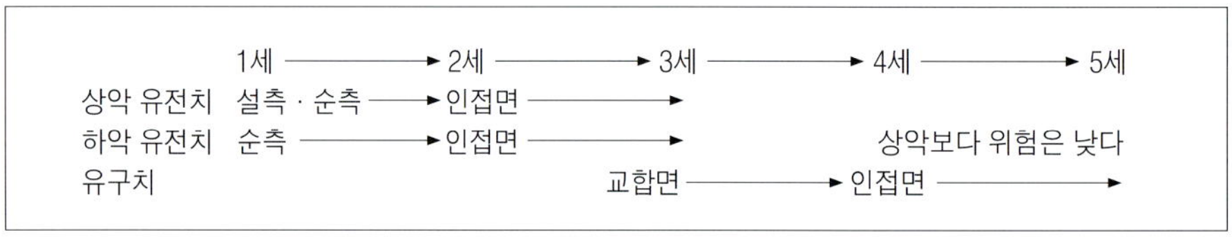

그림 6-2-1. 연령에 따른 유치 치아우식증발생 위험부위의 변화.

2) 생활습관을 확립하는 시기

- 영아 · 유아기는 구강관리의 기초를 설립하는 시기로써 이때 형성된 구강관리습관, 식습관은 미래의 습관이나 기호에 큰 영향을 미친다.
- 단 음식을 자주 섭취하지 않는 식습관을 형성하는 것이 중요하다.

3) 건강한 영구치와 영구치열을 형성하는 기초마련의 중요한 시기

- 보호자에게 유치의 질병 · 이상은 영구치에 영향을 미친다는 것을 충분히 인식하도록 한다.

2. 부모수첩과 연동

보호자는 치과진찰 시 지참한 부모수첩을 참고로 아이의 성장발달을 확인하거나 구강검진과 상담을 받는다. 부모수첩에는 손가락 빨기, 우유병의 사용시기, 간식방법, 칫솔질 습관 등에 대해 기재되어 있으므로 내용과 관련된 조언을 제공한다.

① 모유와 우유병의 사용은 1년 6개월을 기준으로 중지하도록 조언한다.

② 정신적으로 안정된 수면을 취하기 위해서 손가락을 빠는 경우가 많은데, 3세 까지는 경과를 지켜보다가 4세 이후는 영구치열

에 영향을 미칠 수 있으므로 자연스럽게 중지하도록 지도한다.

③ 간식은 3번의 식사로 다 섭취하지 못한 영양을 공급해 주고 휴식과 즐거움을 제공해 줄 수 있다. 시간과 양을 정한 후 단맛이 적은 음식을 선택하도록 조언한다.

④ 구강검진 시에 반대교합, 상악 전돌, 과개교합, 개교, 총생 등에 대해 지적받은 적이 있는지 확인할 필요가 있다. 상순 소대와 설소대의 이상도 자주 발견되므로 정중이개와 발음에 영향을 주는지 확인하도록 한다.

3. 연령에 따른 유지 · 관리(그림 6-2-2)

1) 유아기

이 시기의 식사는 우유(모유)와 이유식이며 타액의 분비량도 많기 때문에 치태는 잘 부착되지 않는다.

2) 1~2세 영 · 유아

유치열이 거의 완성되어 성인과 비슷한 식사를 하게 된다. 따라서 치태부착과 치아우식증 발생의 위험이 높다. 칫솔질은 물론 식생활 지도도 필요하다. 불소도포를 시작하는 시기이다.

3) 3~5세의 미취학 아동

자아가 싹트고 뭐든지 혼자서 하려는 시기이므로 아이의 자아를 존중하면서 구강관리습관을 몸에 익히도록 한다. 그러나 아이 혼자서 치태를 제거하기는 어려우므로 보호자가 지속적으로 칫솔질을 마무리할 수 있도록 지도한다.

유아기
① 유치의 맹출기에는 거즈와 면봉을 사용해 치아를 닦는다.
② 구강 내에 칫솔을 삽입하는 것이 익숙해지도록 한다. 연습용 모조 칫솔의 이용도 유효하다.
③ 식후에는 물을 마시도록 하고 구강 내에 음식물 잔사가 남지 않도록 습관을 만들어 준다.
④ 이유식을 줄 때는 수저와 젓가락을 함께 사용해 보호자로부터 치아우식원인성 균이 감염되지 않도록 주의한다.

⇩

1~2세 영 · 유아
① 보호자가 영 · 유아의 칫솔질을 정리해주도록 한다.
② 성인의 말을 이해할 수 있게 되면 아이에게도 칫솔을 쥐게 하고 구강관리습관에 흥미를 갖도록 한다. 단, 칫솔질 정리는 필요하다.
③ 아이 스스로 칫솔질을 할 때에는 횡마법의 칫솔질법이 적당하다.
④ 이미 치아우식증이 있거나 다량의 치태 부착, 빈번한 수유, 야간 수유, 빈번한 간식 등으로 치아우식증 위험이 높다고 판단되는 아이에게는 식생활도 꼼꼼하게 지도한다.
⑤ 1세 경 치아우식증 호발부위는 상악 유전치부이며 유구치의 맹출과 함께 유구치 교합면의 우식도 주의한다.

⇩

3~5세의 미취학 아동
① 절단교합상태에서 협측의 안쪽부터 닦고 설측은 입을 벌려 닦도록 한다. 치태염색제를 사용해 치태부착을 눈으로 확인시켜 동기부여를 한다. 또한 이때부터 불소 배합 치약의 사용과 불소 양치가 가능하다.
② 칫솔과 함께 치실의 사용도 권장한다.
③ 진료실에서는 정기적으로 불소 도포를 실시한다. 유구치와 조기맹출된 제1대구치에는 치면열구전색 처치를 한다.
④ 치아우식증 호발부위는 상악 유전치부와 유구치 교합면 · 인접면, 특히 제1유구치의 원심면과 제2유구치의 근심면에 주의한다.

그림 6-2-2. 연령에 따른 유치 치아우식증발생 위험부위의 변화.

(村田유카리)

3 학령기의 구강관리

Point

- 초등학생부터 중학생까지는 영구치 치아 우식증, 치은염 · 치열부정 · 교합이상 예방이 매우 중요한 시기이다.
- 식습관과 구강관리 습관이 자립하는 시기이며 좋은 보건습관이 정착되도록 환자 스스로 문제해결능력을 부여하는 방향으로 조언을 할 필요가 있다.

1. 구강관리의 포인트

1) 건강한 영구치와 영구치열을 형성하는 데 중요한 시기

(1) 영구치 치아우식증의 예방 · 관리

영구치가 점차 맹출하고 그에 따라 치아우식증 발생 위험이 높은 치아와 부위도 변화한다(그림 6-3-1). 맹출 직후의 영구치를 보호하기 위해 불소(자가관리에는 불소 배합 치약과 불소 양치 지도, 전문가 처치에는 불소 치면 도포)를 사용한다. 칫솔질 방법은 시기에 따라 지도내용에 변화를 준다. 예를 들어 치아우식증 위험이 높은 부위의 칫솔질법과 치실 등의 구강관리용품을 사용하도록 조언한다.

(2) 치은염의 예방 · 관리

초등학생 때부터 치은염이 증가하고 치석의 침착이 관찰되기 시작한다. 적절한 칫솔질로 조기에 조절이 가능한 질환이라는 것을 이해시키고 올바른 칫솔질을 할 수 있도록 지도한다. 이때 눈으로 확인할 수 있는 질환이라는 특징을 사용하면 유용하다.

(3) 치열부정 · 교합이상의 예방 · 교정

영구치의 맹출과 함께 치열부정의 예측이 가능하고 치열의 완성과 함께 교합이상도 분명해진다. 불량습관의 제거와 조기 대처를 통해 예방 가능한 경우도 있지만 교정치료의 필요성을 결정하는 시기이기도 하다.

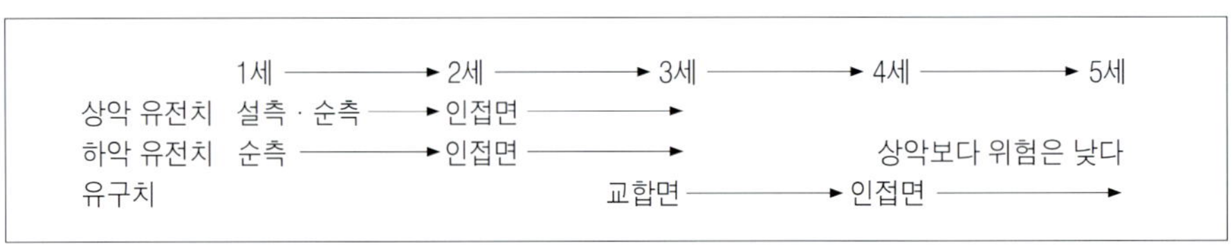

그림 6-3-1. 연령에 따른 영구치 치아우식증 발생위험 부위의 변화.

2) 생활습관을 자립하는 시기

(1) 기호의 변화에 따른 간식 · 식사의 불균형에 대한 조언

기호식품이 다양해지고 분명해지는 시기로 단 음식의 과잉섭취로 구강질환이 유발될 수 있고, 편식은 영양 불균형을 일으킬 수 있으므로 적절한 조언을 한다.

(2) 칫솔질 습관

모든 생활습관이 자립하는 시기로 구강관리의 기본인 칫솔질에 관한 구강관리습관에 대한 적절한 조언이 필요하다.

(3) 학업의 본격화, 사회성의 확대로 구강관리습관이 흐트러질 수 있어 조언이 필요

학업이 바빠지면서 친구관계와 행동범위도 확대된다. 이 시기에 구강관리습관이 무너질 수 있으므로 적절한 조언이 필요하다.

2. 학교 구강검진과 학교 구강보건활동의 연동

구강검진 결과를 치과의원에 지참하는 경우가 있으므로 지역사회나 정부 사업 등의 대처에 연동하도록 한다. 또한 학교 구강보건 활동의 일환으로 칫솔질 지도와 불소 양치 등을 실시하고 있으므로 그러한 내용을 배려한 유지 · 관리가 필요하다.

3. 연령에 맞는 maintenance

초등학교 1~3학년

① 제1대구치 치아우식증(특히 교합면): 불소 사용, 치면열구전색, 칫솔질(보호자에 의한 마무리)
② 상악 전치부 치아우식증(특히 치경부, 설면 소와): 불소 사용, 치면열구전색, 칫솔질(보호자에 의한 마무리)
③ 치은염(특히 하악 전치부와 치열부정부): 칫솔질, 치실 사용
④ 치석(특히 하악 전치부 설측 치경부): 칫솔질, 치석제거
⑤ 유치의 조기상실과 만기 잔존: 영구치 맹출 공간 확인과 발치
⑥ 상순소대의 부착위치, 과잉치, 유합치
⑦ 불량습관(특히 손가락 빨기, 구호흡, 이상연하습관)
⑧ 식사 · 간식조사
⑨ 치태 부착 상태
⑩ 칫솔질 습관 조사

↓

초등학교 4~6학년

① 제1대구치 치아우식증(특히 근심 인접면: 제2유구치 탈락 시에는 충분한 관찰이 필요): 불소 사용, 치면열구전색, 칫솔질, 치실 사용
② 상악 전치부 치아우식증(특히 인접면): 불소 사용, 칫솔질, 치실 사용
③ 소구치 치아우식증(특히 교합면): 불소 사용, 치면열구전색, 칫솔질
④ 치은염: 칫솔질, 치실 사용
⑤ 치석: 칫솔질, 치석제거
⑥ 유치의 조기상실과 만기 잔존: 영구치 맹출 공간의 확보와 발치
⑦ 불량습관(특히 입술 깨물기, 혀습관, 이상연하습관, 구호흡, 손톱 물어뜯기, 뺨 물기)
⑧ 악관절이상
⑨ 식사 · 간식조사: 간식에 대한 대처
⑩ 치태 부착 상태
⑪ 칫솔질 습관 조사: 스스로 칫솔질하고 치실을 사용할 수 있도록 문제 해결형 지도가 필요

↓

중학생

① 제2대구치 치아우식증(특히 교합면, 근심 인접면, 협측): 불소 사용, 치면열구전색, 칫솔질, 첨단칫솔, 치실 사용
② 상악 전치부 치아우식증(특히 인접면): 불소 사용, 칫솔질, 치실 사용
③ 소구치 치아우식증(특히 인접면): 불소 사용, 칫솔질, 치실 사용
④ 치은염: 칫솔질, 치실 사용
⑤ 치석: 칫솔질, 치석제거
⑥ 불량습관(특히 입술 깨물기, 혀습관, 이상연하습관, 구호흡, 손톱 물어뜯기, 뺨 물기)
⑦ 악관절 이상
⑧ 식사 · 간식 조사: 단 음식물 섭취 빈도 조사
⑨ 치태 부착상태: 제2대구치 협측 치태에 주의
⑩ 칫솔질 습관의 조사: 제2대구치 협측 칫솔질은 입을 살짝 닫은 상태에서 칫솔이 들어갈 공간을 충분히 확보할 수 있도록 지도한다.

그림 6-3-2. 연령에 따른 유지 · 관리.

(荒川浩久)

4 노인 · 전신질환자의 구강관리

Point

- 노인의 경우 잔존치가 적고 구강점막 또는 의치에 문제가 많다.
- 소수의 잔존치도 치석 · 치태의 부착으로 관리가 어렵다.
- 전신질환자는 몸 상태가 좋지 않고 구강관리가 철저하게 이루어지지 않아 불결해지기 쉽다.
- 구강관리 소홀에 따른 건강장애를 예방하기 위해 철저한 구강관리가 필요하다.

1. 노인의 구강관리

포괄적 개념: 구강관리를 포함하는 예방 · 치료 · 수복이라는 일관된 체계를 이해한다.

노인 치과학이라는 분야가 확립되어 노인의 구강관리는 간병의 일부가 되고 있다.

1) 구강관리를 위한 검진(그림 6-4-1)

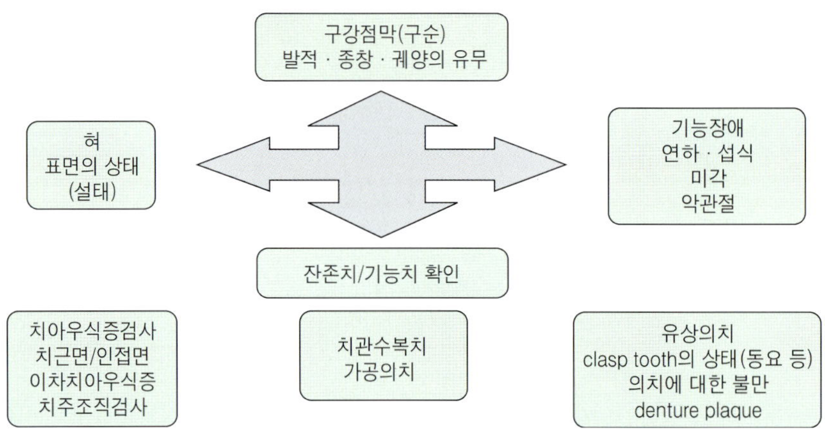

그림 6-4-1. 구강관리를 위한 검진.

2) 구강관리지도

물리적(mechanical) 관리: 구강 내와 의치

⇕ 칫솔 · 치간칫솔 · tongue cleaner · 치실

스폰지 칫솔 · 의치용 칫솔 등을 사용한다.

⇩ 화학적(chemical) 관리: 포비돈요오드 등을 사용한다.

물리적 위생관리용품을 병용한다.

- 치태가 의치의 점막면에 부착해 있을 때 전용 의치세정제와 의치용 칫솔을 사용하여 제거한다.
- 잔존치에 치석이 있다면 치과의사 · 치과위생사가 치석을 제거한다.
- 구강위생관리는 1일 4회, 취침 전과 식사 후 음식물 잔사나 치태를 완전히 제거한다.
- 오연성 폐염*의 방지

간호 · 간병현장에서 구강관리에 대한 배려

*오연성 폐염: plague 세균이 혈액 내 흐르다 심장 판막 등에 부착하여 폐염이 일어난 것.

표 6-4-1. 대표적 전신 질환

	주요 병명	주의사항
혈액질환	백혈병	치은출혈 · 점막하혈종 · 출혈반의 검사, 급성 괴사성 치은염
	혈우병	출혈의 기왕력, 출혈경향, 간염, HIV 기왕력 확인
순환기질환	고혈압증 심근경색 협심증 판막질환	혈압(수축기 · 확장기) 부정맥, 복용약제의 종류(항응고제) 모니터링
소화기질환	간염 위절제	바이러스성 간염, 약물성 간장애, 황달 · 간경변의 유무, 출혈경향 빈혈, 종양 마커(CEA, AFP)
호흡기질환	기관지천식(소아)	발작 시 대처, 스테로이드제 투여 유무, 모니터링
비뇨기질환	신우신염 · 신부전	신성 고혈압증 등의 합병증
대사성질환	당뇨병	혈당치 조절, 공복 시 혈당치, 합병증, 인슐린 의존형(비의존형)
알레르기	만성 관절 류마티스	스테로이드제 장기투여, 합병증, 심폐기능
	약물 알레르기	약진의 기왕력
정신 · 신경성 질환	간질	발작의 조절
감염성 질환	AIDS	감염예방

구강 세균의 양을 조절하고 노인의 생명과 연관된 오연성 폐염을 예방한다.

2. 전신질환자의 구강관리

여기에서 전신질환자란 치과진료 시에 주의해야 할 질병을 갖고 있는 대상자라고 정한다.

주의할 질병은 ① 혈액 질환, ② 순환기 질환, ③ 호흡기 질환, ④ 소화기 질환, ⑤ 비뇨기 질환, ⑥ 대사성 질환, ⑦ 알레르기 질환, ⑧ AIDS와 같은 감염증 등이다(표 6-4-1).

주의할 질환을 갖는 대상자를 진찰 · 문진한 결과

⇨ 대상자가 안정상태에 있을 때 일반 구강관리(스케일링 · PMTC를 포함)

⇨ 소견이 있을 때 모니터링(혈압 · 심박 · 심전도 · 호흡 등의 관리)이 충분히 가능한 대학병원, 구강외과병원과 치과의사회가 거점해 있는 치과진료소에 의뢰

조기 관리로 철저한 PMTC

치태조절이 습관적으로 확실하게 이루어질 수 있도록 조언하고 지도한다.

표 6-4-2. 혈액수치

백혈구수	2,200 / μℓ	(3,500 ~ 9,700)
적혈구수	341만 / μℓ	(439 ~ 577)
혈소판수	4.1 / μℓ	(14.0 ~ 37.9)
Hb	9.1 g / dℓ	(13.6 ~ 18.3)
Ht	27.7 %	(40.4 ~ 51.9)

(03.6.20 검사 이하 생략)

3. 장기관찰의 증례

1) ○○○(58세, 남성)

병명: 간경변, 혈소판 감소증의 기왕

치은 출혈을 주요 증상으로 하고 예방치과 수진. PCR치도 높고 개선이 보이지 않음. 치태조절이 불량함. 기왕력의 확인으로 원질환임을 확인(소화기 내과 수진 중). PMTC를 정기적으로 실시하고 포비든요오드로 세척, 치은증상은 경감되고 있다. 현재도 계속 수진(약 14년 경과)(표 6-4-2).

(松平文朗)

참고문헌

1)弘田克彦・他：プロフェッショナル・オーラル・ヘルス・ケアを受けた高齢者の咽頭細菌数の変動．日本老年医学会雑誌，34：125～129，1997．

2)永竹　毅：日和見感染としての誤嚥性肺炎．*Geriat. Med.*，35，：179～182．1997．

3)上田　実(編)：別冊医学のあゆみ，知っておきたい口腔からみた全身疾患の知識．医歯薬出版，東京，1999，

4)岡田弥生：高齢期の口腔ケア．一橋出版，東京，2002，p. 92．

5 지적 장애인의 구강관리

Point

- 지적 장애인의 구강관리 목적은 치아우식증과 치주 질환을 예방하고 즐거운 식생활이 가능하도록 하는 데 있다.
- 구강 관리방법에는 기질적 구강관리와 기능적 구강관리가 있다.
- 기질적 구강관리란 치아, 점막 등에 대한 전문 구강 관리와 치아우식증과 치주 질환은 물론 오연성 폐렴 등의 감염증을 예방하는 것이다.
- 기능적 구강관리란 섭식 · 연하, 발성 · 발어 시에 사용하는 구강 기관의 기능 관리를 목적으로 한다.

1. 지적 장애인에게서 보이는 구강의 문제점

1) 감각 이상(과민)

- 이유 전부터 이유기에 걸쳐 먹는 것 이외에 손과 장난감을 사용한 입놀이가 적고 감각 · 운동 부족이 되기 쉽다.
- 양육 시에 부적절한 자극이 반복된 경우에도 과민해지는 원인이 될 수 있다.
- 과민증상이란 자극된 곳을 중심으로 몸 전체가 긴장하는 증상이다.
- 과민은 몸의 중심일수록 남기 쉽고 구순과 구강 내는 특히 과민증상이 강하게 나타나는 부위이다.
- 과민증상이 있으면 구강관리를 받기가 곤란하다.

2) 치열부정(개교)

- 섭식기능의 발달이 늦어지기 때문에 유치가 맹출 된 후에도 장기간에 걸쳐 수유, 우유병의 사용, 손가락 빠는 증상이 계속해서 나타나며 치열부정, 특히 개교가 생기기 쉽다.
- 구강주위근의 저(低)긴장 등이 있는 경우에도 개교가 나타나기 쉽다.

3) 섭식장애(편식)

- 음식물에 장애를 보이는 경우가 있는데 무리하게 강요하지 않는 범위에서 동기를 부여해 점점 개선해 간다.
- 자폐증은 음식물 기호에 강한 장애를 보이는 편식이 나타나며 '흰 밥밖에 먹지 않는다'. '야채를 일체 먹지 않는다' 등 영양 면에서 문제해결이 쉽지 않다.

4) 섭식기능장애

- 섭식기능을 관장하는 뇌간부와, 관련된 근육 · 신경의 장애로 섭식기능발달에 지연을 보이게 된다.
- 내부 환경인자와 함께 건강한 아이들이라면 수용할 수 있는 적절한 외부 자극(외부 환경인자)이 부족해 통째로 삼키기, 홀짝홀짝 먹기, 혀돌출, 전치로 갉아먹지 못함 등의 섭식기능장애가 생긴다.

5) 언어발달지체

- 연령수준보다 언어의 발달이 늦어지는 상태를 보인다.
- 지적 장애와 자폐증의 경우 언어발달지체를 보이게 되는데 그 원인으로는 정신발달의 지체 외에 청각장애, 구강형태이상(구개열 등)의 영향도 생각할 수 있다.

2. 구강관리의 견해

- 치아우식증과 치주 질환을 방지하고 음식의 맛을 잘 느낄 수 있으며 즐거운 식생활이 되도록 하는 것이 구강관리의 목적이다.
- 구강관리를 중심으로 한 치아우식증과 치주 질환의 예방만이 최종목표는 아니다.
- 지적 장애가 있는 경우는 특히 기능에 지연과 이상을 보이는 섭식 · 연하 · 언어기능에 보다 효과적인 접근과 관리가 필요하다.

3. 구강관리방법

1) 기질적 구강관리

- 기질적 구강관리란 치아, 점막 등에 대한 전문적인 구강관리와 치아우식증과 치주 질환은 물론 기타 감염증을 예방하는 것이다.
- 심각한 중복장애로 전신상태가 불량한 경우에는 구강 내 세균이 호흡기 질환 발생의 원인이 될 가능성이 있으므로 호흡기 질환의 예방을 위해서도 기질적 구강관리는 중요하다.
- 기질적 구강관리는 구강관리를 중심으로 구강관리의 필요성과 방법을 본인과 양육자에게 지도하는 데서 시작된다.
- 지적 장애로 인해 의사소통이 곤란하더라도 가능한 본인에게 자극을 주는 것이 중요하다.
- 구강관리에 관해 양육자의 관심이 부족하면 다발성 치아우식증과 심각한 치주 질환이 발생한 경우가 많다.
- 스포츠 음료의 과잉섭취는 치아의 부식을 증가시키므로 치아우식증과 치주 질환뿐만 아니라 생활 전반에 관한 보건지도가 중요하다.

(1) 과민, 거부하는 경우

- 과민증상과 심리적 거부를 보이는 경우에는 칫솔을 사용하기가 곤란하며 무리하게 강요하면 거부반응이 심화되는 원인이 된다.
- 보호자의 손가락을 치은에 접촉시켜 촉각에 익숙해지도록 하고(탈감각), 칫솔을 완구 대신 입으로 놀게 해 입 주변의 자극을 수용할 수 있도록 하는 것부터 시작한다.
- 손가락과 칫솔을 치은에 접촉시킬 때에는 갑자기 전치부에 갖다 대지 말고 구치부부터 차례로 중심에 가까워지도록 진행한다.

(2) 구강관리용품의 사용

- 구강관리를 거부하는 경우에는 칫솔의 모가 부드러울수록 시도하기 좋다.
- 부드러운 칫솔도 거부하는 경우에는 거즈를 손가락에 말아 닦거나 스폰지 칫솔 등을 이용한다.
- 칫솔에 길들여지면 서서히 단단한 것으로 교환하여 관리효과가 높은 타입으로 바꾼다.
- 말을 잘 들으면 기타구강관리용품(치실, 치간칫솔), 세정제 등의 사용법도 지도한다.

(3) 구강관리의 습관화

- 구강관리를 습관화시켜 '구강관리는 상쾌하고 즐겁다' 라는 인식을 심어주는 것이 필요하다.
- 옆에서 거들기, 모방, 말걸기 등으로 접근해 혼자 할 수 있도록 한다.
- 손가락의 움직임이 둔해 효율적인 관리동작이 불가능한 경우에는 전동칫솔을 사용하는 것이 좋다.

2) 기능적 구강관리

- 기능적 구강관리란 먹거나(섭식 · 연하), 말할(발성 · 발어) 때에 사용하는 모든 구강 기관의 기능 관리를 목적으로 한다.
- 기능장애와 관련된 신경 · 근육에 자극을 주고 식사 관리도 포함해 접근해 간다.
- 섭식 · 연하기능, 언어기능의 향상을 목적으로 정확한 기능평가에 기초해 관리를 할 필요가 있다.

지적 장애인의 기능적 관리에 주로 이용되는 대표적인 방법을 소개한다.

간접훈련(섭식기능요법)

(1) 검래빙(Gum laving)(치은마사지에 의한 연하촉진법)(그림 6-5-1)

연하반사가 곤란한 경우에 마사지로 자극해 타액분비를 촉진하고, 타액을 연하하는 연습을 한다.

(2) 구순훈련(그림 6-5-2): 구순폐쇄가 불완전하거나 구순의 움직임이 불량한 경우에 실시한다.

수동적 자극법(스스로 할 수 없는 경우에 보호자가 실시하는 방법)

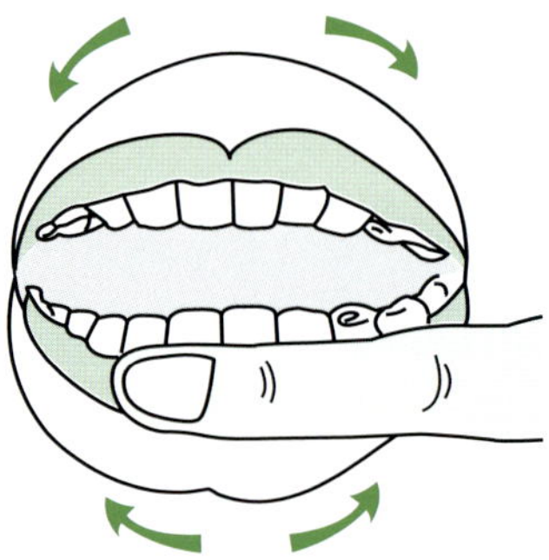

그림 6-5-1. 검래빙(Gum laving).
① 턱을 잡고 입을 살짝 다물게 한다.
② 보호자의 손가락 배부분을 치경부에 대고 전치부에서 구치부를 향해 문지른다.
③ 후방에서 되돌아올 때에 힘을 주지 않는다.
④ 구강을 좌우 사등분하여 진행한다.

(3) 뺨 훈련(그림 6-5-3): 저작기능부전(협근의 긴장이상, 연하 후 구강전정에 음식물 잔사가 보이는 경우에 실시한다)

(4) 혀 훈련(그림 6-5-4): 혀 기능부전(눌러 부수는 기능부전, 저작 기능부전의 경우에 실시한다)

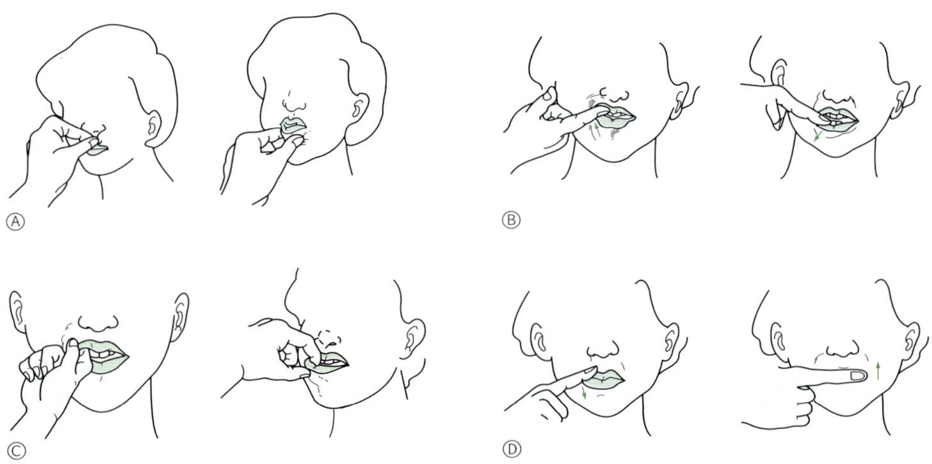

그림 6-5-2. 구순훈련.
Ⓐ 구륜근을 근섬유 주행에 대해 직각으로 접는다. 상하 입술을 각각 3등분해 1/3씩 손가락으로 잡는다.
Ⓑ 입술과 치은 사이에 검지를 넣고 입술을 바깥쪽으로 부풀린다. 상하 입술을 2등분해 실시한다.
Ⓒ 검지의 배부분을 입술부분에 대고 상순은 상방으로 밀어올리고 하순은 하방으로 밀어내린다.
Ⓓ 검지의 배부분을 입술부분과 피부 경계에 올려 전치를 가볍게 누르듯이 밀어 올린다(내린다).

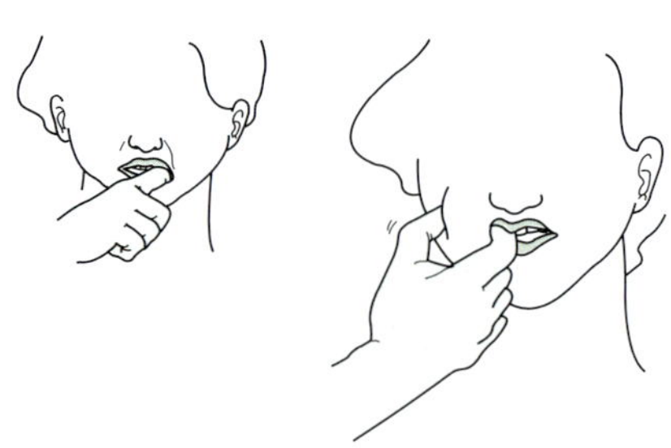

그림 6-5-3. 뺨훈련. 구각에서 보호자의 손가락을 밀어 넣고 협근을 부풀리거나 오목하게 한다.

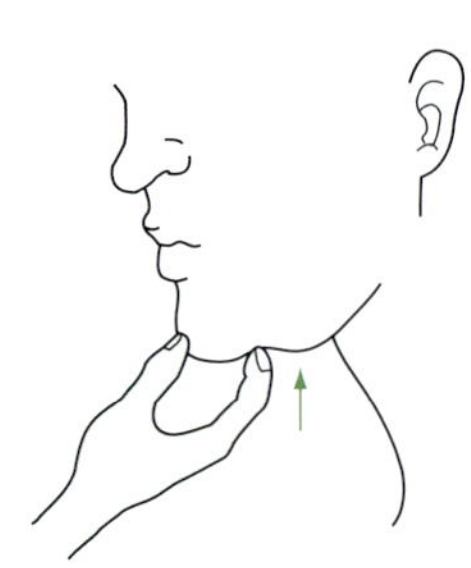

그림 6-5-4. 혀훈련.
① 입술을 다문 상태에서 얼굴을 하전방으로 향하고 경부의 근육을 이완시켜 준다.
② 귀 하방부위 바로 뒤를 위로 밀어 올린다(여유 있게 10회 정도 실시한다).

수동적 훈련법: 구외법

직접적 훈련(섭식기능요법)

(1) 미각자극법(연하촉통법)

- 거식, 오연 등의 원인으로 경구섭취가 불가능한 상태가 개선되어 앞으로 경구섭취를 시작하는 단계에 실시한다.
- 하순 내측에 단맛 등(본인이 좋아하는 맛)을 소량 바르고 맛 자극으로 자극성 타액(주로 이하선 타액)의 분비와 혀운동을 촉진한다. 턱을 잡고 연하를 확인한다.

(2) 포식 · 연하훈련

입을 다물면서 가능한 입술을 사용해 섭식 · 연하할 수 있도록 두경부의 안정 유지와 턱 · 입술의 협조동작을 도와준다.

(3) 저작훈련

- 입 중앙에서 구치열을 따라 섬유가 강한 막대형 음식(육포, 말린 과일 등)의 저작운동을 시도한다.
- 전치로 한 입만큼의 양을 베어 먹는 연습도 구치의 연마운동을 순조롭게 진행하기 위해 중요하다.

(4) 수분 섭취 훈련

- 수분 섭취기능은 고형식을 섭취하는 기능과 다르게 발달하며 그 작용기전도 다르다.
- 입술을 닫은 상태에서 상하순 사이에 수저를 가로로 넣어 상순을 물에 적셔가면서 수분을 구강 내에 넣고 연하하도록 한다.

(田村文譽)

참고문헌

1) 金子芳洋編：食べる機能の障害．医歯薬出版，東京，1987，pp. 56～57.

2) 全国歯科衛生士教育協議会監修：最新歯科衛生士教本　高齢者歯科．医歯薬出版，東京，2003.

6 교정환자의 유지 · 관리

Point

- 문제점: 치아우식증 · 치주 질환의 위험이 증가[1]
- 교정장치의 장착으로 인해 구강 내 자정작용과 위생상태가 저하된다.
- 교정력으로 치아의 이동과 동통이 발생하며 저작기능이 저하되며 타액분비량도 감소된다.
- 반면 유리한 점은 오히려 예방관리에 대해 받아들이기가 쉽다는 것이다.
- 또한 자신의 구강에 대한 관심이 증가하여 동기부여가 향상된다.
- 정기적인 내원과 검진이 필요하다.

1. 교정장치 장착 전

- 치아우식증의 위험 진단
- 예방관리 프로그램 제시
- 치면열구전색
- 치아우식증 치료와 부적합 보철물의 수정
- 치은의 염증 개선

2. 장치의 장착 중

1) 전문가 처치

(1) PMTC(또는 PTC)

철거할 수 있는 장치는 철거해 실시한다.

탈회부위와 노출된 치근면에는 입자가 미세한 연마제를 사용한다.

- Paster를 사용한다.
- 브라켓, 밴드와 치은 사이, 와이어와 치면 사이, 총생부위 등에 주의가 필요하다(그림 6-6-1, 2).

(2) 불소 도포

- 개인별 구강 상태에 따라 연 3~6회 정도
- 성인도 대상으로 한다.

(3) 치면 열구 전색

- 소구치는 발치의 적응치가 아닌지 주의한다.
- 교정 중에는 러버댐 방습이 곤란하므로 교정장치 장착 전에 실시한다.
- 장치를 장착 시 구강관리가 어려운 부위인지를 판단할 필요가 있다.

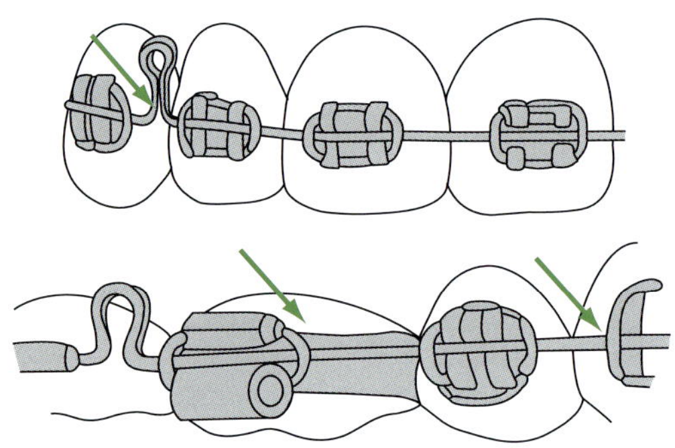

그림 6-6-1. 구강위생관리가 필요한 부위.

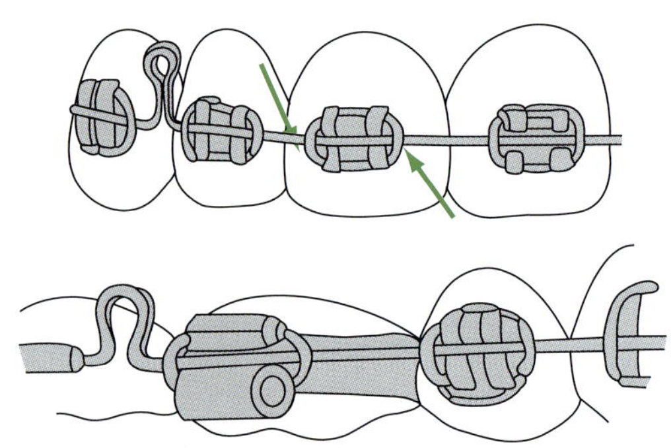

그림 6-6-2. 브라켓 주위의 PMTC.

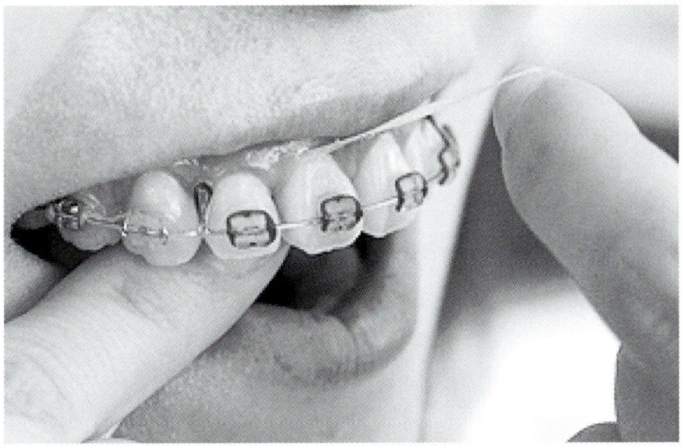

그림 6-6-3. 치실의 사용.

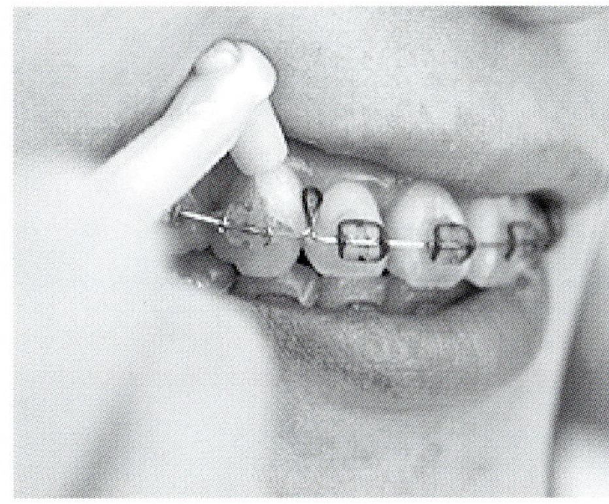

그림 6-6-4. 치간칫솔의 사용.

2) 자가관리

(1) 칫솔의 지도

- 설측 교정은 특히 관리가 곤란하며 거울로 구강상태를 확인하기도 힘들다.
- 치아의 이동과 장치의 변경에 따라 관리방법도 변화시킨다.
- 보호자에 의한 확인이 필요한 경우도 많다.

(2) 구강관리용품의 지도

- 치간칫솔: 인접면과 와이어 하방 치면의 구강관리
- 치실: 치실 threader를 사용해 치간부를 통과시킨다(그림 6-6-3).
- 첨단칫솔: 와이어 아래 치면과 인접면, 최후방구치의 원심(그림 6-6-4)

사용하는 구강관리용품의 수가 너무 많으면 오래 지속할 수 없다. ⟶ 최소한의 용품을 선택한다.

(3) 불소 이용의 지도

- 불소 배합 치약 ⟶ 사용량: 완두콩 정도, 헹구기: 소량의 물로 1회
- 불소 이온스프레이 • 불소 양치

사용 후 30분은 음식을 피하도록 지도한다.

(4) 식생활 지도

- 시험, 사회생활, 업무 스트레스 및 불규칙한 생활
- 무의식적으로 섭취하는 간식과 음식에 주의(껌 · 엿, 음료 등)
- 점도가 높은 음식은 피한다.

강요하지 않고 환자(보호자)가 스스로 목표를 설정하도록 한다.

3. 보정 중

- 장치 철거 ⟶ 구강 내 자정력증가 ⟶ 위험 감소
  ⟶ 동기부여 저하 ⟶ 위험 증대
- 설측 유지장치의 경우는 multi-브라켓과 똑같은 주의, 관리가 필요하다.

종합적으로는 교정장치의 제거 후 위험이 반드시 감소되는 것은 아니다.

세심하고 지속적인 관리가 필요.

(三重幸惠, 伊藤博夫)

참고문헌

1) Hamasaki T. et al.: Influence of treatment with multi-appliance on caries risk in orthodontic patients. *Dentistry in Japan*, 40 : 85~88, 2004.

7 치주질환의 관리 · 유지

Point

- 치주질환의 예방 · 치료결과를 유지하려면 지속적인 치주 관리 · 유지가 반드시 필요하다.
- 진료실에서의 정기적 관리뿐만 아니라 가정에서 자가관리에 대한 동기부여도 중요하다.
- 정기적인 검진과 자가관리를 지속하기 위해서는 환자의 강한 동기부여가 필요하다. 그러기 위해서는 보조적 치주치료(표 6-7-1)의 개념을 환자에게 이해시키는 것이 중요하다.

1. 유지 · 관리 순서

1) 문진

지난 번의 진료 이후 구강 내와 전신상태에 변화가 있었는지를 문진한다. 유지 · 관리 간격이 길다면 전신질환이 있는 환자와 노인의 경우 전신상태의 변화를 반드시 빠짐없이 물어본다.

2) 구강 내 검사

(1) 치주조직검사: 치주낭의 깊이, 탐침 시 출혈, 낭에서 배농, 치아의 동요도, 치근면의 거친 느낌, 교합상태의 검사 등

(2) 치아우식증 기타 이상소견의 검사: 치경부와 인접면 치아우식증, 충전물 · 보철물 아래 이차 치아우식증 외에 치은, 치조점막, 협점막, 혀 등 구강 내 전체적으로 이상이 없는지 확인한다.

(3) 방사선사진촬영: 치주염의 재발이 의심되는 경우, 치아우식증과 기타 이상소견이 의심되는 부위는 방사선사진으로 확인한다.

(4) 치태부착상태의 검사: 치태 착색제를 사용해 착색된 치태를 보여주고 부착상태를 확인한다.

3) 지도와 처치

(1) 칫솔질 지도와 전문가 칫솔질

① 치태의 부착상태를 환자에게 제시하고 설명한다. 환자에게 손거울을 건네주고 구강 내를 보면서 평소대로 칫솔, 치간칫솔을 사용해 칫솔질 해보도록 한다. 환자가 가정에서 사용하는 구강관리용품을 가져오도록 하는 것이 좋다. 지금까지 사용한 구강관리용품이 환자에게 적합한지, 교체시기가 지나지 않았는지를 판단하고 부적절한 경우는 설명 · 지도를 한다. 칫솔과 치간칫솔의 접촉방법, 동작 방법, 칫솔압력이 적당한 경우에도 치태부착이 많은 경우는 잘못된 생활습관(구강위생관리습관, 식습관)에 대해서도 주의한다.

② 환자의 능력과 구강 내 상황에 맞춰 술자가 전문적으로 칫솔질을 하여 치태를 제거한다. 환자의 자가관리 능력에 특별한 문제가 없는 경우라도 구강관리용품의 사용법, 칫솔모의 접촉 감촉, 구강관리 후 쾌적함을 확인하는 의미에서 효과적이다.

(2) 치은연상과 치은연하 치태제거

칫솔과 치간칫솔로 두꺼운 치태와 치은연하 치태를 완전히 제거하기는 어렵다. 이를 보완하기 위해 수동 스케일러 또는 초음파 스케일러 등의 기구를 사용해 전악에 걸쳐 치은연상과 치은연하의 치태를 제거한다.

(3) 스케일링

치석의 재침착이 관찰되는 경우에는 수동 스케일러와 초음파 스케일러를 사용해 치석을 제거한다.

(4) 치면연마

저속 contra angle을 사용해 치면을 연마한다. 최근 PMTC를 위해 다양한 제품이 출시되어 있어 부착치은 폭과 치간공극의 면적, 보철물의 상태, 착색의 유무 등 구강 내 상태에 맞추어 환자와 술자에게 부담이 적고 효과적인 기구를 선택해 사용한다. 연

마용 paste는 연마제가 거친 타입과 고운 타입을 준비하고 반드시 고운 타입으로 마무리한다. 대부분 연마용 paste는 불소가 배합되어 있고 노출 치근면을 연마해 줄 수 있어 치근 우식증의 예방효과도 기대할 수 있다.

(5) 치주낭 내의 세정

일련의 치주처치로 치주낭 내에 부유하고 있던 치태 기타 침착물을 저출력의 초음파 스케일러 또는 미늪바늘이 달린 시린지를 사용해 약액으로 씻는다. 네오스테린그린® 의 희석액을 초음파 스케일러(피에존®마스터400)에 넣어 치주낭용 끝이 가는 팁을 사용해 치주낭의 세정을 효과적으로 할 수 있다(그림 6-7-1).

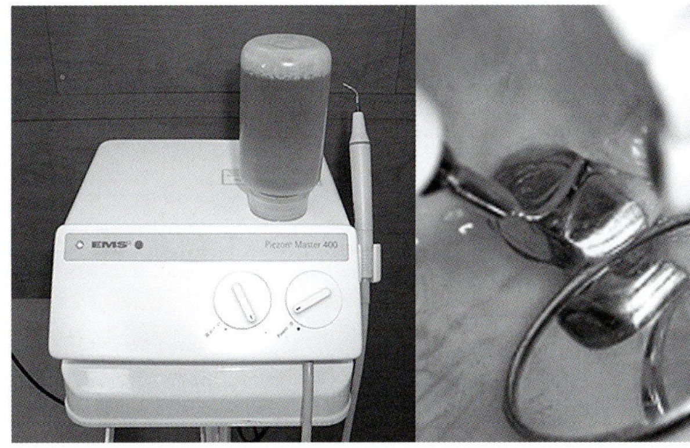

그림 6-7-1. 초음파 스케일러(피에존®마스터400)로 치주낭 세정.

4) 다음 내원의 예약

특별한 문제가 없다면 3개월 주기도 괜찮지만 환자의 위험 인자, 정신적 불안 고려하여 1개월~2개월 간격으로 예약을 하는 경우도 많다. 유지 · 관리기는 지속해서 내원하는 것을 목표로 하고 무리하지 않은 범위에서 예약될 수 있도록 배려한다.

예약시간은 1회 내원으로 45분~1시간을 기준으로 한다. 최초 10~15분간 문진 · 구강 내 검사를 실시. 특별한 변화가 없다면 구강관리지도를 주로 하는 동기부여, 재지도를 계속한다(10분 정도). 나머지 시간은 치주처치에 할애한다.

표 6-7-1. 보조적 치주치료(supportive periodontal therapy)

미국치주병학회는 치주 질환의 '유지 · 관리'를 '치주치료의 연장. 치주 질환 환자가 구강 내 건강을 유지하도록 지원하기 위해 정기적으로 실시하는 처치'라고 정의하고 있다.[1] 이렇게 치주 치료의 효과를 유지하고 치주상태를 양호하게 유지하는 것은 환자 자신의 노력으로 실천하는 자가관리 부분과 정기관리(전문가 처치) 부분이 상호 보완해 달성된다.

2. 추가

외과처치를 포함해 치주치료가 종료된 환자를 지속적으로 유지 · 관리한 군과 유지 · 관리를 전혀 실시하지 않은 군으로 나눠 예후를 비교하였을때, 유지 · 관리를 하지 않은 군은 치주 질환이 재발하고 그 진행도가 치주치료를 받지 않은 경우보다 빠른 것으로 보고되고 있다.[2] 이는 유지 · 관리가 따르지 않은 치주치료가 얼마나 무익한 행위인지를 시사한다고 볼 수 있다.

(吉岡昌美)

참고문헌

1) Supportive treatment. In: Proceedings of the World Workshop in Clinical Periodontics. The American Academy of Periodontology, Chicago, 1989, IX-27.
2) Nyman et al.: Periodontal surgery in plaque-infected dentitions. *J Clinical Periodontology*, 4 : 240~249, 1977.

8 구취환자의 유지 · 관리

Point

- 구취의 이차적인 예방 관점에서 구강질환, 특히 치주 질환의 예방을 위해 정기구강검진에 의한 유지 · 관리는 중요하다.
- 구취를 호소하는 환자는 대개 의료수용도가 높다.
- 구취는 구강관리의 동기부여를 위한 요소로 유효하다.
- 가성구치증과 구취공포증 환자와 같이 정신적 면에서 배려가 필요한 환자가 많기 때문에 동일 술자(담당의)에 의한 일관된 관리가 바람직하다.

1. 정기구강검진 기간의 설정

환자의 상태에 따라 3~6개월 정도 간격을 두고 정기구강검진 기간을 설정한다(그림 6-8-1).

- 증상이 안정된 후 구취 예방을 위해 유지 · 관리가 중요하다는 점을 환자에게 설명하고 동의를 구한다.
- 정기구강검진 간격은 치주 질환 환자의 유지 · 관리에 준한다('치주 질환의 유지 · 관리' 참조).
- 불평, 불만이 많은 가성구취증 환자는 예정된 정기구강검진 간격에 얽매이지 말고 요구에 맞게 구취검사와 상담을 한다.

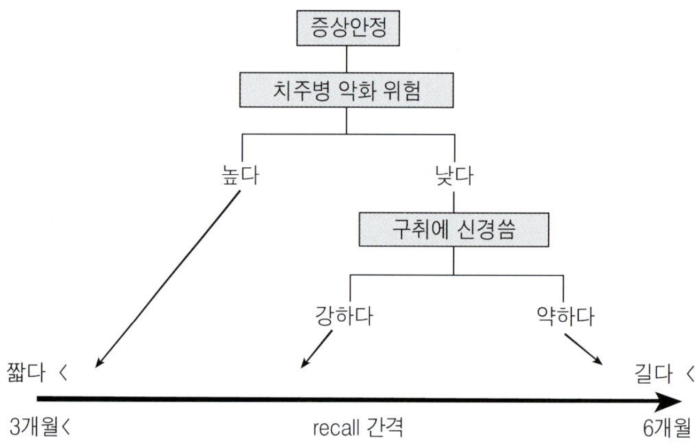

그림 6-8-1. 정기구강검진 기간 설정 과정.

2. 의료상담

의료상담은 구취검사와 구강검사에 앞서 실시한다. 특히 가성구취증과 구취공포증 환자에 대해서는 검사결과를 설명하고 상담하도록 한다.

1) 내용

- 구취감에 대한 변화(구취에 신경씀, 주위 반응 등)
- 구취상태의 변화
- 구강관리의 실시상황(설태제거 포함)
- 전신건강상태의 변화(당뇨병 등의 만성질환, 갱년기장애, 상용약 등)
- 일상생활의 변화(전직과 입학 등 스트레스 요인이 되는 환경변화)

3. 구취검사

환자가 희망하지 않는 경우는 생략하나 원칙적으로는 매회 검사한다.

1) 내용(구취검사의 항 참조)

- 관능검사
- 기기분석(Gas chromatography, gas censor)

2) 주의사항

- 검사조건의 엄수
- 검사결과는 모든 검사가 종료된 후 설명 · 상담한다.

4. 구강검사

치아우식증과 치주질환은 단기간에는 변하지 않으므로 적어도 3개월 간격으로 검사를 하는것이 좋다.

1) 매회 실시하는 검사

- 설태의 부착상태(양)
- 치은 출혈, 치석 침착의 유무
- 치태조절의 상태
- 궤양성 구강점막질환의 유무

2) 3~6개월 간격으로 실시하는 검사

- 치아우식증의 검사
- 부착소실, pocket 깊이의 측정

5. 결과의 제시와 설명, 지도와 처치

검사와 똑같이 정기구강검진 간격과 구강 내 상황에 따라 처치를 한다.

1) 반드시 실시

- 구취검사와 구강 내 검사결과의 설명
- 혀 설태 제거 지도
- 구강관리지도
- 전문가의 치태제거(PMTC)

2) 필요하면 실시

- 깊은 치주낭 내의 치은연하 치태제거
- 스케일링 · 치근활택술
- 새로 발생한 치아우식증 치료
- 불소 도포(구강건조증에 동반하는 치근 우식증의 예방)
- 가성구취증, 구취공포증 환자와의 상담('구취 치료법' 참조)

6. 구취와 의료수용도

구취를 호소하는 환자는 대개 의료수용도(compliance)가 높다. 따라서 일반적인 치과질환, 특히 치주 질환 환자를 구취로 관심을 돌리게 하는 것은 다음의 점에서 유지 · 관리 지속과 자가관리의 구강 향상에 대한 동기부여에 있어 중요한 의미가 있다.

- 구취는 구강의 건강상태, 위생상태를 반영하는 중요한 데이터이다.
- 구취는 치주 질환의 심각도를 잘 반영한다.
- 구취와 치주 질환, 구강관리상태의 관계는 환자 입장에서 이해하기 쉽고 납득하기 쉽다.
- 설태는 전신질환을 야기시키는 세균의 서식처이다.

(宮﨑秀夫)

9 구강건조증의 유지 · 관리

Point

- 구강건조증 환자는 치아 · 치주조직의 구강관리와 함께 혀와 점막에 대한 관리가 중요하다,
- 구강건조증의 예방을 위해서는 생활습관 · 식습관 · 저작습관을 건강하게 유지하는 접근도 중요하다.

1. 치아 · 치주조직에 대한 구강관리

1) 자가관리

① 칫솔질할 때 일반 칫솔과 함께 첨단 칫솔을 이용해 치간부, 구치의 원심부, 치아 뒤쪽의 치태조절을 한다.

② 구강관리용품(치실, 치간칫솔)을 사용한다.

2) 정기적인 전문가 처치

① PMTC(professional mechanical tooth cleaning)

② 치간부와 치주낭의 치태제거와 debridement

큐렛(curetter), 초음파 스케일러, 에어 스케일러를 사용한다.

③ 치주낭 내의 세척

시린지에 세척액, 옥시돌액(2.5~3.5%)(CHX[콘쿨, 웰텍사] 등의 약액을 적당량 섞어도 좋다)을 넣어 치주낭 내를 세척한다.

2. 점막과 혀에 대한 구강관리

1) 타액기능이 저하된 구강건조증 환자의 특징

① 설태가 쉽게 부착한다.

② Sticky type의 설태인 경우가 많다.

따라서 일반 칫솔을 사용하는 경우 사용방법에 대한 지도가 필요하다.

2) 혀 설태제거기의 사용법과 주의사항

① 힘을 주면서 문지르지 않는다.

② 설배부 우측, 중앙, 좌측에 2~3회 정도 안쪽에서 앞으로 긁는다.

③ 전방으로 이동할 때는 천천히 실시한다.

④ 설태를 100% 제거할 필요가 없다는 것을 염두에 둔다.

⑤ 설점막의 관리도 중요하다.

3) 설태 제거 시스템

진료실 레벨에서는 전문적인 설태 제거기(그림 6-9-1)를 이용한 설태 제거도 효과적이다.

설태 제거 후 점막의 침윤과 보호를 목적으로 oral balance, mouth wash, oral wet 등을 사용해 점막을 보호한다.

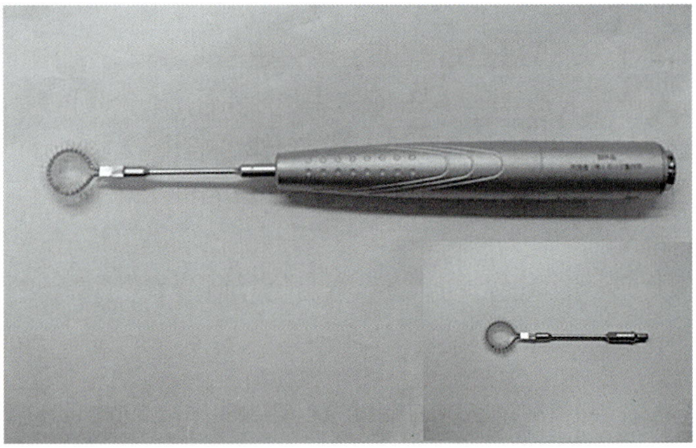

그림 6-9-1. 설태 제거 기구.

3. 식습관 · 생활습관 · 저작습관에 대한 확인항목

1) 구강건조증의 예방

생활습관 · 식습관 · 저작습관을 건전하게 유지하는 접근도 중요하다. 그래서 다음 항목을 확인해 본다.

① 구호흡을 한다.

② 기호품(니코틴, 향신료 등)을 즐긴다.

③ 칫솔질 시 치약을 많이 묻혀 사용한다.
(라우릴유산나트륨에 의한 점막자극이 지적되고 있다)

④ 수분섭취가 적다.
(하루에 체중의 1/20~30의 양을 필요로 한다)

⑤ 미량원소의 섭취가 부족하다.
(특히 아연[세포의 대사조절에 중요]이 필요하다)

⑥ 편식이 심하다.

⑦ 저작횟수가 적다, 빨리 먹는다.

⑧ 운동해서 땀을 흘리는 일이 적다.
(Chelation therapy 개념이 중요하다고 한다)

⑨ 생활이 불규칙하다.

⑩ 평소 스트레스가 많다.

담당의사는 확인된 항목을 검토하고 환자가 개선할 수 있는 것부터 시작하도록 지도한다.

2) 타액분비를 촉진하는 방법

① 식사할 때 빨리 먹는 습관을 버리고 꼭꼭 씹어 먹는 습관을 익힌다.

② 무설탕껌을 씹는다.

③ 타액분비를 촉진하는 식품(우메보시, 레몬, 신 음식)을 섭취하도록 한다.

4. 구강 수복

타액분비를 촉진하기 위해 다음과 같은 처치를 통해 효과를 기대할 수 있는 증례가 있다('구강건조증의 치료법' 참조).

① 타액선(이하선과 악하선)의 마사지

② 혀체조 · 구강체조

(安細敏弘)

10 구강 내 기타의 신체적 호소를 하는 환자의 유지 · 관리

Point

- 기타 신체적 호소를 갖는 환자는 다양한 신체적 자각증상을 호소하지만 신체적 호소에 대한 기질적인 질환은 확인되지 않는다.
- 구강 내에 출현하는 기타 신체적 호소로는 동통, 구강 내 이질감 · 불쾌감, 구강건조, 타액과 점액의 분비이상 등이 있다.
- 기타 신체적 호소의 증례는 완치되지 않고 장기화되는 경우가 많다. 따라서 정기 경과관찰과 유지 · 관리가 필요하다.
- 기타 신체적 호소의 원인이 불분명하더라도 구강 내를 청결하게 유지하고 구강질환의 예방을 실시하는 활동은 모든 환자에게 필요하며 정기적으로 전문가 처치를 실시해 자가관리의 지원을 하는 것이 중요하다.

1. 기타 신체적 호소란

환자는 다양한 신체적인 자각증상을 호소하지만 그에 대응하는 기질적인 질환이 없는 경우 이러한 신체적 호소를 기타 신체적 호소라 부른다.

2. 기타 신체적 호소의 특징

- 주관적인 호소이다.
- 신체적 호소는 다양하며 여러 장기와 기관에 걸쳐 호소하는 경우가 많다.
- 신체적 호소의 질적 변화와 수적 변화를 쉽게 확인할 수 있다.
- 신체적 호소에 대응하는 기질적인 질환이 확인되지 않는다.

3. 심신증과 감별

심신증도 다양한 신체적 호소가 심신 양면에서 관찰되는데 신체증상이 주이며, 그 신체증상은 어느 특정 장기와 기관에 고정하거나 국한되어 출현하는 경우가 많다. 심신증은 기질성 질환이 관찰되는 경우가 많다.

4. 구강 내 기타 신체적 호소

구강 내 기타 신체적 호소는 다음과 같다.

동통, 구강 내 이질감 · 불쾌감, 구강 건조감, 타액과 점액 등의 분비이상

이들 증상은 단독이거나 복합적으로 출현한다. 환자가 호소하는 표현은 '쑤시다 · 저미다 · 불쾌하다 · 가렵다 · 근질거리다 · 답답하다 · 땅긴다 · 굳어진다 · 땡긴다 · 억눌리다 · 저리다 · 살살 아프다 · 까칠까칠하다 · 끈적거리다 · 뭔지 모르는 감각 · 퍼진 느낌 · 어디에 낀 것 같은 느낌 · 어디에 붙어 있는 것 같은 느낌' 등이 있다.

5. 일반적인 주의사항

- 구강영역은 지각 · 촉각에 대해 매우 민감하며 분명한 기질적인 질환이 없더라도 경미한 증상을 심각하게 감지하는 사람도 있다. 기타 신체적 호소를 처음부터 정신적인 요인이라고 선입견을 가져서는 안 된다.
- 기타 신체적 호소의 발생기저에는 스트레스가 관여하는 경우가 많으므로 환자의 신체적 측면과 함께 심리 · 정신, 사회적 배경

도 이해하도록 한다.

- 기타 신체적 호소 중 어느 호소에 주목할지, 환자의 호소를 어떻게 저지할지, 어떻게 환자에게 설명할지 등 치과의사의 대응은 그 후 경과에 큰 영향을 미친다. 환자에게는 항상 심리적인 배려를 하면서 상담한다.
- 환자가 호소하는 자각증상은 가능한 한 환자의 언어로 진료기록부에 그대로 기록한다.
- 원인을 알 수 없으므로 기타 신체적 호소의 증례는 완치되지 않고 장기화되는 경우가 많다. 따라서 정기적인 경과관찰과 유지 · 관리가 필요하다는 것을 환자에게 잘 설명한다.
- 환자는 구강감각에 민감한 상태이므로 구강 내 기구 조작과 약제 사용 시 충분히 주의한다.

6. 유지 · 관리 시 주의사항

- 환자의 불안을 줄이기 위해 매번 다른 치과의사가 담당하는 것은 좋지 않으며 동일 치과의사가 장기간에 걸쳐 환자의 증상 변화를 살피는 것이 좋다.
- 기타 신체적 호소에서 중요한 것은 기질적 질환을 제외하고 진단하는 것이다. 따라서 유지 · 관리 시에도 구강을 충분히 진단하고 경과를 관찰하면서 필요하다면 검사를 반복하는 것이 중요하다.
- 기타 신체적 호소의 원인이 불분명하더라도 구강 내를 청결하게 유지하고 구강질환을 예방하는 것은 모든 환자에게 필요하다.

7. 유지 · 관리의 실제

- 구강 내 기타 신체적 호소를 갖는 환자에 대해 전문적인 치태제거(PMTC), 치석제거, 치아우식증 예방처치 등의 전문가 처치를 정기적으로 실시하면 '치은이 가려운 느낌' 이 개선되거나 '입 속이 끈적끈적하다' 라는 구강건조증 증상이 소실되거나 '치아가 저리다' 라는 상아질지각과민증 증상이 가벼워지는 경우도 많다.
- 유지 · 관리 시에는 전문가 처치를 제공할 뿐만 아니라 환자가 가정에서 매일 실시하는 자가관리에 대해 확인하고 적절한 보건지도를 하는 것이 중요하다.
- 항상 환자의 호소에 귀를 기울이고 환자의 불안을 제거하며 반드시 좋아진다고 격려할 필요가 있다. 환자는 심리적인 지원을 요구하며 정기 유지 · 관리에 내원하는 경우도 많다.
- 구강 내만 주목하는 것이 아니라 전신건강을 유지하기 위해 필요한 생활습관(규칙적인 생활, 충분한 수면과 휴식, 적절한 운동, 균형잡힌 식생활, 스트레스에 대한 대처 등)에 관해 지도하는 것도 중요하다.

(川口陽子)

SECTION 7

지역에서의 활동 메뉴얼

예방치과의 큰 특징으로 하나의 구강만을 진찰하는 것이 아니라 지역 전체에 대한 보건활동을 펼치는 것을 들 수 있다. 본 편에서는 그 실천에 대한 구체적인 방법을 소개하겠다. 먼저 '문제발견 방법과 요구 파악', '주민조사에 기초한 사업계획', '지역에서의 교감 형성' 방법에 대해 설명하겠다. 다음은 지역 '유아 치과검진', '학교 치과검진', '성인 치과검진'의 실제에 대해 살펴보겠다. 이들 활동을 도와주는 '컴퓨터를 사용한 데이터 분석', '교육매체의 작성'을 소개한다. 보건교육의 진행방법으로 '엄마교실 · 임산부교실', '보육원 · 초등학교', '중학교 · 고등학교 · 성인'에서의 방법, '수발이 필요한 사람의 치과보건지도'에 대해서도 살펴보겠다.

1 문제발견 방법과 주민의 요구 파악

Point

임상과 달리 지역 보건에서는 자발적 요구가 표명되지 않기 때문에 전문가에 의한 적극적인 문제발견이 사업의 출발점이 된다. 지역보건의 역할은 표명되지 않은 모든 주민의 요구에 대응하는 체제를 구축하는 것이다.

1. 임상과 달리 지역보건에서는 문제점 발견이 출발점이 된다

임상에서 질환에 대한 대처: 자각 ⇒ 수진 ⇒ 진찰 ⇒ 검사 ⇒ 진단
⇒ 치료방법 설명 ⇒ 환자의 선택 ⇒ 치료계획 ⇒ 치료 ⇒ 효과 평가

지역의료에서 과제에 대한 대처: 기존 자료 ⇒ 문제발견 ⇒ 조사 ⇒ 분석 ⇒ 과제 설정
⇒ 대책검토 ⇒ 우선순위의 선택 ⇒ 사업계획 ⇒ 실시 ⇒ 효과 평가

2. 지역의 보건의료 요구(그림 7-1-1, 2)

모든 사회 서비스의 요구와 마찬가지로 보건의료의 요구에는 제공이 가능한, 또는 전문가의 판단 하에 필요하다고 여겨지는 표준적 요구와 주민이 자각해 기대하는 자각 요구가 있는데 그 두 요구에는 차이가 있으며 극히 일부만이 표명된 요구, 즉 demand가 된다.

① 요구에 대한 빙산의 일각(Clinical Iceberg)으로, 자발적으로 표명되어 의료의 대상이 되는 요구
② 요구가 드러나지만 제도적인 대응이 정비되지 않아 필요한 의료가 제공되지 않는 요구(예, 장애인의 치과치료)
③ 제도적으로는 의료의 대상이 되지만 자각을 해도 진료를 받기 어려운 요구(예, 치과의원이 없는 지역, 치과의료 공포, 소아)
④ 일반적으로 서비스의 대상이 되기 어려워 자각은 해도 표명되지 않는 요구(예, 수발이 필요한 노인)
⑤ 자각되지 않아서 치료 대상이 되지 않는 요구(예, 치주질환, 초기 치아우식증)
⑥ 자각이나 인식이 희박하고 제도적으로도 대응이 늦은 요구(예, 예방과 보건지도, 최신치료, 첨단의료)

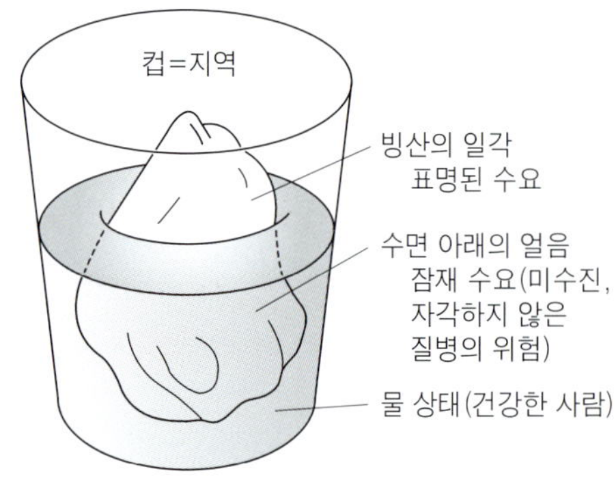

그림 7-1-1. 지역에서 의료 수요.

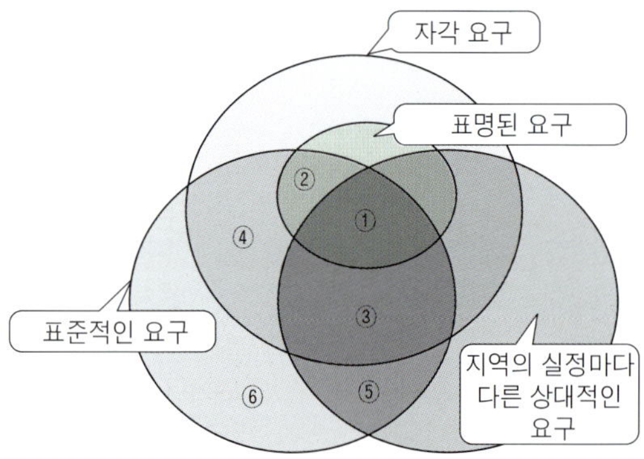

그림 7-1-2. 사회적인 요구의 상(Bradshaw에서 개편).

3. 요구 파악과 문제 발견기법

1) 기존자료의 수집과 분석

〈자료의 예〉		〈자료의 분석〉
인구통계		유병 상황의 지역차
기존 사회조사		주민의 건강습관과 유병 상황
치과질환 실태조사 보고	→	지역 내 유병 상황의 인구통계학적 특성
유아 치과검진 결과		질병의 치료 상황, 아동의 미처치자 비율
학교보건 통계		
노인보건사업 보고		

2) 주민조사

〈질적인 예비조사=미비한 기존자료를 보완하고 문제 발견과 연구가설의 기초로 삼는다〉

① 개별 청취검사 유의사항: 다양한 특성을 갖는 소수를 대상으로 한다.
응답 내용은 비밀로 할 것을 알린다.
녹음하고 내용을 반복 확인한다.
가능한 응답자가 말을 하도록 하고 경청한다.

② 그룹 인터뷰 유의사항: 화제를 설정하고 여러 사람에 의한 자유로운 토론을 한다.
타인의 발언내용을 비판하지 않는다.

〈양적인 표준검사=의식과 생활, 건강상태에 관한 현상 파악〉

① 표준화 상담조사 유의사항: 질문 담당자의 태도, 자세의 통일이 필요하다.
개방형 질문 장점=자유로운 대답을 얻을 수 있다.
단점=시간이 걸리며 코드화가 필요하다.
폐쇄형 질문 장점=비용 · 시간이 적게 든다.
단점=회답이 치우치기 쉽다.

② 앙케이트 조사 유의사항: 대상자의 무작위 추출, 대상지역의 발송 추출
답신용 우표, 재촉, 의의 설명 등을 통한 회수율 확보
행정기관, 주민단체의 협력

③ 일반 건강검사와 치과 건강 검진 유의사항: 기존 사업과의 연계
개별 문제에 대한 대처수단을 확보
대상자에 대한 결과 피드백
사전에 의의 설명, 보건교육에 의한 동기부여
사후 관련기관과의 협력체제를 사전협의
개인정보 보호에 대한 배려와 목적 외 사용 금지

(福本恵美子)

참고문헌

1) Downer, M. C. et al., 新庄文明(訳)：地域歯科保健の実践. 医歯薬出版, 東京, 1997, pp. 42～64.
2) 石井俊文・他(監訳), 花田信弘・他(訳)：口腔診査法 4 －WHO によるグローバルスタンダード－. 口腔保健協会, 東京, 1998.
3) 新庄文明：老人歯科と市町村の保健事業. 歯界展望, 65(6), 1985.
4) 疫学研究に関する倫理指針（文科省・厚労省）http://www.niph.go.jp/wadai/ekigakurinri/index.htm

2 주민조사에 기초하는 사업계획과 평가

Point

사업 착수에 앞서 요구와 유병상황 등의 객관적인 조건을 확인하고 조직적인 연계기반 등의 조건을 정비할 필요가 있다. 대책은 평가를 동반한 끊임없는 수정이 반드시 필요하며 같은 대책만 지속하는 것은 자원의 낭비이다. 객체적, 주체적인 조건이 변하지 않는다면 동일한 대책의 의미는 있지만 조건이 변화하지 않기 때문에 대책의 효과에도 의문이 남기 때문이다.

1. 현황 분석

현황 분석: 지역의 요구 파악(전 단원 및 그림 7-2-1)
인재, 자원의 현상
지역 특유의 건강과제
예산, 재원, 제도

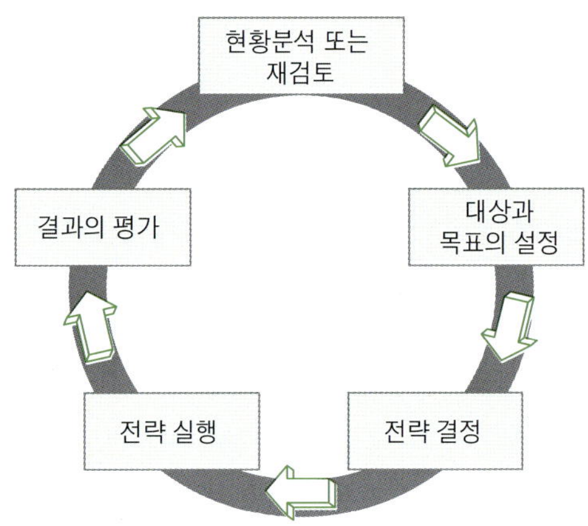

그림 7-2-1. 계획과 운영 사이클.

2. 목표 설정

사업의 우선과제를 선정하기 위해 필요한 STEP과 조건

S=Social한 조건:
지역사회의 주민이 공통된 문제로 이해하고 있는가?

T=Technical한 조건:
대처하는 기술적 방법이 명확하며 그 지역 의료기관 · 시설 등과의 협력체제가 정비되어 있는가?

E=Economical한 조건:
주민과 사회 전체가 경제적 이득이 있음을 인정하는가?

P=Political한 조건:
정책결정자(지방자치단체의 장 등)의 이해와 지원을 얻을 수 있는가?

3. 계획 입안

대상 집단의 특성에 준하는 사업형태의 선택: 전체 인구 접근법인가 또는 고위험 집단 접근법인가(그림 7-2-2 a, b, c)

정책실시 시비의 판단과 조건정비(예, SWOT 분석= '지역에서의 교감 형성' 참조)

4. 실행

실행성을 확보하기 위한 6요소

① 그 지역에서 이용할 수 있다(availability).

② 필요한 주민이 이용할 수 있다(accessibility).

③ 사업이 주민에게 받아들여진다(acceptability).

④ 목표에 합치한다(efficiency).

⑤ 소수에 대한 배려가 있다(equity).

⑥ 효과를 기대할 수 있다(effectiveness).

5. 평가

사업효과를 통한 대상 요구의 변화(그림 7-2-3)

참가상황, 진료를 받은 사람의 비율

보건행동 · 건강상태의 변화

비용효과 분석

목표치의 달성도

(福田英輝)

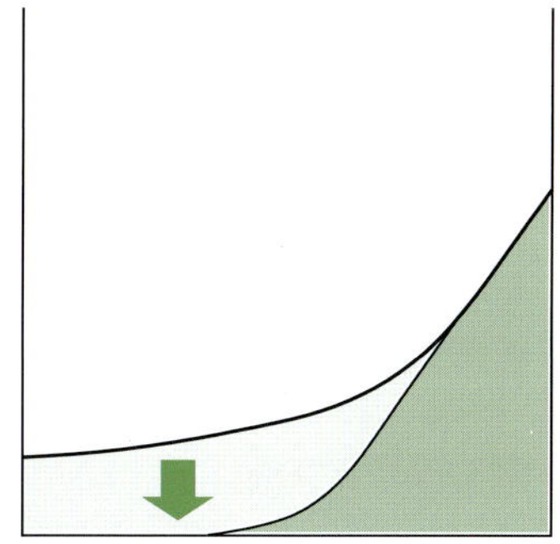

a

희망자를 대상으로 하는 기존의 대책은 저위험군의 이용으로 치우치므로 고위험군에는 효과가 없으므로 전체적으로 효과는 제한된다.

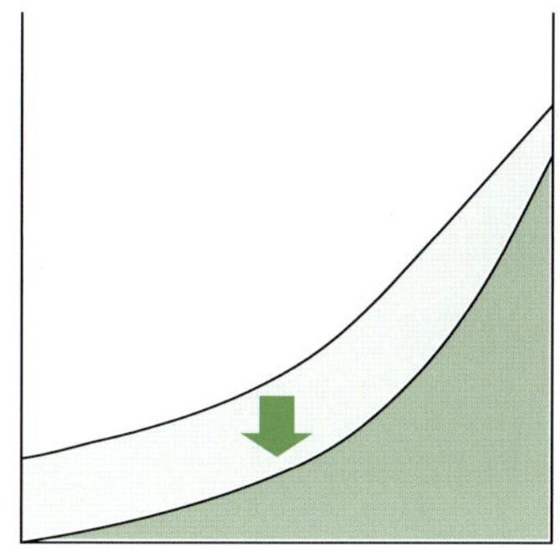

b

전체인구 접근법=모든 주민이 같은 질환경향을 보이며 광범위한 유병상황이 있을 때 똑같이 다수에게 영향을 미치므로 광범위한 효과를 기대할 수 있다.

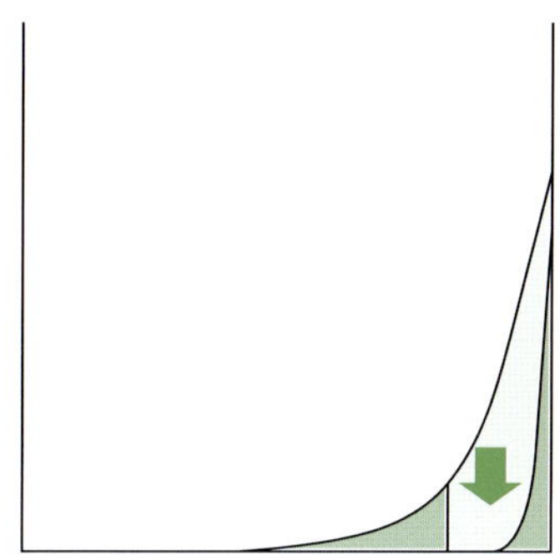

c

고위험군 접근법=일부 질병에 걸릴 가능성이 높은 고위험군 집단을 구분지을 수 있는 경우 제한된 자원을 소수에게 집중시켜 효과를 기대할 수 있다.

그림 7-2-2. a, b, c, 대상자의 특성에 적합한 전략과 기대되는 효과.

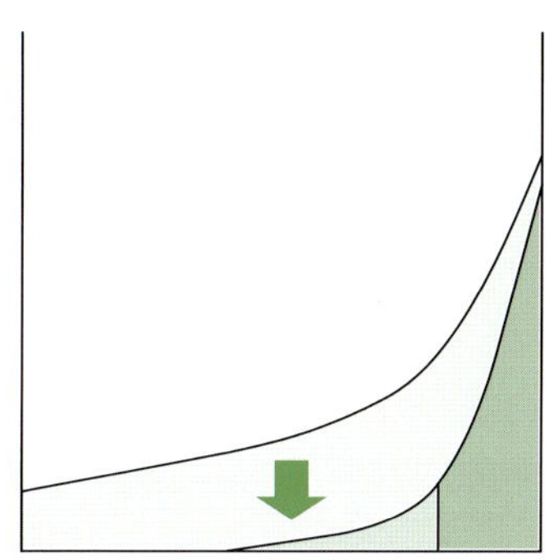

d

예방 대책이 진행되고 유병률이 감소하면 특정집단에 질병이 집중하고 전체 80%의 문제를 전체 인구의 20%가 보이는 '8020 현상'의 상황이 된다.

그림 7-2-3. 예방대책과 유병상황의 추이.

참고문헌

1) 郡司 篤・新庄文明：8020の歯科保健戦略．健康・体力づくり事業財団平成元年度健康づくり等調査委託事業報告書，1990, pp. 13～32.

2) Downer, M. C., Gelbier, S., Gibbons, D. E., Gallagher, J. E. (新庄文明訳)：地域歯科保健の実践．医歯薬出版，東京，1997, pp. 79～102.

3 지역에서의 공감대 형성

Point

- 공감대 형성에 관한 주민, 직종, 조직 등의 정리가 필요하다.
- 주민 주체의 동기부여와 행정 주체의 동기부여 간 균형을 고려할 필요가 있다.

1. 지역에서의 공감대 형성에 관련된 행동모델

주민 주체: 개인 level · 주민생활에 밀접한 주제가 중요

행정 주체: 집단, 조직, 사회 level · 전문적 지식을 필요로 하는 경우에 중요

- 행정 주도의 건강에 관한 원조와 지원도 필요하다(그림 7-3-1).

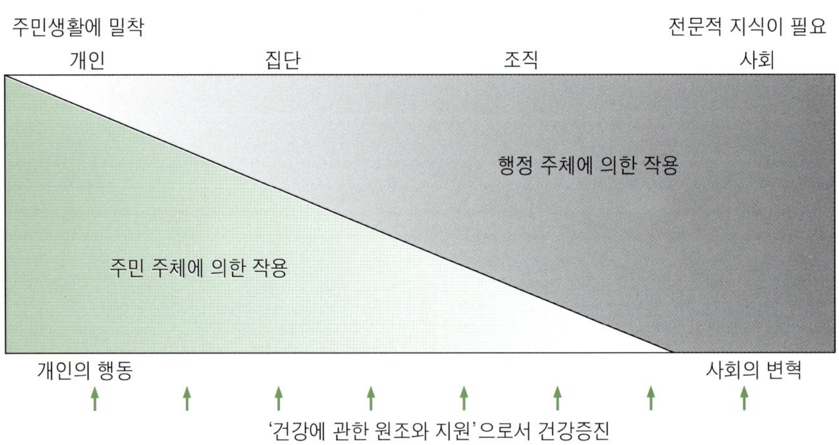

그림 7-3-1. 지역 내 교감 형성 시 원조와 지원방법의 비교(吉田, 1996을 참고).

2. 지역보건활동과 교감 형성

1) 지역보건활동의 실시 과정에 대해

행정 level의 지역보건활동: ① 정책 결정, ② 의회의 의결과 예산획득, ③ 사업의 실시, ④ 사업의 평가(이 모든 과정에서 지역의 공감대 형성이 관여한다)

공감대 형성 당사자: 사업에 관여하는 주민, 조직, 직종(사업의 종류, 지역의 도입상황에 따라 공감대 형성 방법은 달라진다)

2) 정책 결정 및 사업실시평가

- QOL의 향상이 질병예방의 최종목표임(예, Green이 제창한 precede-proceed 모델)
- 주민의 의견 수집(예, 그룹 인터뷰, 앙케이트)

3) 지역 공감대의 형성방법

- 공감대의 형성방법은 주민의 참여 방식에 따라 분류할 수 있다(그림 7-3-2).
- 하나의 사업이라도 복수의 방법을 조합해 실시되는 경우가 많다.

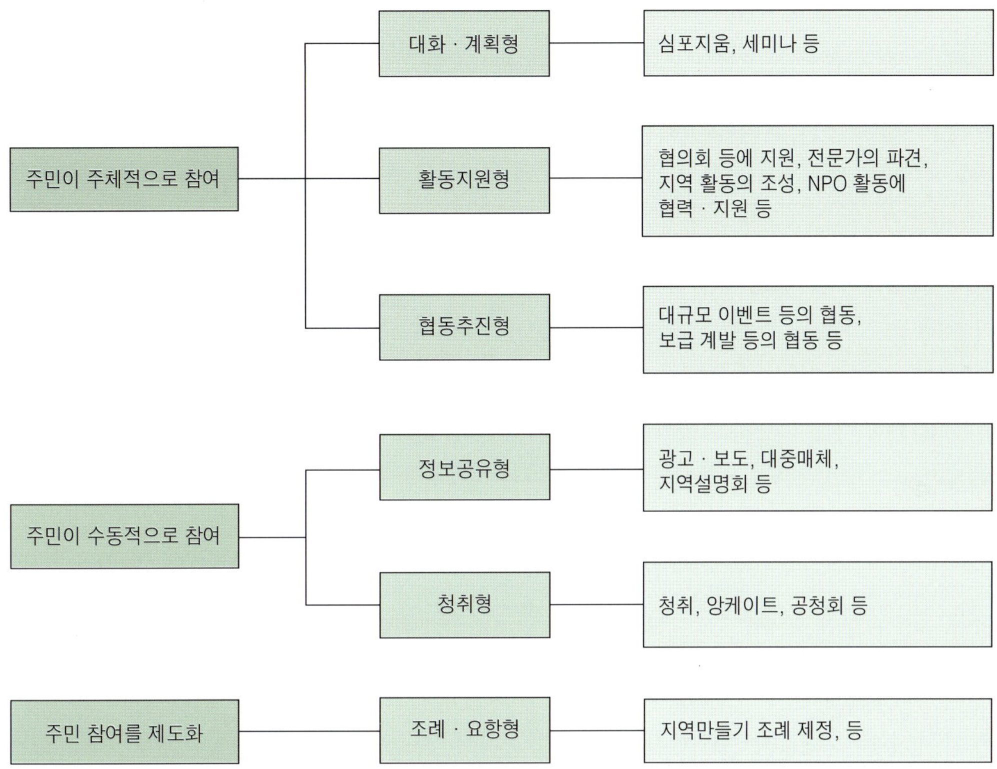

그림 7-3-2. 지역 교감 형성방법의 체계. (지역민 참가형 사업방법의 도입추진 가이드북, 新潟현 1999년에서 개편)

3. 정책실시의 시비 판단(예, SWOT 분석)

새로운 대처법에는 장단점이 있으며 입장 · 견해에 따라 이해에 차이가 있다. SWOT 분석은 장점(Strength)과 단점(Weakness) 및 기회(Opportunity)과 위협(Threat)을 들어 정책결정에 이르는 조건 정비, 당사자 간 협의의 필요성 등을 검토한다.

표 7-3-1. 신규 불화물 응용의 도입에 관한 SWOT의 예

장점(strength)	단점(weakness)	기회 요인(opportunity)	위협 요인(threat)
· 효과적 · 포괄적 · 효율적 · 확실성 · 부수 이익(동통, 발치, 전신마취의 감소, 용모 · 구강기능의 개선)	· 기술적인 가능성의 문제 · 지역에 따른 비용 효과의 저하 · 정치적인 곤란 · 치아불소증의 증가	· 주민 전체의 구강보건 개선 · 의료비의 절약	· 반대파 · 정치가(국가, 지방 수준) · 치과의사 · 수도업자: 법적근거의 결여

(Downer, M.C.의 저서, 新庄譯 '지역치과보건의 실천' 에서)

(葭原明弘)

참고문헌

1) Downer, M.C., Gelbier, S., Gibbons, D.E., Gallaghe, J.E. (新庄文明訳)：地域歯科保健の実践．医歯薬出版，東京，1997.

4 유아 치과검진의 진행방법

Point

지역사회에서 유아 치과검진은 질병을 발견하는 기회이기도 하지만, 위험을 파악하고 보호자의 아동의 구강위생에 대한 의식을 높이는 중요한 기회이다. 사업에 필요한 것은 발견된 질환과 위험에 대해 지역 사회가 충분히 대처할 수 있는 기회를 보장할 수 있도록 하는 것이며 이것은 전문가로서의 책임이며 사업 시에 요구되는 점이다. 미수진자는 위험도가 가장 높은 아동이다.

1. 1세 6개월 유아의 치과검진

자세: 엄마와 치과의사가 의자에 서로 마주 앉고 엄마가 유아의 두 팔과 허리를 지지하면서 치과의사의 양 무릎에 유아의 머리를 둔 자세에서 엄마에게 아이의 구강상태의 문제점을 지적해 주면서 직접 관찰하도록 하면서 검사한다. 집단검진 시에는 손가락의 청결을 유지하기가 곤란하므로 구강, 구순에는 직접 접촉하지 않도록 한다.

지도 요점: 다음과 같은 습관이 있는 경우, 치아우식증경향을 예측 · 설명하고 발생 예방에 필요한 육아지도를 실시한다.

1) 야간 수유

〈유의사항〉 모유 수유는 가장 자연스러우며 바람직한 육아 방법

유아의 심리적인 성장에 중요한 모자간 스킨십

〈문제점〉 취침 중에는 타액의 분비가 떨어지고 자정작용이 기능하지 않으므로 치아우식증 활동성이 높다.

〈지도 요점〉 수유시간의 배려, 수유 후 거즈로 닦아준다.

정기적인 치과 진료에 의한 확인

수유 중단(엄마의 의지)에 의한 모유 끊기(아이가 자연스럽게 분리된다)

2) 우유병의 사용

〈문제점〉 단 음료, 분유의 야간 식음은 치아우식증활동성을 높이고 상악 전치부에 특징적인 우유병 치아우식증을 일으키기 쉽다.

〈지도 요점〉 위와 같음

3) 손가락 빨기, 노리개 젖꼭지

〈유의사항〉 우유에서 이유식으로 이행하는 중요한 발달과정

〈문제점〉 이 습관이 늦게까지 남아 있는 유아의 일부는 상악 전돌(그림 7-4-1)을 보임

특징적인 손가락 굳은살(그림 7-4-2)을 보임

〈지도 요점〉 무리하게 중지시키지 말고 3세경까지는 자연스럽게 둔다.

4) 음식 나눠 먹기

〈문제점〉 이유식기의 음식물 나눠 먹기, 수저의 공동 사용이 S. mutans 조기 감염에 영향을 미침, 보호자의 타액 내 S. mutans가 많을수록 아이에게 감염되기 쉽다.

〈지도 요점〉 치아우식증의 발현경향이 높은 보호자에게는 가족으로부터 유래한 S. mutans가 아동에게 경구 감염되어 치아우식증으로 이어질 수 있음을 지적하고 보호자의 구강상태를 청결하게 할 것을 권한다. 임신기 치과치료, 구강 위생 확보도 중요

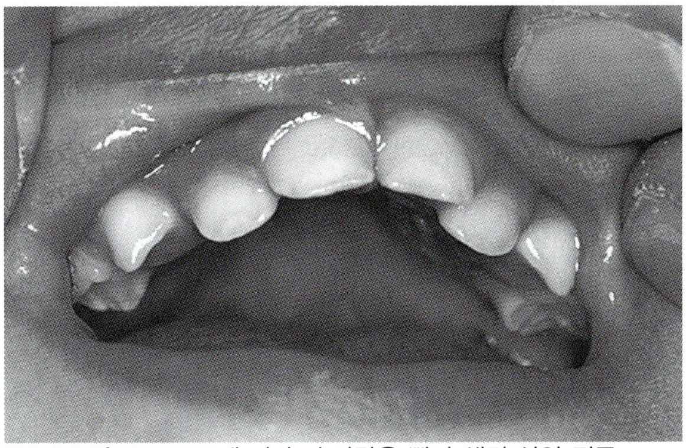

그림 7-4-1. 2세 여아. 손가락을 빨아 생긴 상악 전돌.

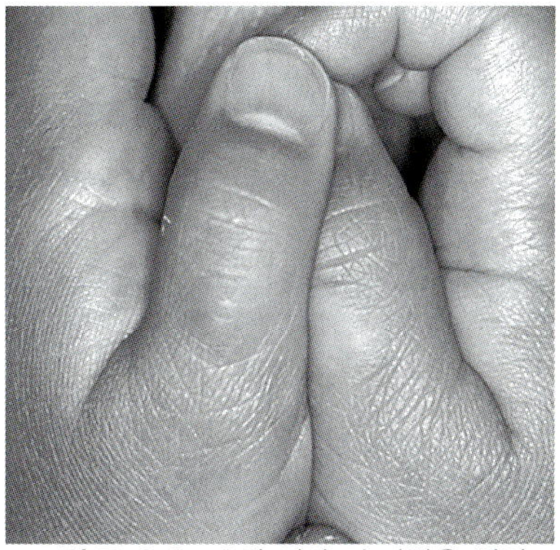

그림 7-4-2. 2세 여아. 손가락을 빨아 생긴 손가락 굳은살.

2. 3세 아동 치과검진

자세: 엄마와 치과의사가 의자에 마주 앉고 치과의사가 거울을 쥐지 않은 측의 팔로 서 있는 유아의 목을 지지하고 엄마가 구강 내를 볼 수 있는 자세에서 문제점과 구강 위생 활동 요점을 지적한다.

지도 요점: 3세에는 유치열이 완성되고 식생활 패턴에 따라 치아우식증에 대한 환경적 영향의 개인차가 현저하게 나타나므로 각각의 생활상황에 맞게 지도한다.

1) 식생활습관

〈문제점〉 빈번한 간식, 저녁 식사 후 간식에 주의가 필요하다.

〈유의사항〉 보호자의 습관이 아이에게 전해지고 학령기에는 생활습관병이 문제가 된다.

〈지도 요점〉 식사, 간식의 섭취상황을 파악하고 규칙적인 식습관을 지도한다.

2) 칫솔질

〈지도 요점〉 아이 스스로 하는 습관, 보호자에 의한 마무리 청소의 유무를 확인하고 자기 전 칫솔질과 마무리 칫솔질을 지도한다. 필요에 따라 치과의사가 칫솔질하는 것을 보여준다.

3) 치아우식증

〈지도 요점〉 진행되지 않도록 하는 것이 중요하며 소아 치과진료를 권하고 주치 치과의사를 두도록 권한다.

4) 손가락 빨기 · 노리개 젖꼭지 빨기

〈지도 요점〉 손가락을 빨아 생긴 상악 전돌, 노리개 젖꼭지를 빨아 생긴 개교는 영구 전치 맹출 전까지 중지시키면 정상으로 돌아온다고 말한다. 경과를 관찰하고 필요한 시기에 교합 치료를 받을 것을 권한다.

5) 미수진자

〈문제점〉 3세 미수진자는 특히 이환경향이 높다.

〈유의사항〉 수진율이 80%, 전신질환자율이 36%인 경우, 유병 유아가 각 1개의 치아우식증을 갖고 있고, 미수진자에게 1인 평균 약 4개의 치아우식증이 있다면 실제 전신질환자 비율은 50%, dft는 3배가 된다.

〈지도 요점〉 수진 권장, 방문육아지도가 중요하다.

(川下由美子)

5 학교에서 건강 검진과 사후 조치

Point

건강 검진의 의의: ① 자신의 치아 · 구강의 건강상태를 파악한다. ② 건강 검진 시 발견한 과제를 보건교육, 건강관리에 활용한다. ③ 자율적인 건강 만들기를 지향한다. ④ 졸업 후에도 자가관리와 정기적인 전문가 관리를 자발적으로 진행할 수 있도록 한다.

1. 학교 치과의사와 임상 치과의사의 차이를 이해한다.

- 학교는 교육(보건)의 장이지, 의료의 장이 아니다.
- 학교보건에는 보건교육, 건강관리와 그것을 지원하는 조직활동이 있다.
- 학교 치과의사는 비상근 촉탁이며 교장의 관리 하에 있다.
- 학교 치과의사는 학교행사에 협력하며 학교의 상황과 학생의 건강상태를 파악한다.
- 학교검진은 아이들의 건강 유지 및 증진을 목적으로 하는 위험도 screening이다.
- CO · GO(그림 7-5-1, 2)에는 교육적 의의가 있고 치료보다 지도가 필요하다.

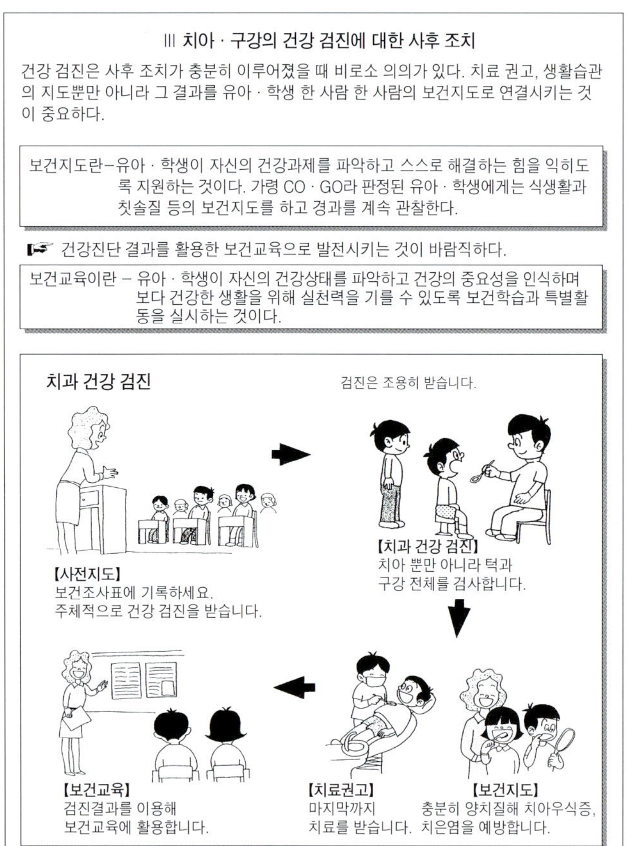

그림 7-5-1. 치과 보건 검진 과정.

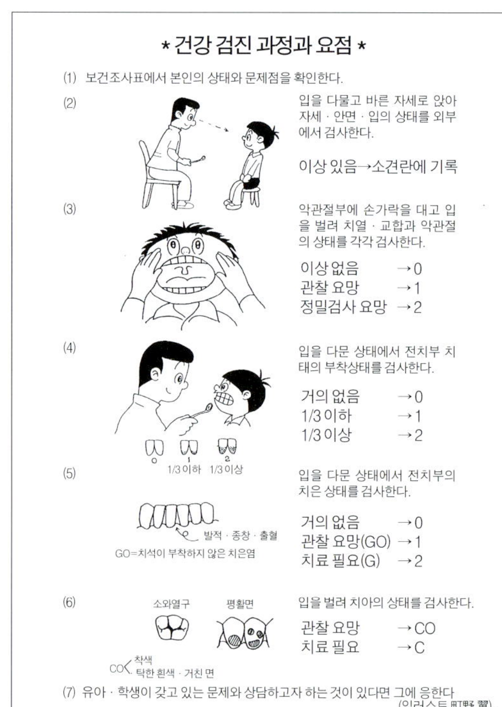

그림 7-5-2. 건강 검진 과정과 요점.

그림 7-5-1, 2. 모두(岐阜현 치과의사회 모자 · 학교 구강보건위원회: なるほど · ザ · 學校齒科(實踐編). 岐阜현, 1999, pp.14~16).

건강 검진의 항목이 바뀌었습니다.

C(미처치 치아)	· 미처치 치아(C)는 즉시 처치가 필요한 치아를 말합니다. · 기존 C1~C4라는 4도 분류는 없습니다.
CO(관찰이 필요한 치아)	· 치아의 구가 착색되어 있거나 치아 면에 탁한 흰색과 갈색 반점이 보이는 치아로 충치로 판정하기는 곤란하지만 이 상태를 방치하면 처치가 필요한 충치가 될 가능성이 높다고 생각되는 치아를 말합니다. 육안으로 치아우식증 와동이 확인되지는 않습니다. · 치료할 필요는 없지만 양치질, 간식에 관한 주의, 기본 생활습관의 확립 등의 적절한 보건지도를 하고 정기적으로 경과관찰을 지속할 필요가 있습니다. ※CO, C는 12항의 사진을 참조하세요.
치태 상태	· 치태의 부착상태에 대해, 3단계(0, 1, 2)로 나눠 기록합니다. 0: 거의 치태의 부착이 없음 1: 약간 부착됨 2: 상당한 부착이 있음
치은 상태	· 치은의 염증상태에 대해 3단계(0, 1, 2)로 나눠 기록합니다. 0: 이상 없음 1: 정기적 관찰이 필요 2: 전문의(치과의)에 의한 진단이 필요
G (치과의사에 의한 진단과 치료가 필요한 치주질환)	· 치과의사에 의한 적절한 진단과 치료, 지도가 필요하다고 진단된 치주질환입니다. 구체적으로 치석 침착을 동반하는 치은염과 치주염이 의심되는 경우가 해당됩니다. · 재발하거나 중증이 되는 경우도 많으므로 정기적인 검사도 필요합니다.
GO(치주질환 관찰이 필요)	· 치은에 경도의 염증이 관찰되지만 치석침착은 볼 수 없고 꼼꼼하게 양치하면 치은염이 해소될 것 같은 치은 보유자를 말합니다. · 치료는 필요 없지만 양치질과 식생활, 기본적인 생활습관의 확립 등에 관한 보건지도를 실시하고 계속 경과를 관찰하고 치은의 염증 개선을 계획할 필요가 있습니다. ※GO, G에 대해서는 12항의 사진을 참조하세요.
치열 · 교합, 악관절의 상태	턱과 안면 전체를 검사하고 종합적으로 판단합니다. · 치열 · 교합상태, 악관절 상태에 대해 각각 3단계(0, 1, 2)로 나눠 기록합니다. 0: 이상 없음 1: 정기적 관찰이 필요 2: 전문의(치과의)에 의한 진단이 필요 건강진단표 양식은 참고 예시를 보고 정합니다.

건강진단표의 양식 예시

유아 · 학생 건강진단표(치아 · 구강) - - 양식 예와 초등학교 5학년의 기입예

연령	연도	치열·교합·악관절	치태의 상태	치은의 상태	치식 (· 현재치 (예 X B) · 치아우식증 미처치 치아 ---- C, 처치 치아 ---- ○ · 상실치(영구치) ---- △ · 주의가 필요한 유치 ---- × · 관찰이 필요한 치아 ---- CO)	치아의 상태: 유치 현재치아개수	유치 미처치치아의 개수	유치 처치치아의 개수	영구치 현재치아의 개수	영구치 미처치치아의 개수	영구치 처치치아의 개수	영구치 상실치아의 개수	기타 질병과 이상	학교 치과의사 소견	학교 치과의사 월일	사후 조치
10세	7	⓪ 1 2	0 1 ②	0 ① 2	8 7 6○ 5 4 3 2 1 1 2 3 4 5 6CO 7 8 상 우 E D C× B A A B C D E○ 좌 상 하 하 8 7 6○ 5 4 3 2 1 1 2 3 4 5 6C 7 8	4	1	2	19	1	2	0			월 일	

그림 7-5-3. 건강진단표의 기록 방식. (日本學校保健會: 齒 · 口の健康つくりをめざしてII, 東京, 1998, p3.)

2. 건강 검진의 유의사항

- 손가락은 구순 · 점막에 접촉하지 않도록 한다. 거울을 2개 사용하는 방법도 가능하다.
- 병적인 피부, 점막에 접촉한 경우는 손가락을 충분히 소독한 후 다음 검사에 들어간다.
- 검사는 주로 시진으로 진행하며 탐침을 사용하는 경우는 수직압력을 가하지 않는다.
- 학생의 사생활 보호에 충분히 주의한다.
- 사후 조치 란에는 학교에서 취해야 할 사후조치를 구체적으로 기록한다.
- CO, 정밀검사가 필요한 치아, 실란트 등은 서류상 분류를 건전치로 다룬다.
- 판단이 곤란하다면 가벼운 쪽으로 분류한다.

3. 사후 조치

- 건강 검진은 사후 조치가 충분히 진행되었을 때 비로소 의의가 있다.
- 어린이가 자신의 건강과제를 스스로 해결하는 힘을 기르도록 지원한다.
- 결과를 보건교육에 활용해 보건학습과 보건지도에 연결한다.
- 결과는 종료 후 21일 이내에 전원에게 통지하도록 지시한다.

(柘植紳平)

6 성인 치과 검진과 사후 보고

Point

- 성인의 치아 상실은 식생활과 QOL을 해치며, 생활습관병의 위험이 된다는 점에 대한 주민의 이해를 높이는 것이 사업 개시의 전제이다.
- 건강 검진을 계획하기 전에, 정확한 진단이 기대되는 치과진료실에서의 검사나, 엄밀한 기준의 통일이 필요한 역학조사와는 다르다는 것을 이해한다.
- 질병을 자각하지 않은 사람들의 집단에서 고위험군을 screening하고 적절한 진료, 지도로 연결시키는 것이 목적이며 대상자의 선정과 다수의 이용을 확보하는 것이 중요하다.
- 건강 검진을 개시할 때 보건교육, 보건지도, 치료 등 결과에 적합한 적절한 대처가 가능한 체제를 지역에서 확보해야 한다.

1. 치주질환검진의 준비

목적에 맞는 내용: 건강 검진의 목적은 진단이 아니라 자각되지 않은 질환의 위험도 screening이며 대표치아법 등 제한된 시간에 실시할 수 있는 간단한 검사법을 선택한다.

대상자의 확보: 자각이 있는 대상자에게 한정되는 것이 아니라 기본검진검사 등의 사업과 함께 실시함으로서 질병을 자각하지 않은 집단에서 고위험 사람을 screening하는 효과를 얻을 수 있다.

수진율의 확보: 건강 검진이 일정한 효과를 얻기 위해서는 어느 정도의 수진율, 이용 상황이 필요하며 보건교육을 통한 주민의 계발이 필요하다.

구강보건에 대한 이해: 보건교육의 대상은 모든 연령층이며 '생활습관병과 식생활' 등 치아의 역할에 대한 이해와 검진의 필요성에 대한 이해를 높인다.

사업의 입안: 보건 인력 확보, 사후 지도와 대처 등에 관해 행정, 의료기관과 치과의사회 등 관련기관간의 충분한 사전협의가 필요하다.

이용자의 자기부담액은 다른 사업과의 균형을 고려한다.

2. 치주질환검진의 실시

실시내용: 검진방법은 screening이며 정밀한 검사가 아니라 간편하게 다수를 대상으로 할 수 있는 방법으로 한정된다.

대상은 광범위하게: 노인보건법에 기초하는 치주질환검진은 40세부터 10년마다 하는 '절목검진(節目檢診)'으로 실시되는데, 대상이 되지 않는 연령에는 건강상담사업의 일환으로 기본검진 등 수진자에 대한 구강검사와 지도를 병행해 실시한다.

다양한 실시형태: 인재와 예산확보가 곤란하며 건강 검진을 실시할 수 없는 지역에서는 치과위생사에 의한 건강상담사업의 일환으로 구강검진과 보건지도의 실시 등을 검토한다.

문진의 활용: 집단검진의 대상자 전원의 구강을 검사할 수 없는 경우는 자각증상의 문진을 통해 위험이 높은 사람만 구강검사를 실시하면 효과적이다.

설명과 치과보건지도는 같은 날 진행하는 것이 바람직하다.

결과에 기초한 대처: '이상 없음', '지도 요망', '정밀검사 요망', '의료 요망' 등의 판정구분은 지역에 대한 현실적인 대처 가능성을 고려해 정한다.

기록: 검사결과는 매년 결과를 비교할 수 있도록 정리한다. 치주질환 검진표의 예를 그림 7-6-1에 소개한다.

3. 결과 통지와 사후 지도

조건 1: 검진은 사후 적절한 대처가 진행되지 않으면 효과를 기대할 수 없다.

조건 2: 치주 질환의 발생 · 진행을 방지하려면 정기 검진과 치석제거, 치면청소가 중요하다.

조건 3: 주민이 주치 치과의원에서 정기검진과 예방처치를 받도록 권한다.

조건 4: 설명과 지도를 같은 날 실시할 수 없는 경우는 판정 구분에 맞게 설명된 리플렛 등(그림 7-6-2)을 준비해 이후 대처방법을 알려준다.

이후 치과 보건지도: 생활습관병의 대책으로 종합적인 보건교육과 건강상담을 함께 진행하면 효과적이다

4. 효과의 평가

전제조건: 사업의 성과는 대상의 선별, 즉 대상에 대해 위험한 사람의 비율, 수진율, 이후 대책의 보급도에 따라 다르다.

기대되는 효과: 성인의 치과질환예방 효과는 ① 보건행동의 변화, ② 구강위생상태의 개선, ③ 치아의 상실방지 순서로 발현하며 최종적으로 ④ 노인의 건강상태의 개선, ⑤ QOL의 향상으로 나타난다.

경제적 지도: 치아의 상실 방지는 고령기의 치과 의료비 감소로 이어지므로 치과예방대책의 경제적 평가는 치과 의료비가 아니라 의료비 전반, 특히 입원의 감소를 지표로 삼는다.

(尾山正高)

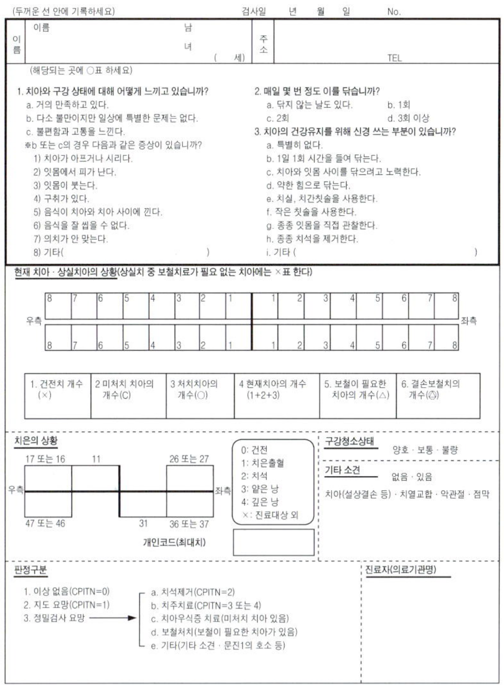

치주질환 검진표(예)

(두꺼운 선 안에 기록하세요) 검사일 년 월 일 No.

이름 | 이름 남 녀 (세) | 주소 | TEL

(해당되는 곳에 ○표 하세요)

1. 치아와 구강 상태에 대해 어떻게 느끼고 있습니까?
   a. 거의 만족하고 있다.
   b. 다소 불만이지만 일상에 특별한 문제는 없다.
   c. 불편함과 고통을 느낀다.
   ※b 또는 c의 경우 다음과 같은 증상이 있습니까?
   1) 치아가 아프거나 시리다.
   2) 잇몸에서 피가 난다.
   3) 잇몸이 붓는다.
   4) 구취가 있다.
   5) 음식이 치아와 치아 사이에 낀다.
   6) 음식을 잘 씹을 수 없다.
   7) 의치가 안 맞는다.
   8) 기타( )
2. 매일 몇 번 정도 이를 닦습니까?
   a. 닦지 않는 날도 있다. b. 1회
   c. 2회 d. 3회 이상
3. 치아의 건강유지를 위해 신경 쓰는 부분이 있습니까?
   a. 특별히 없다.
   b. 1일 1회 시간을 들여 닦는다.
   c. 치아와 잇몸 사이를 닦으려고 노력한다.
   d. 약한 힘으로 닦는다.
   e. 치실, 치간칫솔을 사용한다.
   f. 작은 칫솔을 사용한다.
   g. 종종 잇몸을 직접 관찰한다.
   h. 종종 치석을 제거한다.
   i. 기타 ( )

현재 치아 · 상실치아의 상황(상실치 중 보철치료가 필요 없는 치아에는 ×표 한다)

	8	7	6	5	4	3	2	1	1	2	3	4	5	6	7	8	
우측																	좌측
	8	7	6	5	4	3	2	1	1	2	3	4	5	6	7	8	

1. 건전치 개수 (×)	2 미처치 치아의 개수(C)	3 처치치아의 개수(○)	4 현재치아의 개수 (1+2+3)	5. 보철이 필요한 치아의 개수(△)	6. 결손보철치의 개수(◬)

치은의 상황

17 또는 16 11 26 또는 27
우측 좌측
47 또는 46 31 36 또는 37

0: 건전
1: 치은출혈
2: 치석
3: 얕은 낭
4: 깊은 낭
×: 진료대상 외

개인코드(최대치)

구강청소상태 양호 · 보통 · 불량

기타 소견 없음 · 있음
치아(설상결손 등) · 치열교합 · 악관절 · 점막

판정구분
1. 이상 없음(CPITN=0)
2. 지도 요망(CPITN=1)
3. 정밀검사 요망 →
   a. 치석제거(CPITN=2)
   b. 치주치료(CPITN=3 또는 4)
   c. 치아우식증 치료(미처치 치아 있음)
   d. 보철처치(보철이 필요한 치아가 있음)
   e. 기타(기타 소견 · 문진1의 호소 등)

진료자(의료기관명)

그림 7-6-1. 치주질환 검진표의 일례.

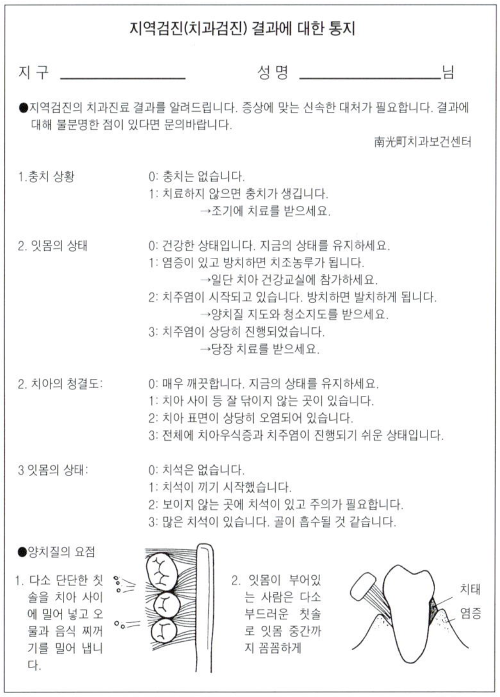

지역검진(치과검진) 결과에 대한 통지

지 구 ______________ 성 명 ______________님

●지역검진의 치과진료 결과를 알려드립니다. 증상에 맞는 신속한 대처가 필요합니다. 결과에 대해 불분명한 점이 있다면 문의바랍니다.

南光町치과보건센터

1.충치 상황
0: 충치는 없습니다.
1: 치료하지 않으면 충치가 생깁니다.
→조기에 치료를 받으세요.

2. 잇몸의 상태
0: 건강한 상태입니다. 지금의 상태를 유지하세요.
1: 염증이 있고 방치하면 치조농루가 됩니다.
→일단 치아 건강교실에 참가하세요.
2: 치주염이 시작되고 있습니다. 방치하면 발치하게 됩니다.
→양치질 지도와 청소지도를 받으세요.
3: 치주염이 상당히 진행되었습니다.
→당장 치료를 받으세요.

2. 치아의 청결도:
0: 매우 깨끗합니다. 지금의 상태를 유지하세요.
1: 치아 사이 등 잘 닦이지 않는 곳이 있습니다.
2: 치아 표면이 상당히 오염되어 있습니다.
3: 전체에 치아우식증과 치주염이 진행되기 쉬운 상태입니다.

3 잇몸의 상태:
0: 치석은 없습니다.
1: 치석이 끼기 시작했습니다.
2: 보이지 않는 곳에 치석이 있고 주의가 필요합니다.
3: 많은 치석이 있습니다. 골이 흡수될 것 같습니다.

●양치질의 요점

1. 다소 단단한 칫솔을 치아 사이에 밀어 넣고 오물과 음식 찌꺼기를 밀어 냅니다.

2. 잇몸이 부어있는 사람은 다소 부드러운 칫솔로 잇몸 중간까지 꼼꼼하게

치태
염증

그림 7-6-2. 검사결과의 통지표. 검사표에서 쉽게 옮겨 적을 수 있도록 검사결과와 같은 숫자로 내용이 표시되고 그에 적합한 조언도 적혀 있다.

참고문헌

1) 厚生省老人保健福祉局老人保健課（監修）：老人保健法による歯周疾患検診マニュアル．日本醫事新報社，東京，2000.
2) 新庄文明：成人歯科保健-地域保健と歯科診療室を結ぶ 8020 運動の指針．医歯薬出版，東京，1992.
3) 多田羅浩三編：新しい地域保健サービス．ぎょうせい，東京，1998.
4) 小西正光，小野ツルコ編：「健康日本 21」を指標とした健康調査と保健支援活動．ライフ・サイエンスセンター，2001.

7 컴퓨터를 이용한 데이터 분석과 결과의 표시

Point

- 컴퓨터를 사용하기 전에 무엇을 분석하고 싶은지 명확하게 한다.
- 데이터 입력에 앞서 분석방법을 전제로 회답의 코드화, 무응답 · 부정 응답 · 다중 응답 · 자유 응답의 처리를 미리 결정한다.
- 목적과 방법에 합치한 분석방법, 검정법을 선택한다.
- 결과의 표시에 그림을 사용하는 경우는 데이터 속성, 연구 디자인에 알맞은 방식으로 작성한다.

1. 목적에 맞는 데이터 수집

데이터 수집에 앞서, 미리 무엇을 명확하게 할지, 어떤 가설을 검증할지를 명확하게 해 목적에 맞는 변수를 선택한다. 가설이 불확실한 상태에서 수집한 데이터를 마구잡이로 분석해 얻은 결과는 과학적으로 의미가 떨어진다는 것을 이해해야 한다.

2. 데이터 입력 상의 주의

코드화: 성별, 혈액형과 같은 카테고리는 여성→0, 남성→1처럼 코드화한 수치를 입력한다.

응답사항: 단일 응답과 복수 선택할 수 있는 다중응답은 분석방법이 다르다. 복수응답은 각각의 선택사항을 하나의 변수로 하고 선택되면 1을 입력한다.

항목간 최대치: 동일한 기준의 순서 척도를 복수 입력하는 경우 입력 데이터 상에서 각각의 수치를 변환해 더하면 최대치를 구할 수 있다.

(예, 6부위 CPI치의 경우: 1→1, 2→7, 3→43, 4→259로 변환하고 6부위의 총계로 1~6=1, 7~42=2, 43~258=3, 259~1554=4로 최대치를 구분한다)

자유 기술 회답: 어구와 문장의 응답은 입력 전(또는 후) 내용을 적절한 코드로 구분해 집계한다.

3. 무응답 · 부정 응답, 이상치(異常値)의 조작

오입력 지: 분석 전에 응답지에 없는 번호와 기본통계량에서 이상치, 모순되는 응답, 오입력이 없는지 반드시 확인한다.

부정 응답: 단일 선택의 설문에 복수의 응답이 있는 경우는 부정 응답으로 간주해 집계에서 제외한다.

무응답: 단일선택에서 무응답의 항목은 그 비율을 집계할 수 있도록 한다.

부정 응답: 단일 응답의 경우는 '모른다' 는 응답문항을 만드는 것이 바람직하다.

4. 분석방법

통계적 분석: 엑셀 등으로 작성한 파일을 통계분석 소프트(SPSS, StatView 등)로 읽으면 간단하게 고도의 분석이 가능한데 목적과 방법에 잘 맞는 분석방법을 선택한다.

검정법: 정규분포에 따르는 연속량의 비교는 2군간에서 t 검정, 3군 이상에서는 분산분석 등의 모수적 검정이 사용되며, DMFT처럼 정규분포하지 않는 데이터, 명목 척도의 분포 비교에서는 비모수적 검정, 카이 스퀘어 검정이 사용된다. 설명 변수가 세개 이상인 경우는 다변량분석을 사용한다(표 7-7-1).

표 7-7-1. 비교군 수, 대응의 유무 등에 의한 검정법의 예

	모수적 검정	비모수적 검정
2군(대응이 없다)	독립표본 t 검정	맨-휘트니 검정
2군(대응이 있다)	대응표본 t 검정	윌콕슨의 부호순위 검정
3군 이상(대응이 없다)	분산분석	크리스칼발리스 검정
3군 이상(대응이 있다)	반복측정 분산분석	프리드먼 검정
상관관계	피어슨의 상관	스피어먼의 상관

평가: 유의성 검정을 표시하는 지표로 우연성에 의한 확률 p값이 사용되며 일반적으로 $p<0.05$에서 통계학적으로 유의한 차이가 있다고 한다. 비차비에서는 95% 신뢰구간을 결과에 표시한다.

5. 결과의 표시

질적인 데이터뿐만 아니라 양적인 데이터도 적절하게 도시하면 이해를 구하기 쉽다.

원그래프: 단일 응답에 의한 비율에 사용한다(연령구분, 성, 질병의 유무, 혈액형 등, 주로 질적인 카테고리 데이터).

띠그래프: 위의 군간 분포의 비교(예, 그림 7-7-1 판매실적 백분율)

히스토그램: 군간 연속량의 평균치(신장, 검정치), 출현빈도, 비율 등의 양적 데이터(수치)의 비교(예, 그림 7-7-2 졸업생의 첫 월급).

산포도: 2개의 연속량의 관련(예, 그림 7-7-3 성인 치과검진 수진자의 연령별 현재 치아의 개수)

3D그림: 2개의 순서 또는 명의 척도의 구분별 연속량(DP: 그림 7-7-4 판매실적 실수)

(北村雅保)

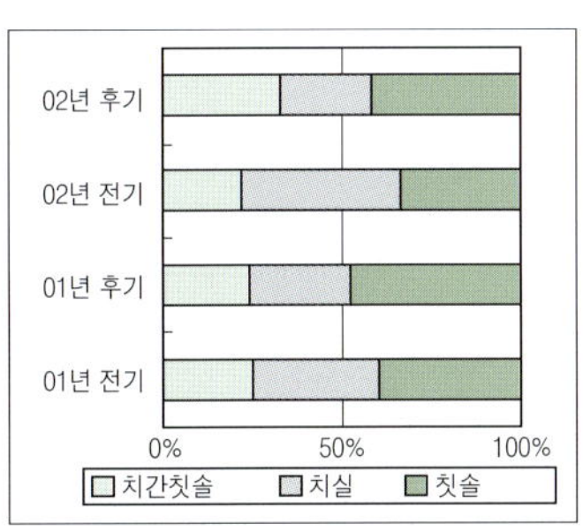

그림 7-7-1. 띠그래프.

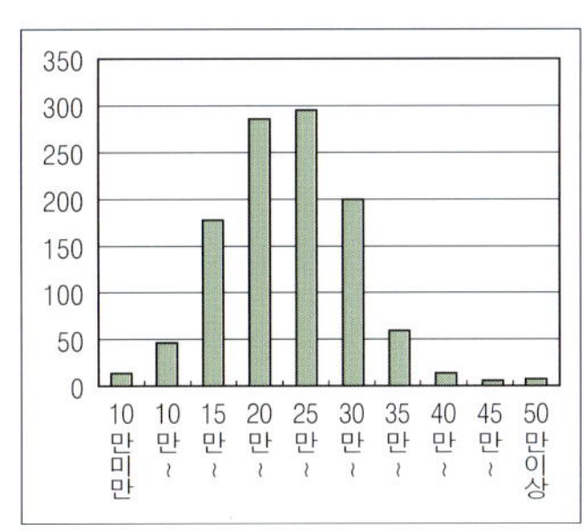

그림 7-7-2. 히스토그램.

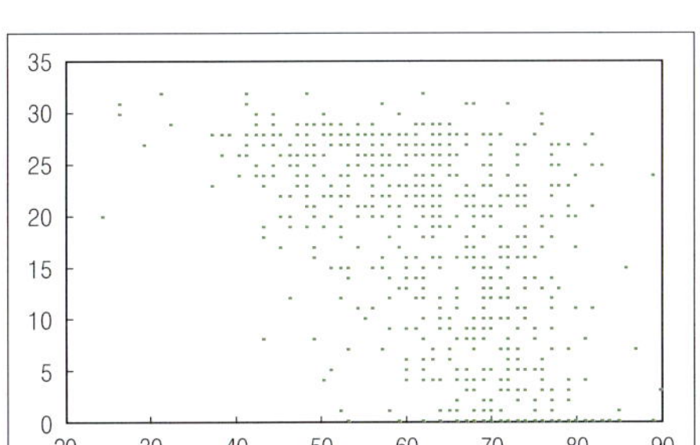

그림 7-7-3. 산포도.

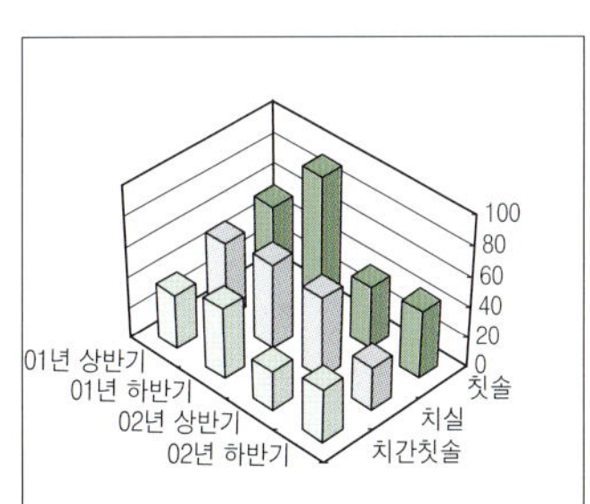

그림 7-7-4. 3D 그림.

8 교육매체(팜플렛, 기타)의 작성

Point

매체를 만드는 경우 5W1H: 목적(Why), 대상(Whom), 장소(Where), 기회(When), 내용(What), 방법(How)을 고려해 작성한다.

1. 교육매체의 종류(표 7-8-1)

표 7-8-1. 교육매체의 종류

과제	필요한 배려	예
목적: Why 왜	보건교육의 목적 설정, 명확화	건강증진, 사업의 동기부여
대상: Whom 누구에게	대상 집단의 건강문제와 보건교육 상의 문제 실태파악	유아, 아동의 보호자, 일반시민, 직업 종사자
장소: Where 어디에서	지금까지 대상자(지역과 집단 등)에게 진행되어 온 건강교육에서 어떤 방법이 사용되었으며 어떤 효과가 있었는가?	학교, 집회, 평생교육원, 거리
기회: When 어떤 기회에	교육매체의 종류, 지역, 집단의 기존의 공적 전달경로	강연, 출판, 방송, 회람, 공보지
내용: What 무엇을 전할까?	지역진단에서 밝혀진 건강문제에 관한 건강정보를 서적, 인터넷 등을 이용해 수집	건강정보, 집단검진, 설문 조사 등 데이터
	내용: 이해하기 쉬운 문장, 그림, 표, 정보량, 정보의 가치	
방법: How 어떻게 전할까?	분석결과에서 건강문제와 건강교육 상의 문제를 파악 서적에서 문서정보는 스캐너, OCR 소프트를 사용해 컴퓨터로 입력 보존, 서적에서(스캐너), 인터넷에서(복사 보존)	준비물: 컴퓨터, 그래픽 프로그램, 스캐너, 프레젠테이션 프로그램, 슬라이드 프로젝터, 액정 프로젝터

2. 교육매체의 내용 예

1) 왜 구강을 건강하게 유지해야 할까?

- 적절한 식생활을 즐기기 위해
- 구강의 통증과 불쾌감을 막기 위해
- 건강을 유지하기 위해
- 기분을 좋게 하기 위해
- 건강한 외모를 위해

2) 누가 구강을 건강하게 유지할까?

자가관리: 칫솔질, 설탕의 제한, 금연

전문가 처치: 정기검진, 전문가 치태 관리

3) 언제 구강을 건강하게 유지할까?

4) 무엇으로부터 구강건강을 유지할까? 무엇을 유지할까?

- 치아우식증, 치주질환, 부정교합, 점막질환, 상기도 감염, 건강, 생명, QOL, 통증, 감염, 상쾌함

5) 구강건강을 어떻게 유지할까?

- 자신의 입을 거울에 비춰 보자.
- 치아와 치은의 건강상태를 확인하자.
  지금, 상악에는 몇 개의 치아가 있습니까?
  치은이 붉게 부어 있는 곳은?
  치은이 검게 변한 곳은?
  치아의 표면에 노랗게 낀 이끼형태의 치태는?
- 치은질환을 방지하기 위한 칫솔질
- 식이 관리와 당분의 제한
- 자신의 구강 내 확인
- 치과진료소에서 정기검사
- 칫솔질
- 치간부 치태 관리
- 입을 헹군다
- 기타 구강 관리

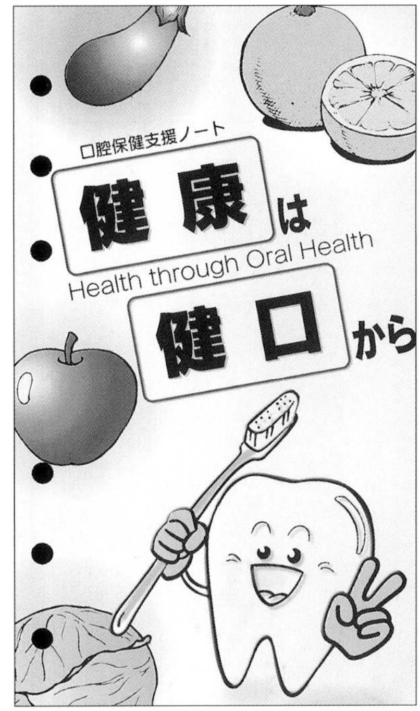

그림 7-8-1. 소책자의 일례(문헌 4).

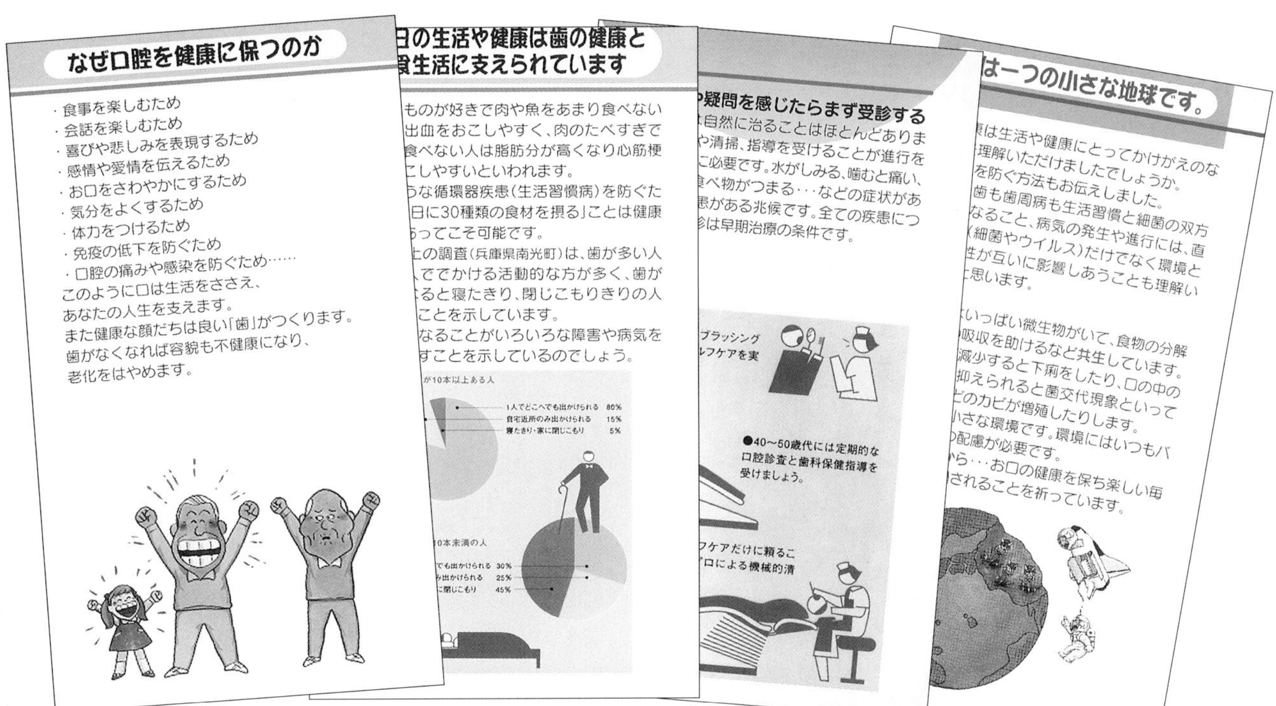

(林田秀明)

참고문헌

1)宮坂忠夫, 川田智恵子：新版保健学講座 7 巻　健康教育論（新版保健学講座企画編集委員会・編). メヂカルフレンド社, 東京, 1991, pp. 174～176.

2)新庄文明：いきいき生きる－介護サービスを受ける高齢者の口腔ケア. デンタルダイヤモンド社, 2000.

3)新庄文明：よい「歯」でイキイキ健康ライフ－成人病予防のための歯の知識. GC 歯科工業, 1992.

4)五島真理為ほか：口腔保健管理支援ノート～健康は健口から～. スペース伽耶, 2003.

9 행동변화로 이어지는 건강교육 Ⅰ: 엄마교실 · 임산부교실의 진행방법

Point

- 출산, 육아 시기는 건강에 대한 의식이 높아지는 시기이기도 하다.
- 초임부의 주요 관심사는 건강한 아기의 출산, 엄마의 첫 번째 관심은 아이이다.
- 소그룹 단위로 깨닫게 하는 것이 동기부여로 이어진다.

1. 교실의 사전준비

- 여러 차례 개최되는 보건 교육 프로그램이 많으므로 사전에 다른 곳에서 진행되는 엄마교실의 내용을 확인한다.
- 참가자는 관심이 높고 이미 동기가 부여된 사람이 많으므로 초임부, 모유를 먹는 아이가 있는 엄마의 관심사 · 자주 하는 질문에 대해 예비지식을 습득한다.
- 초임부 교실 참가자에게 치아와 구강만을 설명하는 보건교육은 부족하다.
- '우리 아이는 칫솔질을 싫어하는데요.' 등의 질문에 대한 대응을 생각해 둔다(예, 칫솔질의 목적을 알지 못하는 유아의 입장에서 칫솔은 외계의 침입물에 불과하다 등).

2. 교육효과를 높이는 그룹 나누기

(1) 다수를 대상으로 하는 집단교육의 경우는 일반 다수를 대상으로 내용을 준비한다.

(2) 가능한 소수의 유사한 그룹을 대상으로 하면 효과적이다. 단시간의 그룹 나누기는 HU-DBI(Hiroshima University-Dental Behavioural Inventory, 치과보건 행동목록: 주관적 평가)와 O' Leary Index(구강 평가지수: 객관적 평가)의 병용(그림 7-9-1)이 효과적이다(30인 그룹의 개인별 평가는 10분 이내에 종료한다).

대상의 그룹별 유의사항

그림의 ①: High level ⇒ 칭찬만으로 효과가 크게 올라간다(쉬움).

그림의 ②: 겸손한 유형 ⇒ 확실한 증거를 제시하고 자신감으로 연결시킨다.

그림의 ③: 자신감 과잉 유형 ⇒ 외관, 다른 사람의 눈을 신경쓰는 타입, 충고만 하면 흘려듣는다(어려움).

그림의 ④: 무관심한 유형 ⇒ 치은출혈을 보여 관심을 갖게 한다.

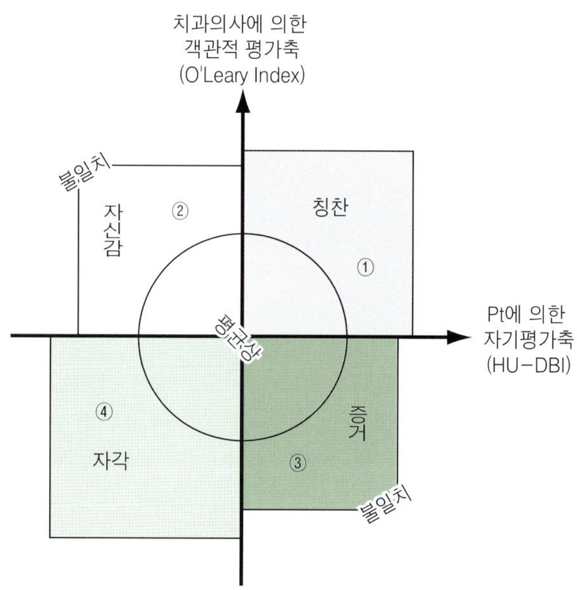

그림 7-9-1. 건강교육을 위한 그룹 분류.

3. 교실의 진행방법

- 주제와 유사한 친근한 화제로 이야기를 시작한 후 주제(말하고 싶은 내용)로 연결한다.
- 지나치게 많은 정보를 가진 엄마에게는 중요한 것이 보이지 않는 경우가 있다. 모든 내용을 가르치기보다 스스로 시간을 두고 발견하도록 하면 더 감격하고 기억에 남는다(그림 7-9-2, 3).
- 육아에는 '단 하나의 정답' 이 없다는 것을 알려준다.
- 시간 배분: 체험학습 · 실습 등(질의를 포함)의 시간을 확보한다.
- '닦고 있다고 생각' 하지만 닦이지 않는 곳을 깨닫게 한다(예, 그림 7-9-3, 4).
- 예정된 시간 내에 종료하는 것이 중요

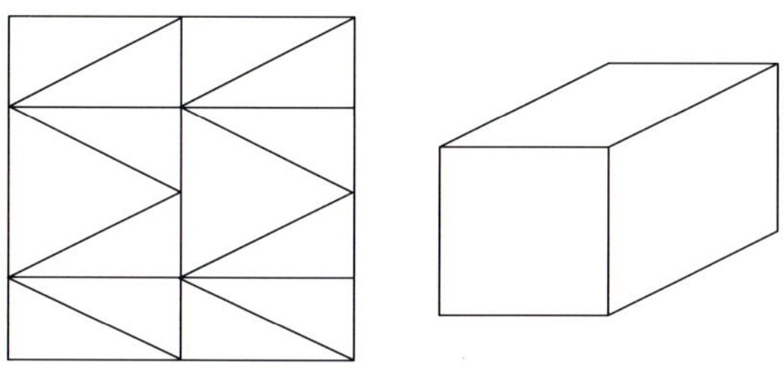

그림 7-9-2. 숨은 그림(Gottschaldt, 1926). **A**의 패턴 속에서 **B**를 보는 것은 어렵다. 규칙적인 연속성(폐쇄성)의 요인이 우세하기 때문이다. 정보가 너무 많아 (**A**) 혼란을 일으키는 것과 유사하다. 그래서 진실(**B**)이 숨어 있다.

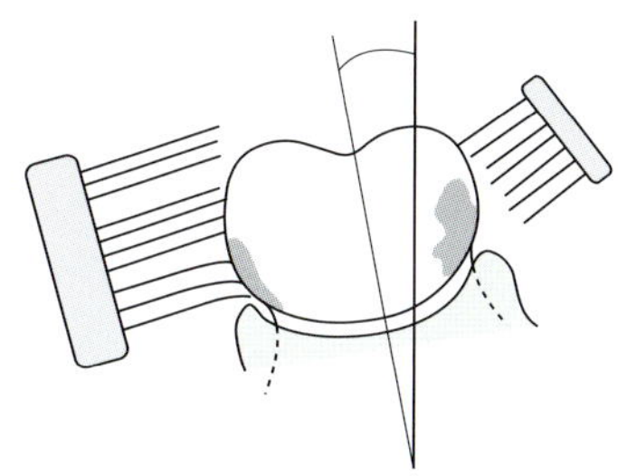

그림 7-9-3. 치아와 칫솔의 각도와 크기. 치아와 칫솔의 그림을 그리게 하면 우측 칫솔처럼 치아의 크기보다 작게 그리는 경향이 있다. 또한 하악 구치는 설측으로 경사지고 치경부는 잘록해 설측에서는 칫솔모 끝을 수평보다 약간 위로 하지 않으면 치태를 제거할 수 없다.

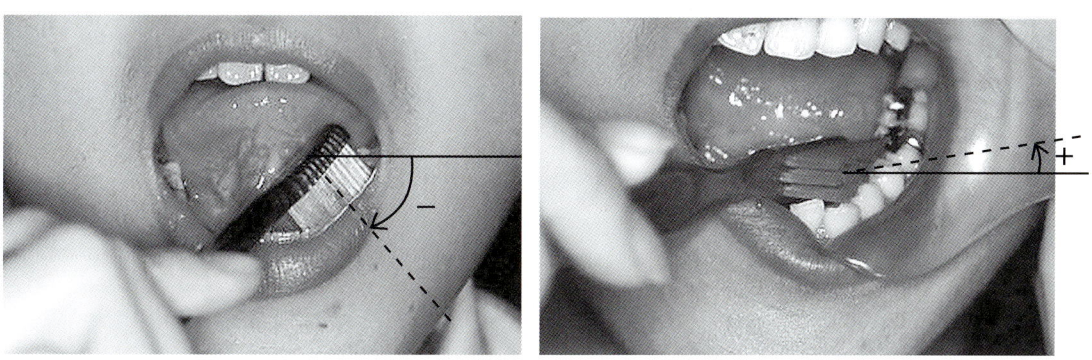

그림 7-9-4. 칫솔과 손목 돌리기. 엄마 10명 중에 9명은 칫솔을 기울여 아래를 향해 이를 닦는다(좌측 사진). 우측 사진처럼 칫솔모 끝을 수평 또는 약간 기울여 위를 향하게 하고 가장 아래 자리만 사용해 닦으려면 손목을 돌릴 필요가 있다. 의식하며 손목을 돌릴 수 있는 것은 초등학교 고학년때부터이다.

4. 추천 도서

- 高江洲義矩(편) "保健醫療におけるコミュニケーション・行動科學"(醫歯藥出版)
- 岡崎好秀(著) "樂しさ 100培! 保健指導"(クインテッセンス)
- 河村 誠, 富田洋道(編) "賀茂臺地にめばえた 親子歯科健診"(賀茂・東廣島歯科醫師會)

(河村 誠)

10 행동변화로 이어지는 건강교육 II: 보육원 · 초등학교의 예방교실

Point

- 성인과 달리 관심과 이해를 구하기가 어렵다(말하는 사람의 감성이 요구된다).
- 즐거운 교재를 준비하고 관심이 지속될 수 있도록 주의를 기울인다.
- 소아의 정신적 · 신체적 발육단계에 대한 배려가 필요하다.
- 보육원 · 학교관계자의 신뢰와 협력을 구하는 것이 필수적이다.

1. 보건행동과 구강 내 상태와의 관련

초등학생의 구강관리에 관한 보건행동과 구강 내 상태와의 인과모델(그림 7-10-1)을 이해하면 보건교육에 도움이 된다. 구강관리를 바라고 끈기가 있는 아이일수록 '칫솔질'을 잘 한다. 이 시기에 치아우식증이 많으면 자신이 치아우식증을 많이 갖고 있다는 생각때문에 치과 공포심이 증가하고 참을성이 없는 아이가 된다.

2. 발달단계를 고려한 지도

초등학교 입학 전후: 치아가 교체되는 시기에 집중적인 지도를 하는것이 효과가 크다('치아요정' 이야기 등).

초등학교 중간 학년: '치과의원'은 치아와 구강의 건강을 유지시켜 주는 곳이라는 인식을 심어준다.

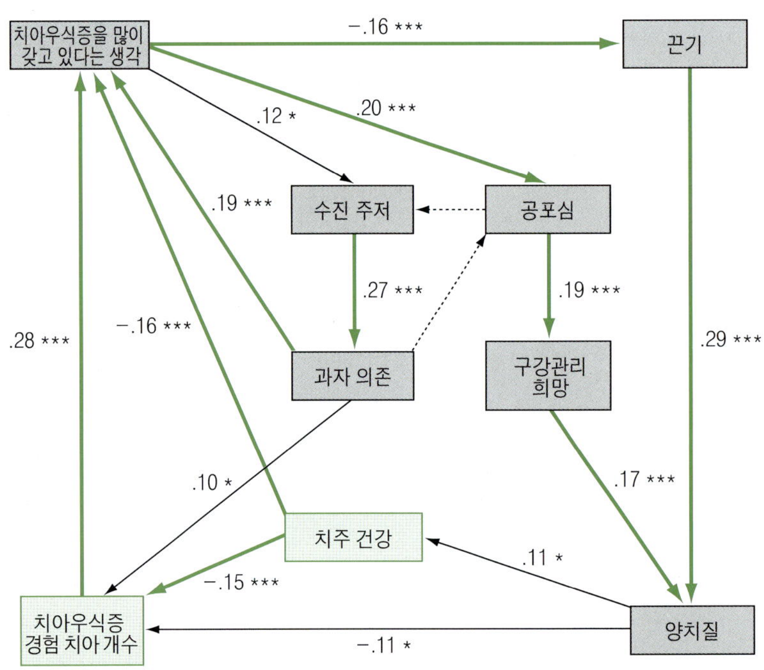

그림 7-10-1. 초등학생(4~6학년)의 의식 · 태도 · 행동과 구강 내 상태의 '인과' 관계.
(구강위생학회지, 51: 410~411, 2001)

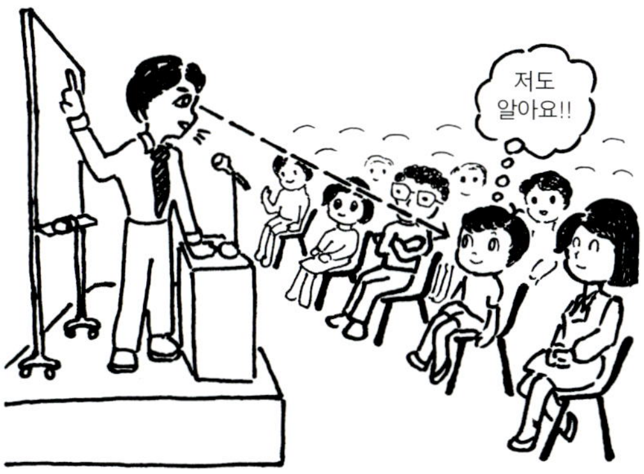

그림 7-10-2. 초등학교 3학년이 이해할 수 있는 내용으로 구성한다.

초등학교 고학년: 관찰이 가능한 구강을 통해 신체의 조직을 배우게 한다.

전교를 대상으로 하는 경우: 초등학교 3학년이 이해할 수 있는 내용으로 구성한다.(그림 7-10-2)

3. 자립심을 기르는 교육

- 생각하면서 배우는 것을 중시하면서 칫솔질 & 치실 사용 기술의 제공
- '스스로 건강을 지키는' 사례로 '치은'은 매력적인 주제이다. 치은염 예방은 자립심과 인내심을 기른다(그림 7-10-1).

4. 실시 상의 주의사항

시간 배분: 대부분은 촌극 · 체험학습을 위한 시간

반복이 중요: 1회 예방교실로는 행동변화로 이어지기 어렵다. '재미있었다, 또 듣고 싶다'는 기분을 갖도록 이야기를 한다.

실험 1) 실제 체험하도록 한다.

설탕을 너무 많이 섭취하지 말도록 말하기보다 탄산음료에 들어있는 설탕의 양을 체험하도록 한다.

① 막대 설탕(3g)을 10개 준비한다.

② 물(250cc)이 든 컵에 1개 넣고 마시도록 한다.

③ 마신 후 느낌을 묻는다.

④ 1개 늘릴 때마다 마신 후 느낌을 질문하면서 8개를(탄산음료에 들어있는 설탕의 양) 다 넣을 때까지 반복한다.

실험 2) 구강의 오물을 보여준다.

대변과 귀지는 몸에서 나온 더러운 것이라고 느끼는 데 반해 치태는 그다지 더럽다고 생각하지 않는 경우가 많다. 물이 든 컵에 칫솔을 휘저어가면서 치아를 닦으면 '오물'이 물속에 고이게 되고 치아의 오물(치태)을 감각적으로 이해할 수 있게 된다(그림 7-10-3).

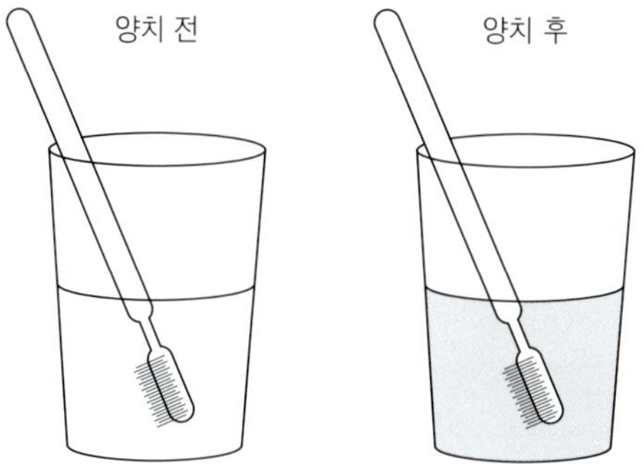

그림 7-10-3. 컵의 물이 왜 흐려질까?

5. 추천 도서

- 住田 實(著) "たのしい健康教育の創造と "ふしぎ發見の旅"(第1巻~3巻)"(東山書房)
- 岡崎好秀(著) "のんちゃんたちの口の中探檢"(松風)
- 東京都敎育委員會(編 "齒の健康つくり 第3集"(東京都敎育委員會)

(河村 誠)

11 행동변화로 이어지는 건강교육 III: 중학교 · 고교 · 성인의 동기부여

Point

- 건강교육의 성패는 도입부분에서 결정된다.
- 즐겁고 도움이 되는(자기주도학습 효과가 높은) 교재를 준비한다.
- 새로움과 교육자 자신의 체험담이 효과적이다.
- '구강질환에 대한 자각'으로 연결하는 것이 중요하다.
- 대상자는 수백 명이 되기도 한다(개별 대응이 곤란한 경우는 전체강의가 주가 됨).

1. 즐겁게 생각하게 만드는 건강교육의 요령(그림 7-11-1)

- 지식의 전달이 아니라 감정에 호소한다.
- 누구나 알고 있는 화제를 이용한다.
- 당장 실천할 수 있는 유익한 화제를 제공한다.
- 사물의 보는 견해 · 시각의 힌트를 제공한다.

실험 1) 누구나 관심을 갖는 화제를 제공

새끼 코알라는 0.5g으로 태어나며, 물을 마시지 않는다, 어른 코알라의 치아는 검게 착색되어 있다는 등 생물에 관한 새로운 화제는 관심을 모으기 쉽다. 학생들에게 '코알라의 맹장은 왜 클까?' 등 그림을 제시하고 생각할 기회를 주면 일방적인 지식 전달보다 높은 교육 효과를 얻을 수 있다.

실험 2) 행동변화와 파급효과

정기 치과검진만으로는 치실 사용자가 증가하지 않는다. 어느 고등학교 예에서 치실 배포와 보건강의 · 실습으로 사용자가 30%로 증가하고 그 후 파급효과로 인해 1년 후에는 12%나 더 증가하였다. 로저드에 따르면 혁신자보다 초기 수용자가 집단에 대한 파급에 더 공헌한다고 한다(그림 7-11-2).

2. 성인의 특성

- 자신의 경험에 비추어 이해(해석)한다.
- 실용적인 대화를 듣고 싶어한다.
- 자신의 체면에 신경을 쓴다.
- 흥미 위주이며, 체계적인 이야기를 싫어한다.

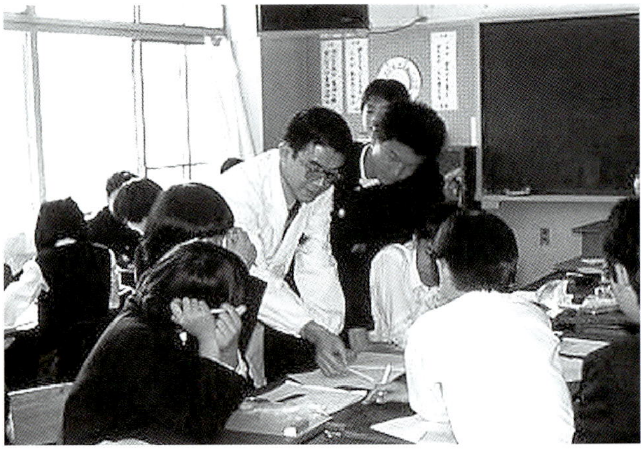

그림 7-11-1. 즐기면서 생각하게 만드는 건강교육.

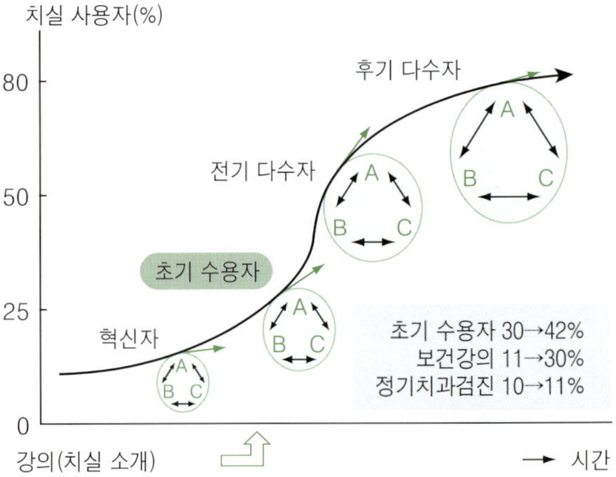

그림 7-11-2. 혁신 수용모델(로저즈)와 치실 보급. (일본 보건의료행동과학회 연보, 14: 89-108, 1999)

실험 3) 컴퓨터 소프트를 사용해 "치아 때를 보는 눈"을 기른다.

컴퓨터 소프트 '다구즈'(초보자용)는 24장의 구강 사진이 12초마다 화면상에 제시되며 5단계의 판정을 입력하면 컴퓨터가 자동으로 그 사람의 '치주상태 판단력'을 확인해 주는 훈련 소프트(그림 7-11-3)이다(소요시간 약 5분). 치은에 대한 관심을 높이는 효과가 있다.

치주상태 판단력 테스트

당신의 "doctor 정도"는?

24장의 구강 사진을 보고 +2~−2 5단계로 진단해 주세요
(시간은 1장당 12초입니다).

컴퓨터 진단에 의한 output 예

S : 매우 우수
A : 우수
B : 합격
C : 조금 더
D+ : 10걸음 더
D− : 유감
− : 평가보류

그림 7-11-3. 컴퓨터 소프트 '다구즈'의 개시 화면.
(구강위생학회잡지, 54: 42-49, 2004)

3. 건강교육의 주의사항

- 이 시기, '칫솔질 교육'이라고 하면 질린다.
- 학교, 직장, 지역 내 파급효과를 기대할 수 있다.
- 무의미한 1시간은 1시간×사람 수의 무의미한 시간이 된다.
- 성인 중에는 구강관리를 포기하는 사람도 있다.

4. 성인(20~30대)의 구강관리행동 −세계 속의 일본−

성인(20~30대)의 구강 관리행동은 한국 등 같은 아시아(그룹 2)에 속한다. 유럽형(그룹 1)과의 주된 차이는 정기검진행동, 자연치에 대한 생각, 칫솔을 통한 치주염 대처행동이다(그림 7-11-4).

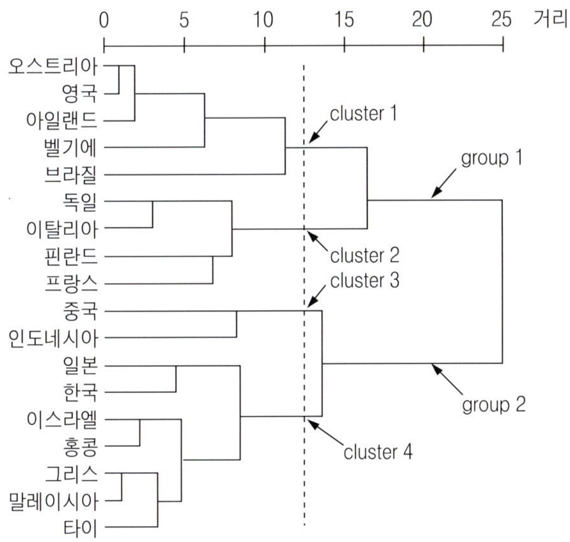

그림 7-11-4. HU-DBI로 측정한 구강보건행동의 국가간 유사도.
(International Dental Journal, 55: in press, 2005에서 번역)

(河村 誠)

12 수발이 필요한 사람의 치과보건지도 Ⅰ: 보건지도와 구강 위생 관리의 실시

Point

- 일상생활 자립상황(마비 · 구축, 이동, 시력, 청력, 연하, 식사섭취 저하, 치매 등)에 적합한 지도 · 관리를 실시한다.
- 저하된 구강기능의 개선과 건강 유지 · 증진에 따른 삶의 질 향상이 목적
- 치과 방문진료와 전문적인 구강 위생 관리, 가족과 보호자에 의한 일상 구강관리의 지도를 실시한다.
- 본인의 생활습관과 우선 순위를 충분히 배려한다.
- 지속적인 실시에는 관계자에 대한 정보제공과 팀웍이 중요

1. 치과보건지도의 흐름[1)]

① 본인, 가족, 관리 매니저, 의사, 간호사 등과 사전에 상담
② 치과 방문진료 시 전신상태 파악, 필요한 치과의료 제공
③ 구강 위생 관리 자립도 파악, 목표의 설정
④ 구강 관리용품을 사용해 실시 지도
⑤ 실시 순서, 역할분담의 명확화
⑥ 평가와 재지도, 관계자와의 연계

2. 개별 보건지도의 요점

- 심신의 상황을 알고 편안한 자세에서 반응을 확인하면서 능숙하게 진행한다.
- 오음, 오연, 쓰러짐, 피로에 주의한다. 또한 생활습관을 충분히 배려한다.
- 일상적인 자가관리는 가능한 한 본인이 실천하고 달성도를 파악하면서 보호자가 도와준다.
- 구강 위생 관리를 할 때 보호자가 할 수 있는 방법을 보여준다(그림 7-12-1, 3).
- 의치 장착자에게는 청소 시 의치의 착탈도 지도한다(그림 7-12-2).
- 수발이 필요한 정도와 구강 위생 관리 자립도의 관계에서 수발 필요 2 이상에서 문제가 많다(표 7-12-1).

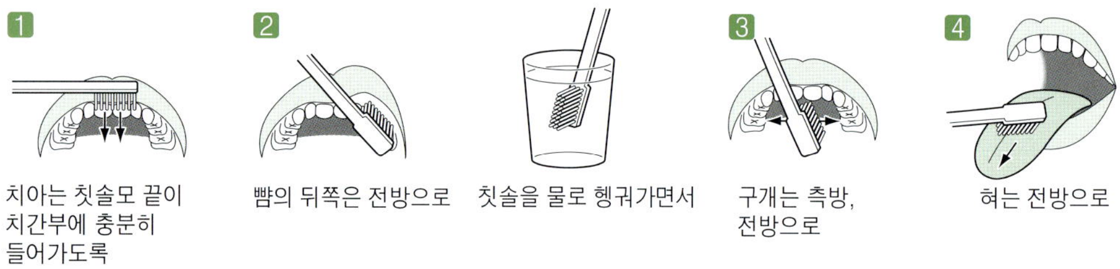
1
2
3
4
치아는 칫솔모 끝이
치간부에 충분히
들어가도록
뺨의 뒤쪽은 전방으로
칫솔을 물로 헹궈가면서
구개는 측방,
전방으로
혀는 전방으로

그림 7-12-1. 칫솔 1개로 가능한 구강 위생 관리.

● 의치를 장착하는 방법
① 왼손에 의치를 올린다.
② 치아가 보이도록 의치를 올린다.
③ 2개의 고리가 손가락 끝을 향하도록 한다.
④ 왼손으로 잡는다.

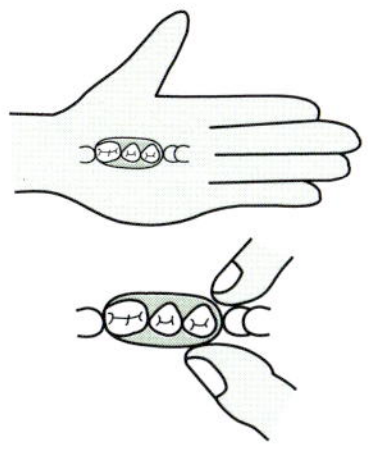

● 의치를 철거하는 방법
① 금속 고리를 손톱으로 걸어 철거한다.

● 의치 손질
① 밤에는 철거해 청소하고 물에 담가 둔다.

그림 7-12-2. 의치 손질.

● 혀 세정법
① 구강건조증인 경우 설태를 쉽게 제거하기 위해 면봉, 면구를 물에 적셔 부드럽게 한다.
② 혀세척기로 혀의 좌우 · 중앙 전체를 깨끗하게 한다.
  a) 혀세척기는 혀 좌우와 중앙을 안쪽에서 앞쪽으로 당겨서 사용한다.
  b) 너무 강하게 하지 않도록 한다.
  c) 혀세척기에 묻은 오물은 물로 씻고 휴지로 닦아가면서 진행한다.
  d) 매 식사 후 양치질 후에 진행한다.

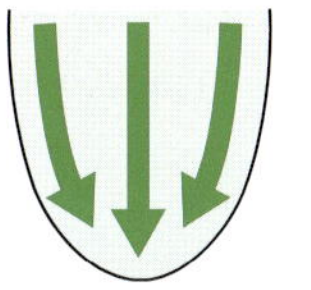

좌우 중앙 세 방향에서

그림 7-12-3. 혀 세정법.

표 7-12-1. 수발이 필요한 정도와 구강청결 자립도의 관계

	구강 청소		
	자립	일부 수발	전부 수발
수발 필요 2	50 %	50 %	-
수발 필요 3	10 %	70 %	20 %
수발 필요 4	-	50 %	50 %

原賀에 의해, 2000

3. 평가와 관리 계획

- 치과관계자가 아닌 사람이 구강 내 상황을 파악하기 위한 간단한 평가(oral care check표)(그림 7-12-4)[3]를 이용해 대상자, 보호자와 정보를 공유한다.
- 치과의사, 치과위생사는 구강 관리 계획을 작성하고 본인, 보호자에게 보건지도를 한다.
- 간단한 문장과 그림으로 알기 쉽게 표시한다.

(原賀滋久)

구강 관리 · 확인표

기록자 성명　　　　　　　Tel

성명 · 성별	님	남 · 여
생년월일	M · T · S　년　월　일 생	세

◎구강 상태를 확인해 주세요

	상태	
치아	충치와 결손치(빠진 후 방치) 있음	
	치아가 아프다	
	흔들거린다	
치은	쉽게 출혈된다	
	아프다, 부어 있다	
의치	헐겁다	
	맞지 않아 아프다	
	깨지거나 갈라져 있다	
	하얀 오물이 부착	
입 속 · 혀	불결	
	구취가 강하다	
	곰팡이, 욕창이 있다	
식사	음식을 흘린다	
	식사 후 가래, 목소리가 갈라짐	

특기사항

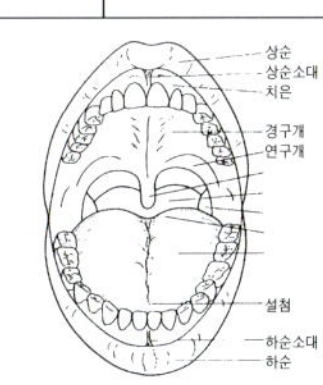

※상기 항목 중에 확인된 항목이 있다면 적절한 지도와 치료가 필요하다고 생각합니다.
原賀치과의원 Tel: 0968-44-7823 Fax: 0968-44-4182

그림 7-12-4. 구강 관리 확인표.

참고문헌
1) 熊本県歯科医師会医療対策第 2 委員会：口腔ケアマニュアル.
2) 新庄文明：いきいき生きる―介護サービスを受ける高齢者の口腔ケア．デンタルダイヤモンド社，東京，2000.
3) 原賀滋久：口腔ケアチェック表（原賀歯科医院院内資料）．平成 11 年 7 月 20 日．1999.

13 수발이 필요한 사람의 치과보건지도 II : 수발보험과 의료보험의 효과적인 활용

Point

- 수발이 필요한 사람과 관계가 있는 가족, 의사, 치과의사, 치과위생사, 간호사, 도우미 등은 각각의 입장에 적합한 정보교환이 필요
- 구강관리에 관한 팀웍의 경우, 치과의료 담당자는 중심적인 역할을 한다.
- 치과의료 담당자도 지역 팀웍의 일원임을 자각하고 관리 매니저와 의사 등과의 긴밀한 연계에 신경 쓴다.
- 수발보험, 의료보험, 노인 복지 제도의 구조를 이해한다.

1. 치과보건지도 요구의 파악

(1) 이용자 본인 · 가족, 관리 매니저, 주치의, 보건사, 방문간호사, 사회복지사, 도우미, 시설직원은 도 · 시 · 구 치과의사회와 주치 치과의사에게 연락

(2) 치과 방문진료는 의료보험에 의해 급여 됨

※제도상 치과 방문진료의 실시가 전제가 된다.

※수발이 필요한 가내 환자는 수발보험에서 '가내 요양관리지도비' 로 급여된다.

(4) 노인보건법에 의한 방문 구강위생지도는 시구정촌(일본행정구역단위) 사업임

※수발이 필요하다고 인정받은 환자에 대해서는 수발보험의 활용이 우선시 된다.

2. 제도별 구강관리 사례

1) 의료보험(치과 방문진료, 방문 치과위생 지도)

- 진찰(의치의 수리조정 · 제작, 치주질환의 치료에 따른 지도)
- 치과위생사에 의한 지도(구강 위생 관리, 의치의 수리 지도 등)

2) 수발보험(가내 요양관리 지도)

- 지원사업자에 대한 수발 서비스 계획 작성의 정보 제공

표 7-13-1. 수발이 필요한 사람에 대한 방문 구강관리의 세 가지 서비스

제도	의료(보건보험법 등)	보건사업(노인보건법)	수발(수발보험법)
창구	치과 의료기관 (치과의원 또는 병원치과)	시구정촌	수발보험사업소 (치과의원, 방문 간호 스테이션 등)
방문 지도 내용	치과 방문진료에 따른 치과의사의 지도 (방문진료에 포함되는 각종 지도) 치과 방문진료에 따른 치과위생사 등의 지도 (방문 치과위생사 지도)	방문 구강위생 지도 (치과위생사 등)	주택요양관리 지도 · 치과의사의 지도 · 치과위생사 등의 지도
대상	수발이 필요하다고 인정되지 않는 자 수발 보험시설 입소자	의료, 수발 서비스를 받지 않은 자	가내 수발이 필요하다고 인정받은 자
비용	유상(의료보험의 일부 부담금)	무상	유상(수발보험의 일부 부담금)

(2000년 4월부터)

- 구강위생의 유의사항, 구강에 대한 수발방법의 지도 조언
- 치과위생사 등에 의한 지도
  (평소 칫솔질과 의치의 수리에 관한 수발은 방문 수발 서비스로 실시)

3) 노인보건사업(방문 구강위생지도)

- 치과위생사 등에 의한 정기 방문 지도

참고: 의료보험과 수발보험에서의 급부 조건[1]

(1) 치과 방문진료의 조건(의료보험)

- 상시 누워있는 상태 등으로 통원이 곤란하다.
- 가내 또는 사회복지시설 등에서 요양을 받고 있다.
- 실외 이동을 동반하지 않는 실내 진료(방문 진료용 차량 내 진료는 원칙적으로 금지)
- 환자의 요구에 부응해 실시한다.
- 다른 의료기관을 빈번하게 통원하지 않는다.

(2) 방문 치과위생지도의 조건(의료보험)

- 치과 방문진료를 실시한 환자 또는 그 가족이 대상
- 단순한 일상적 구강 위생 관리 등의 관리, 요양 상 필요한 지도에 해당되지 않는 경우는 산정할 수 없다.
- 치과의사는 방문 지도계획을 책정하고 지시서대로 치과위생사에게 지시를 하고 지시한 내용의 요점을 진료기록부에 기재한다.
- 해당 보험의료기관에 근무하는 치과위생사 등이 실시 지도한다.
- 치과위생사 등은 실시지도에 관한 문서를 작성하고 주치 치과의사에게 보고한다.

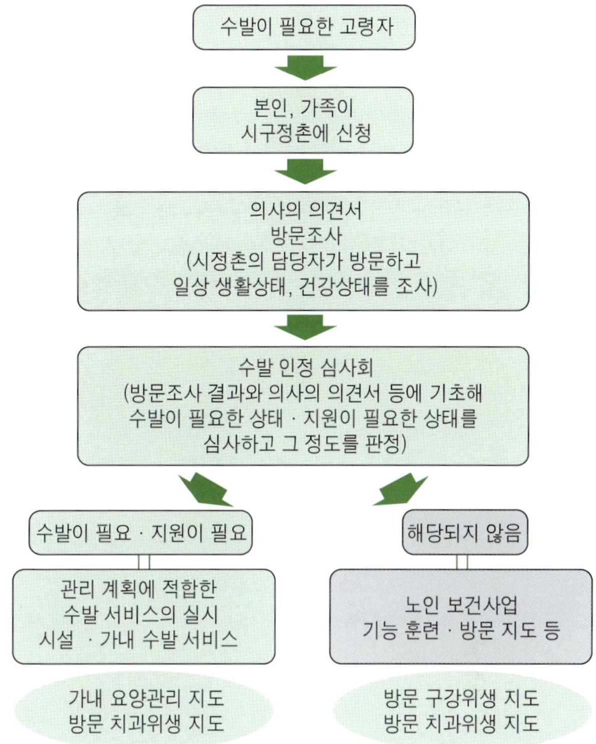

※건강보험에 의한 방문 치과진료는 수발이 필요하다고 인정, 비인정에 관계없이 접수됨.

그림 7-13-1. 수발보험제도에 기초해 수발이 필요한 사람에 대한 서비스 활용과 과정.

(3) 가내 요양관리지도(수발보험)

- 가내 수발이 필요하다고 인정받은 사람에 대한 치과 방문진료의 지도관리료이며 의료보험에서 급부되지 않고 수발보험에서 가내 요양관리지도비로 급부된다.
- 치과의사가 실시하는 가내 요양관리지도는 월 2회를 한도로 한다.
- 치과위생사 등이 실시하는 가내 요양관리지도는 월 4회를 한도로 한다.

(4) 수발보험에서의 통원 수발 서비스[2]

- 수발이 필요한 사람이 통원할 때 방문수발원 등이 차량 운전, 승차 또는 하차 시 수발, 통원하는 곳의 수진 수속, 이동 등을 수발하는 서비스
- 가내 서비스 방문 수발비에 '통원 등의 수발' 로서 신설, 수발보험에서 급부된다.
- 수발이 필요한 정도 1 이상에서는 관리 계획이 필요

(原賀滋久)

참고문헌

1) 社会保険研究所編：歯科点数表の解釈．平成 16 年 4 月版（40 版），社会保険研究所，東京，2004，pp. 699～710.
2) 厚生労働省老健局振興課長通知（老振発第 0319002 号）：「通院等のための乗車・降車の介助」の適正な実施について．平成 15 年 3 月 19 日．2003.
3) 新庄文明：いきいき生きる一介護サービスを受ける高齢者の口腔ケア．デンタルダイヤモンド社，東京，2000.

SECTION

8

예방을 중심으로 한 진료실

본 편에서는 실제 임상예방치과를 운영하고 있는 치과의사들에게 진료실에서 나타날 수 있는 현상과 대처방법에 대해 기술하고 있다. 또한 실천에 유익한 '예방중심의 진료실', '스태프의 의식 개혁', '보건교육', '정기검진 시스템', '정보통신매체', '위상차 현미경', '환자정보의 정리', '문헌검색' 등의 방법에 대해 구체적인 방법을 제시하고자 한다.

1 예방을 중심으로 한 진료실

Point

구강병의 양대 질환인 치아우식증과 치주 질환의 조절을 가능케 하고 일반적인 진료의 흐름에 따라 진료실의 시스템을 준비한다.

1. 예방을 중심으로 한 진료실의 최소단위

- 치과의사 1명: 치과위생사 2명: 접수 1명
- 진료의자 4대(이 중 2대는 치료 전용, 2대는 치과위생사 전용 진료의자[그림 8-1-1a, b]로 정하고 검사와 biofilm의 파괴, 제거를 진행한다)
- 상담실

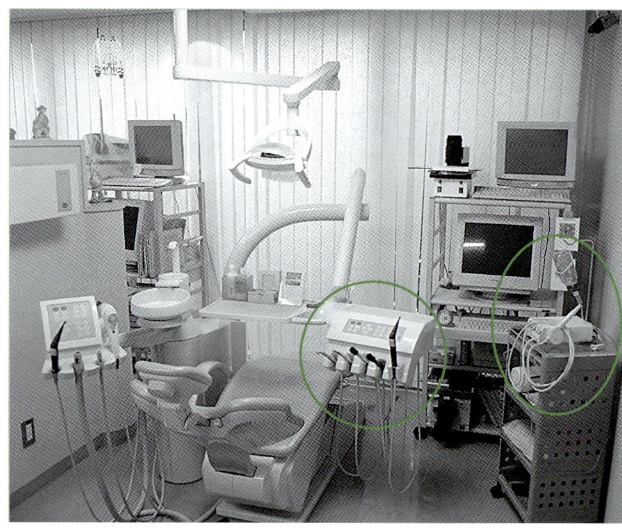

그림 8-1-1a. 치과위생사용 진료의자.

2. 일반적인 진료의 흐름

(1) 문진(환자의 주소를 파악한다)

(2) 진찰(시진, 촉진)

(3) 검사(방사선, 구강 내 사진, 타액검사, 치주조직검사)

(4) 진찰 · 검사결과의 종합분석(구강 내 현상을 설명한다)

(5) 치료(원인을 제거한다 · 증상을 경감시킨다)

(6) 경과관찰 · 유지 · 관리(치료결과를 모니터하고 재발 예방처치를 한다)

기존 치과의료에서는 medical treatment model(일반 의료에서는 당연한 과정)이 확립되지 않았다. 질환을 조절하는 데 필요한 견해이다.

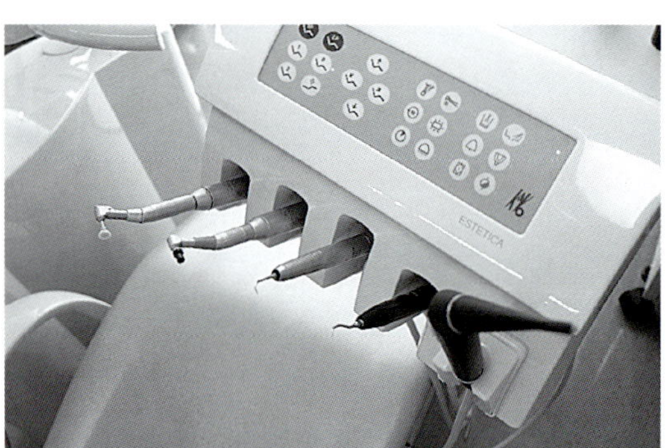

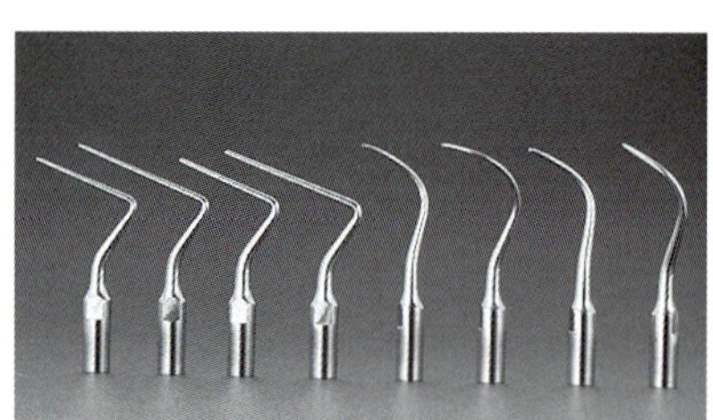

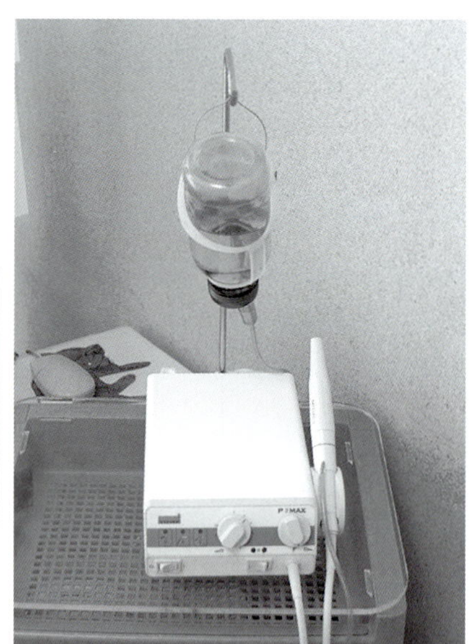

그림 8-1-1b. 치과위생사용 진료의자에 구비되어 있는 PMTC에 필요한 기구.

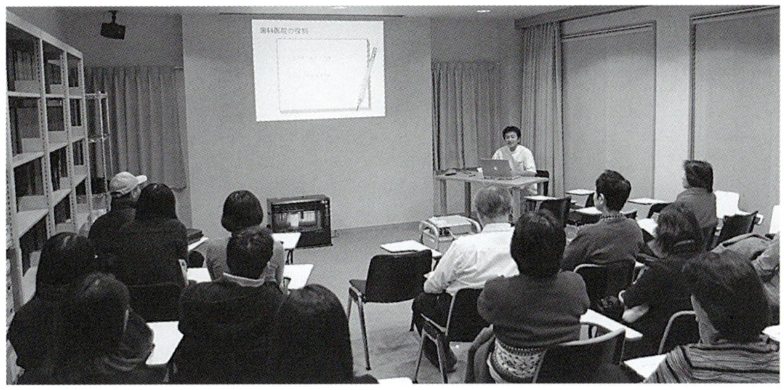

그림 8-1-2. 세미나룸에서 환자를 교육하고 있는 장면(日吉치과진료소).

3. 진료 시스템(그림 8-1-3)

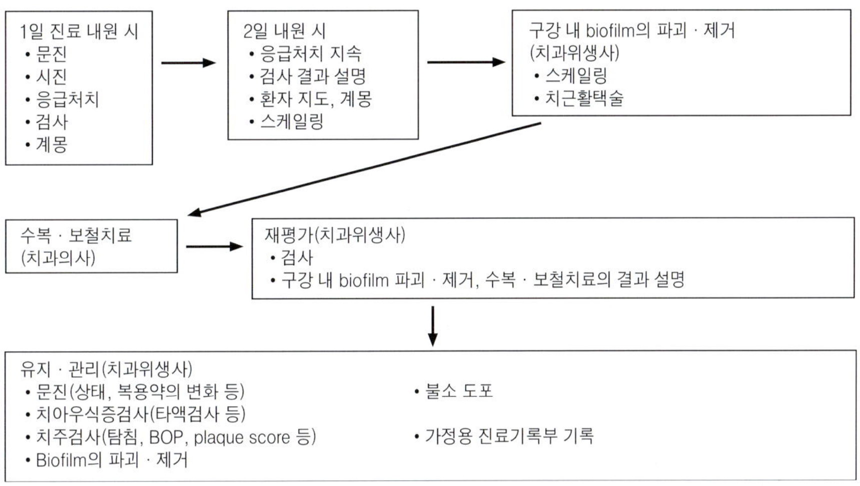

그림 8-1-3. 진찰 시스템과 과정.

4. 추가

진료 시스템이 확립되면 유지 · 관리 환자수는 필연적으로 증가한다. 그에 대응하기 위한 스태프의 증원, 진료의자와 설비의 증설을 고려하고 규모가 커지면 진료실 내 운영에 문제가 발생하기 쉽다. 진료의 질을 떨어뜨리지 않기 위한 수단으로, Total Quality Management(TQM)를 스태프가 공부하고 ISO 9001 시리즈를 취득하는 것이 좋다.

(態谷 崇)

참고문헌

1) ボー・クラッセ：予防マメジメントの実践．アポロニア 21，2：56～61，2002.

2) ボー・クラッセ：予防マメジメントの実践．アポロニア 21，3：120～127，2002.

2 진료실 스태프의 의식개혁

Point

치료중심의 진료체제에서 예방중심의 진료체제로 변화하는 이유를 이해하고 지식 · 기술을 습득해 전문가로서의 책임감을 갖도록 교육한다. 특히 치과위생사의 졸업 후 교육이 열쇠가 된다.

〈예방 중심의 진료체제로 바뀌는 이유〉

- 수복 · 보철만으로는 질환을 치유하지 못하며 재발을 예방할 수 없다.
- 구강 양대 질환인 치아우식증과 치주 질환은 biofilm 감염증이며 그 원인에 적합한 예방처치, 재발 예방처치가 반드시 필요하다.

진료실의 이념, 장기 목표, 중기 목표, 단기 목표를 명확하게 하고 스태프가 각각의 업무 속에서 목표를 향해 협력하는 것이 중요하다.

1. 치과위생사의 의식개혁(그림 8-2-1)

1) 예방중심의 진료실에서 치과위생사의 역할

- Biofilm의 파괴와 제거
- 불화물의 도포
- 구강 내, 전신의 건강관리
- 구강 내 질환에 대한 정보제공
- 임상데이터 입력

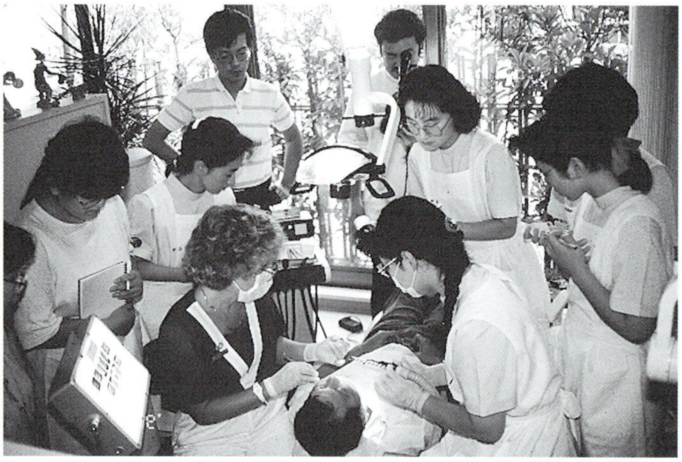

그림 8-2-1. 치과위생사의 사업이 확립되어 있는 구미의 강사를 초청해 졸업 후 교육을 받고 있는 장면(日吉치과진료소).

2. 기타 스태프의 의식개혁

1) 진료실의 이념과 목표를 달성하기 위한 각각의 역할

- 치과기공사(예, biofilm이 잘 정체되지 않는 보철물의 제작, 환자의 만족을 얻을 수 있는 보철물의 제작)
- 접수(예, 유지 · 관리 환자를 기다리게 하지 않는 원활한 회계처리)

3. 지속적인 스태프 교육(그림 8-2-2)

강연회 등은 가능한 치과의사, 스태프 전원이 참가한다.
→단독 참가하는 경우 보조가 맞지 않아 학습이 무용지물이 되는 경우가 많다.
공부한 것을 스태프 앞에서 발표한다.
→발표자는 지식을 정리할 수 있고 전원이 복습하게 된다.

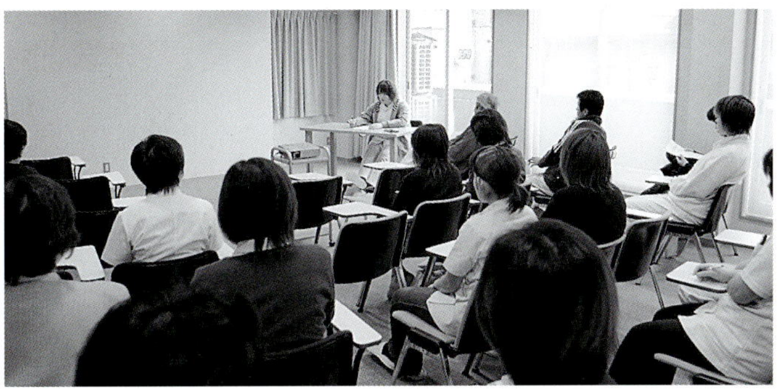

그림 8-2-2. 정기적으로 강연회, 미팅을 열어 지식을 공유하고 있다(日吉치과진료소).

4. Plan-Do-Check-Action(PDCA) cycle

네 과정을 반복한다. 이는 스태프의 능력 향상으로 이어진다(그림 8-2-3).

- Plan(계획)
- Do(실시)
- Check(평가 · 개선)
- Action(개선처치의 시행)

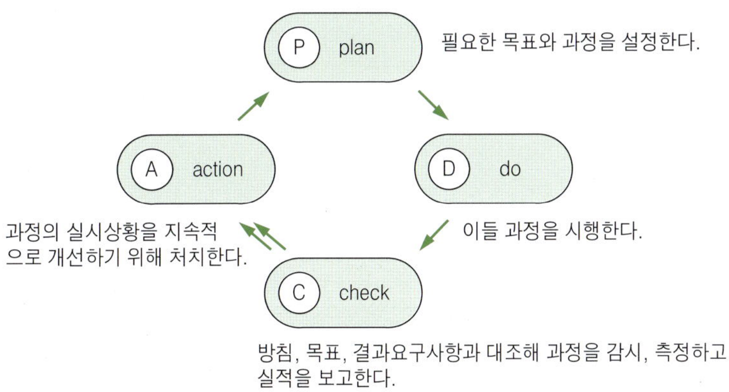

그림 8-2-3. Plan-Do-Check-Action PDCA cycle.

(熊谷 崇)

참고문헌
1) 対訳 ISO 9001 品質マネジメントシステム—要求事項.

3 환자와 의사소통을 통해 진행하는 보건교육

Point

- 내원자와 함께 문제를 해결해 가는 태도와 경청하는 자세를 갖는다.
- 실시한 건강교육을 환자에게 평가받고 그 결과를 개선으로 연결한다.
- 효과적인 건강교육을 진행하는 데 있어서 스태프간 정보의 공유는 반드시 필요하다.

1. 초진에서 정기검진의 시작까지

1) 초진 시

환자와의 최초 만남에서 예방을 목적하는 양방향의 의사소통은 시작된다. 초진 단계에는 진단을 내리기 위해 다양한 검사와 문진을 실시한다. 보통 문진표는 자각증상을 파악하고 전신적인 질환을 확인하기 위한 것이 많다. 필자의 진료소에서는 성인 내원자에 대해 치주 질환에 관한 자각증상과 그로 인해 발생하는 생활상의 곤란한 점을 확인하고 있다. 객관적인 의료정보와 함께 내원자의 주관적인 생활상의 문제점을 충분히 파악하고 공감하는 것이 의사소통의 첫걸음이다. 또한 '함께 그 문제를 해결해 갑시다' 라는 자세를 보이는 데서 새로운 환자–의사관계가 시작된다.

2) 치료 종료 시

치료가 종료된 시점에서 한 번 더 내원하도록 한다. 최종 칫솔질 확인과 PMTC 등을 실시한 후 치료 종료 상담을 한다. 상담은 종료 시 문진표를 사용해 진행한다(그림 8-3-1).

치주병 예방을 위한 문진표 2

20 . .

⑤ 배운 것은?

치주병 설명은 쉽게 이해되셨습니까?
1. 잘 이해되었다. 2. 대체로 이해되었다. 3. 잘 모르겠다. 4. 모르겠다. 5. 설명이 없었다.
배운 칫솔질방법을 실천할 수 있을 것 같습니까?
1. 앞으로 스스로 실천할 수 있다고 생각한다. 2. 노력하면 실천할 수 있다고 생각한다.
3. 실천하기가 어렵다고 생각한다. 4. 절대 실천할 수 없다고 생각한다.
주변 사람들에게 치주병에 관한 설명과 칫솔질에 대해 말했습니까? 1. 네. 누구에게( ) 2. 아니오

⑥ 알고 있는 것, 생각하고 있는 것

치주병은 본인의 노력으로 막을 수 있다고 생각한다.
1. 전적으로 그렇다. 2. 그렇다. 3. 대체로 그렇다. 4. 그렇지 않다. 5. 모르겠다.
치주병의 원인을 다른 사람에게 설명할 수 있다.
1. 충분히 가능하다. 2. 가능하다. 3. 조금 가능하다. 4. 불가능하다.
치주병 정도는 0에서 4까지 숫자로 표시하는데 이 숫자의 의미를 기억하고 있습니까?
1. 충분히 기억하고 있다. 2. 대체로 기억하고 있다. 3. 약간 기억하고 있다. 4. 전혀 모르겠다. 5. 설명이 없었다.
본인의 치주병 정도는 어느 정도라고 생각하십니까? 1. 매우 나쁘다. 2. 별로 좋지 않다. 3. 대체로 좋다. 4. 매우 좋다.
알고 있는 용어에 ○표 하세요. 치태 치간칫솔 치실 치주병 치석 치은염 치주병

⑦ 가능한 것

치실은 잘 할 수 있습니까? 1. 잘 할 수 있다. 2. 대체로 할 수 있다. 3. 별로 못한다. 4. 전혀 못한다.
치간칫솔은 잘 사용할 수 있습니까? 1. 잘 할 수 있다. 2. 대체로 할 수 있다. 3. 별로 못한다. 4. 전혀 못한다.
정기검진을 받는다면 회사, 가족으로부터 이해와 도움을 받습니까?
1. 매우 그렇다. 2. 대체로 그렇다. 3. 별로 그렇지 않다. 4. 전혀 그렇지 않다. 5. 모르겠다.
정기검진을 받는다면 가능한 날은? (월 화 수 목 금 토 일) 시간대는 ( ) 시경

④ 현재, 하고 있는 것

칫솔질에 대해 묻습니다.
아침: 어디에서? ( )
몇 분 정도? ( )
점심: 어디에서? ( )
몇 분 정도? ( )
저녁: 어디에서? ( )
몇 분 정도? ( )
칫솔 이외의 보조기구를 사용하고 있습니까?
1 치실 2 치간칫솔 3 칩
4 전동칫솔 5 기타 ( )
주에 몇 회? ( )회 정도
몇 시에? ( )
다음의 간식 중에 자주 먹는 것은?
1 목캔디 2 캔음료 3 캔커피
하루에 몇 회? ( )
언제? ( )

그림 8-3-1. 문진표 예시.

종료 시 문진표는 치료 과정에서 실시한 보건교육의 학습 성과를 내원자 스스로 평가하도록 구성되어 있다. 먼저 치주 질환에 관한 지식과 예방에 대한 태도와 신념을 측정한다. 또한 교육하는 사람이 설명을 얼마나 이해하고 있는지를 파악한다. 이어 그 결과 어떤 보건행동이 어느 정도 획득되었는지 측정한다. 마지막으로 예방을 위해 정기적으로 내원하는 의지와 그것을 실현할 수 있는 환경이 정비되었는지, 어떤 지원 방법을 교육자가 제공하면 좋을 지 듣는다. 문진 결과에 기초해 부족한 부분을 보완해주는 정보를 제공한다.

2. 정기검진이 시작된 후

치료 종료 후 정기검진부터 내원자는 환자가 아니라 건강한 사람으로서 진료소를 방문한다. 이 단계의 내원자는 일상적인 보건행동이 확립되어 있지 않다. 또한 건강문제에 대한 대처능력도 충분히 확립되어 있지 않다. 의료 스태프와 내원자의 의사소통을 통해 정보를 얻는 것이 치료 장면 이상으로 중요한 단계이다.

1) 스태프 간 연계

접수 시 대수롭지 않은 대화 속에서 중요하다고 생각되는 정보를 메모해 진료기록부에 끼워둔다. Chair side에서는 치과위생사가 칫솔질을 지도할 때 하는 한마디 한마디가 환자에게 격려가 되어 자각하게 만들며 자신감으로 이어진다. 치과의사는 chair-side에서 검진을 하기 전에 지난 번까지의 경과, 접수와 치과위생사가 기록한 메모에 눈을 돌려 그것들을 염두에 두고 환자와 대화한다.

2) 치과의사의 역할

먼저 '지난 번 치료한 곳은 3개월 동안 상태가 어떻습니까?', '지난 번 저와의 약속을 기억하십니까?', '스스로 점수를 매긴다면 몇 점 정도입니까?' 등의 질문을 하면서 메모와 진료기록부의 정보를 참고하며 3개월간 일어난 일을 청취한다. 그 때 내원자의 언어뿐만 아니라 시선, 몸짓 및 표정도 관찰한다. 보통 1~2분 정도 대화하면 충분한 정보를 얻을 수 있다. 다음은 환자에게서 얻은 정보를 염두에 두고 검진을 진행한다. 검진이 종료되면 진료의자에게 일어나도록 하고 시선을 맞춰 대화를 시작한다.

검진 결과와 내원자의 자기평가가 반드시 일치하는 것은 아니다. 자기평가보다 결과가 좋았던 경우는 칭찬해 자신을 갖도록 하고 다음 검진까지의 보건행동을 지속할 수 있도록 강화한다. 자기평가보다 나쁜 결과가 나온 경우는 약속이 지켜지지 않았다고 나무라지 말고 그 이유를 말할 수 있도록 대화를 진행하고 공감을 표시한다.

다음은 어떻게 하면 목표하는 보건행동을 실행할 수 있는지 환자와 함께 생각한다. 대부분의 경우 불가능한 이유도 어떻게 하면 가능해질지도 본인이 알고 있다. 그것을 깨닫도록 경청 · 대화를 계속한다. 그것이 불가능한 경우는 지금까지의 경험 속에서 유사한 증례를 머리에 그리면서 실현 가능한 대응책을 제시하고 환자가 결정하도록 한다. 결정된 약속을 확인한 후 검진 결과 세운 예방처치의 계획을 설명하고 치과위생사에게 넘긴다.

3) 치과위생사의 역할

치과위생사는 지금까지의 대화, 환자의 태도, 표정을 관찰하고 그것을 염두에 두고 불소 도포, PMTC 등의 예방처치를 실시한다. 치과의사와 나누는 대화를 관찰한 결과, 충분히 이해할 수 없다고 판단한 점, 한 번 더 강조하고 싶은 부분은 환자에게 처치 중 · 후에 추가 설명한다. 그 동안의 대화 속에서 필요하다고 생각되는 정보는 진료기록부의 메모란에 기록하고 다음 정기검진 시 의사소통의 수단으로 이용하게 된다.

일련의 의사소통을 정기검진 시에 반복하면 환자가 원하는 생활양식을 서서히 획득할 수 있다고 생각한다.

(中村讓治)

참고문헌

1) 福岡予防歯科研究会編：明日からできる診療室での予防歯科．医歯薬出版，東京，1998．
2) 石川達也・他編：かかりつけ歯科医のための新しいコミュニケーション技法．医歯薬出版，東京，2000．

4 치과에서 사용하는 정보통신매체

Point

- 정보제공에는 인쇄매체, 전파매체, 디지털 매체 등 다양하므로 목적에 맞게 선택한다.
- Broadband의 정비로 디지털 매체의 이용이 점점 활발해지고 있다고 생각한다. 그 경우에 특히 장단점을 파악하는 것이 중요하다.

1. 치과보건정보의 제공방법

- 진료소와 보건 센터 등에서 보건지도와 보건교육을 통해 개인 또는 집단을 대상으로 제공한다.
- 시판품 또는 직접 작성한 팜플렛, 리플렛의 배포, 포스터의 제시를 통해 제공한다.
- 슬라이드, OHP, 비디오, 컴퓨터 소프트를 이용해 제공한다.
- TV, 라디오, 신문, 잡지, 서적 등 매스미디어를 이용해 제공한다.
- 칫솔과 치약 등의 치과보건 관련제품의 CM을 통해 제공한다.
- 홈페이지, 인터넷 등을 통해 제공한다.

2. 현대 정보통신매체

정보통신매체의 보급은 ① 일상생활을 풍요롭고 편리하게 만들며, ② 안심할 수 있는 사회생활의 실현, ③ 장애인 · 노인 등의 사회참여 촉진, ④ 환경문제에 대한 대응 등 사회 시스템의 혁신에 기여한다고 생각할 수 있다. 정보통신매체에는 전파매체(TV · 라디오 등), 인쇄매체(신문 · 잡지 · 서적 등), 디지털 매체(인터넷 등) 등이 있는데 최근 일본에서는 broadband network의 정비와 함께 디지털 매체를 이용한 정보제공이 치과분야에서도 적극적으로 이루어지고 있다. 인터넷 등을 통해 개인간 쌍방향 통신도 가능해지고 건강관리와 건강 만들기를 항상, 어디서나, 누구나 이용할 수 있게 되었다.

1) 장점

- 불특정다수, 젊은 층에서 고령까지, 도시에서 지방까지, 다수의 사람들을 대상으로 대량의 정보를 신속하고 지속적으로 보낼 수 있다.
- 치과진료를 수진하지 않는 사람, 즉 위험을 자각하지 않는 사람에 대해서도 정보제공이 가능하다.
- 정보통신매체를 통한 정보제공은 치과보건에 관한 지식의 보급에 크게 공헌한다.
- 일반 사람뿐만 아니라 치과전문가도 정보통신매체를 이용해 최신 정보를 수집하고 환자에게 정보를 제공할 때 이용할 수 있다.
- 전자메일을 이용하면 쌍방향의 의사소통이 가능하다.

2) 단점

- 일반적으로 의사소통 과정은 보내는 사람에서 받는 사람으로 일방통행하므로 상호작용이 없고 획일적인 메시지가 되기 쉽다.
- 제공되는 정보가 과학적 근거에 기초한 적절한 정보인지를 평가하는 시스템이 없으므로 잘못된 정보가 널리 유포될 위험성이 있다.
- 특정 사람에게 필요한 정보라도 어떤 사람에게 적합하지 않는 정보도 있어 일반 사람은 정보의 적합성을 감별하기가 곤란하다.
- 정보통신매체의 정보제공만으로 받는 사람의 행동변화를 기대하기는 어렵다. 그 정보를 뒷받침하는 치과전문가의 지원이 필요하다.

3. 치과의원에서 치과정보 발신

홈페이지를 작성하고 그 속에서 치과보건정보를 제공하거나 메일을 이용해 치과상담을 하고 환자끼리 정보를 교환할 수 있는 사이트를 개설하는 치과의원이 최근 증가하고 있다.

치과의원의 홈페이지에 게재되어 있는 정보내용은 주소, 지도, 진료일, 진료시간, 치과의사와 의원 스태프의 정보 등 치과의원에 관한 기본사항이 많은 것은 당연하다. 그러나 치과보건정보로서 치과에서는 치열교정, 임플란트, 심미치과에 관한 정보가 다수 게재되어 있는데 인터넷 사용자는 치아우식증과 치주 질환의 예방, 치료방법, 보험진료의 체계, 지치에 대해, 구강 관리 용품, 소아의 치과치료 등의 정보를 희망하고 있어 사용자측의 요구와 실제 홈페이지의 내용이 일치하지 않는 점이 外山[1)]에 의해 지적되고 있다. 또한 인터넷 서비스 면에서, 진료예약에 관해서는 이용자가 많지만 치과의료 상담은 이용자가 적고 이후 받았으면 하는 서비스로는 '치료비 견적' 이 있다.

앞으로 통신정보매체를 이용한 치과의원의 정보발신은 점점 증가하리라 예상된다. 홈페이지 내용에 대해 검토하고 정보를 충실하게 하는 것이 환자 교육과 의원경영 상에서도 필요할 것이다.

4. 치과보건 정보수집에 편리한 사이트

1. 일본치과의사회 http://www.jda.or.jp
2. 후생노동성 http://www.mhlw.go.jp
3. 문부과학성 http://www.mext.go.jp
4. 세계보건기구 치과보건(WHO Oral Health) http://www.who.int/ncd/orh
5. 국제치과연구협회(IADR) http://www.dentalresearch.org
6. 국제치과연맹(FDI) http://www.fdiworlddental.org
7. 8020 추진재단 http://www.8020zaidan.or.jp
8. 건강일본21 http://www.kenkounippon21.gr.jp
9. 치아와 구강 홈페이지 http://www.iiha-jda.com
10. Cochrane 공동계획(EBM) · 일본판(JANCOC) http://www.cochrane.umin.ac.jp
11. 치과관계 통계정보 http://www.jda.or.jp/jp/toukei.htm
12. WHO Oral Health Country Profile http://www.whocollab.od.mah.se
13. 의학중앙잡지 http://www.jamas.gr.jp
14. 미국국립도서관 의학문헌 데이터 베이스(MEDLINE) http://www.nlm.nih.gov

(川口陽子)

참고문헌

1) 外山敦史, 森田一三, 外山康臣, 中垣晴男：インターネットユーザーが要求する歯科コンタンツと歯科医院ホームページ掲載コンタンツ. 口腔衛生誌, 53：377, 2003.

5 회원제의 정기검진 시스템을 만들려면

Point

예방치과의 절대조건은 정기적 그리고 지속적인 내원이다. 여기에서 중요한 것이 접수이다. 또한 예방처치의 실제 진행은 치과위생사의 역할이다.

이와 함께 치과위생사와 치과의사의 의사소통이 없다면 환자의 보건교육은 성공할 수 없다.

치료에서는 치과의사를 중심으로 업무가 진행되며 스태프는 치과의사를 도와준다는 측면이 강하다. 한편 예방치과 경우에서 치과의사와 그곳에 근무하는 모든 스태프는 파트너 관계를 구축할 필요가 있다.

그러기 위해서는 원내 예방 시스템을 함께 고찰하고 함께 실천하며 함께 평가해 개선하는 기회를 치과의원 원장이 제공해야 한다. 이를 위해 정기적으로 개최되는 미팅에서는 목표를 명확하게 설정하고 스태프 각자가 제 역할을 하는 것이 중요하다. 원내 전원의 주체적인 참여를 통해 각 진료소의 사정에 맞는 현실적이고 기능적인 예방 시스템이 만들어진다. 스태프와 함께 생각하고 회원과 함께 시스템을 키우는 것이 성공의 요점이다.

1. 치료와 예방의 분리

필자의 진료실에서는 1979년부터 회원제에 의한 예방치과진료를 실시하고 있다. 그 이유는 치료의 연장선상에 예방을 두는 것이 아니라 예방을 출발점으로 하는 새로운 개념의 시스템이 필요하다고 생각했기 때문이다. 즉 원내에 치료와 예방 두 시스템이 존재하게 된다. 치료와 예방을 분리하면 치과의사를 비롯한 원내 스태프의 의식의 전환(치료에서 예방으로)이 용이해진다. 또한 정기 내원자도 치료의 연장선상에서 내원한다는 생각에서 예방을 위해 내원한다는 생각으로 쉽게 전환된다. 분리란 시간 또는 공간의 분리를 의미한다. 그 구체적인 대책이 회원제이다.

2. 스태프와 함께 생각해 가는 시스템

1) 개념 만들기

우리들이 무엇을 지향하고 어떤 치과의원을 원하는가?, 예방치과를 회원제로 하는 목적은 무엇인가?, 그 결과에서 기대되는 성과는 무엇인가? 등을 명확히 해야 한다. 목표하는 산의 정상을 확실하게 보지 않고 오르기 시작하면 조난당하기 쉽다. 정상을 지향하는 사람은 원장뿐만 아니라 원내 스태프 전원이다. 당연히 모두가 함께 대화를 하고 함께 결정해 목적을 공유하는 데서 시스템 만들기는 시작된다.

2) 입회 안내 시 오리엔테이션의 내용 결정

개념이 명확해지고 처음 환자에게 입회를 권할 때의 내용을 검토할 수 있다. 접수 입장, 치과의사 입장, 치과위생사 입장, 보조자 입장에서 의견을 제시한다. 역할과 담당을 정하고 각자가 원안을 제출한다. 이들 과정이 각자에게 주체적인 참여의식을 싹트게 하는 절호의 기회가 된다.

3) 입회 안내 팜플렛, 오리엔테이션 시 프레젠테이션의 매체 작성

전달할 내용이 결정되면 각각의 장면에 적합한 매체를 작성한다. 이때에도 갑자기 인쇄업자에게 의뢰하는 것이 아니라 서로 연구하는 자세가 중요하다. 몇 번 사용할지, 미팅 자리에서 평가를 하면서 개선해 간다. 최종형태가 완성되면 업자에게 의뢰한다.

4) 회원카드의 디자인과 작성

오랫동안 사용하므로 오랜 사용에 견딜 수 있는 소재를 선택한다. 필자의 진료소에서는 카드에 필요한 사항을 기록한 후 라미네이트로 커버하고 다음 예약 일시를 기록하는 곳에 테이프를 부쳐 연필로 기록하고 있다. 내원 시에는 그것을 지우개로 지우고 다음 예약일시를 기록하고 있다.

5) 치료개시로부터 입회, 정기구강검진까지의 흐름도와 시스템 만들기

입회로부터 오리엔테이션, 정기내원, 취소 시 대응, 탈퇴와 휴회처리까지의 흐름도를 만들고 그 장면에서 필요한 업무수속과 연락방법을 결정한다.

6) 정기검진 개시 시 문진표의 작성

예방치과는 불소도포, 실란트 등의 전문 관리를 제공할 뿐만 아니라 내원자가 건강한 생활양식을 확립하기 위해 지원하는 장이기도 하다. 그러기 위해서는 내원자의 일상생활, 그에 영향을 미치는 지식과 기술, 생활환경 등을 파악할 필요가 있다.

7) 정기검진용 진료기록부 작성

매회 구강 내 검사의 기록, 실시한 예방처치, 지도내용, 내원자와 나눈 의사소통 기록 등을 기록할 수 있는 전용 진료기록부가 필요하다.

8) 내원에서 검진, 예방처치, 다음 예약까지의 과정과 각 스태프의 역할 결정

시간 또는 공간을 분리하면 접수에서 도입, 검진, 검진결과와 예방계획의 설명, 예방처치, 건강교육, 지불, 다음 예약과 치료 시와 다른 과정을 만들 필요가 있다. 이 과정이 원활해지도록 각 스태프의 역할을 정한다. 이것을 통해 진료시간을 낭비하지 않고 효율적으로 실시할 수 있다.

9) 평가 시스템의 디자인

평가 시스템은 시스템 자체의 평가와 내원자의 평가 두 가지가 있다. 시스템의 평가는 내원자의 반응, 내원율, 경영 평가, 개발한 각종 매체의 사용 용이성과 전달성, 일련의 과정이 원활한 지 등이 있다. 미팅할 때마다 평가하고 개선할 점은 개선하고 다시 평가한다. 내원자의 평가는 초진 시 평가, 과정(process)의 평가, 결과의 평가가 있다. 초진 시 평가는 문진표(190쪽, 그림 8-3-1 참조)에 기초해 진행한다. 건강교육에 따라 어떤 행동이 어떻게 변화할지는 정기검진용 진료기록부로 파악할 수 있다. 결과평가는 똑같이 임상역학적으로 진료기록부에 의해 검증된다. 이들 평가와 개선의 반복을 통해 시스템은 변화하고 발전한다.

10) 기타

보험을 이용해 진행할지, 자비로 실시할지, 회비는 어떻게 할지 등도 검토할 사항이다. 그 외에도 회원용 회보의 발행 등 각각 의원의 특징을 살리도록 연구할 필요가 있다.

(中村讓治)

참고문헌

1) 福岡予防歯科研究会編：明日からできる診療室での予防歯科，医歯薬出版，東京，1998.

2) 石川達也・他編：かかりつけ歯科医のための新しいコミュニケーション技法．医歯薬出版，東京，2000.

6 진료실에서의 위상차 현미경 사용법

Point

- 현미경을 통한 치태 검사에서는 세균의 크기 · 형태와 운동성을 관찰한다.
- 세균을 염색, 배양하지 않고 살아있는 상태에서 chair side에서 관찰할 수 있으므로 임상에 유용하다.
- 환자 스스로 치태를 시각화할 수 있으므로 구강보건교육의 동기부여 수단으로 사용한다.
- 세균종을 동정할 수 없으므로 치주질환 활동성의 세균학적 판정법으로는 한계가 있다.
- 현미경의 영상을 환자의 화상 데이터로 이용할 수 있다.

1. 위상차 현미경(그림 8-6-1)

- 광학현미경의 일종이며 굴절률 또는 두께가 부분적으로 다른 관찰 시료의 각 부분에서 투과광 사이에 발생한 위상의 차이를 명암의 차이로 변환해 관찰할 수 있도록 고안된 것이다.
- 진료실용으로 소형 · 경량 · 저가격의 제품이 판매되고 있다. 비디오 카메라가 내장된 비디오 영상 출력용 모니터가 부속된 타입이 편리하다.

2. 준비물

- 위상차 현미경(대물렌즈는 ×10, ×40이 표준)
- 슬라이드 글라스 • 커버 글라스
- 시린지 • 생리식염수
- 매니큐어 • 모니터 • 접속(비디오) 케이블

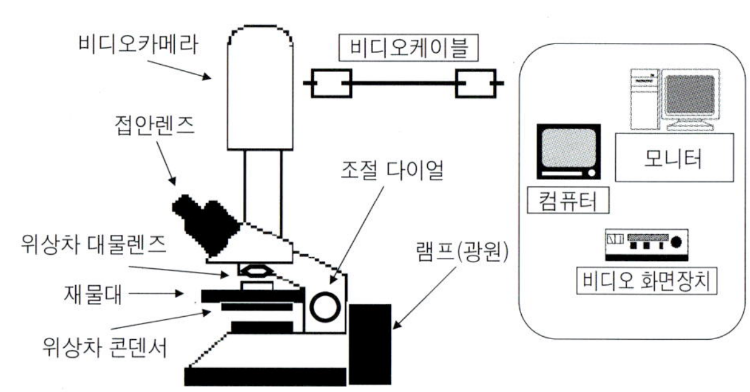

그림 8-6-1. 위상차 현미경상의 기본구조와 비디오 영상출력.

3. 위상차 현미경 검사 방법

1) 치태 샘플의 채취

(1) 방법 1: 다량의 세균 관찰에 적합하다.

환자의 구강 내 치태를, 탐침 또는 큐렛으로 소량 채취한다. 슬라이드 글라스 위에 생리식염수를 시린지로 떨어뜨린 후 그곳에서 치태를 현탁한다.

(2) 방법 2: 치태가 분산되므로 운동성 세균의 관찰에 적합하다.

치주낭 내에 페이퍼포인트(1~3개)를 삽입한 후 30초간 그대로 둔다. 생리식염수가 들어있는 용기에 넣고 각반(바이브레이터를 사용해도 좋다)한 후 현탁액을 슬라이드 글라스 위에 시린지로 떨어뜨린다.

2) 프레파라트 제작

① 슬라이드 글라스 위의 샘플을 커버 글라스로 덮는다(커버 글라스를 기울여 한쪽에서 조용히 뒤집는다).
② 커버 글라스 위에서 휴지로 덮고 여분의 수분을 제거하면서 압접한다.
③ 커버 글라스 주위를 매니큐어로 봉쇄한다(혐기성 상태를 장시간 유지).

3) 치태의 관찰

표 8-6-1. 현미경으로 관찰할 수 있는 세균의 종류

운동성		형태분류(숫자는 그림 8-6-2의 세균 번호)	크기와 특징
비운동성		구균 1	직경 0.5~1.0㎛
		간균(직선상 간균 2, 선상균 3, 방추균 4, 만곡된 간균 5)	직선상 간균 · 선상균 폭 0.5~1.5㎛ 폭: 길이 1 : 2~1 : 6 방추균 직경 0.3~1.0㎛, 길이 10㎛≥, 양끝이 뾰족하다
운동성		스피로헤터(소형6, 중형7, 대형8)	길이 5~20㎛, 소형 폭 0.2~0.3㎛, 대형 폭 0.5㎛≤
		운동성 간균 9	폭 0.5㎛ 전후 편모를 갖고 운동한다

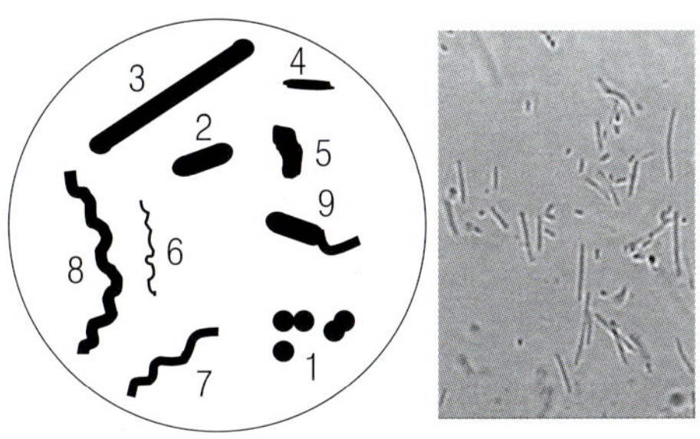

그림 8-6-2. 세균의 형태와 위상차 현미경상의 사진.

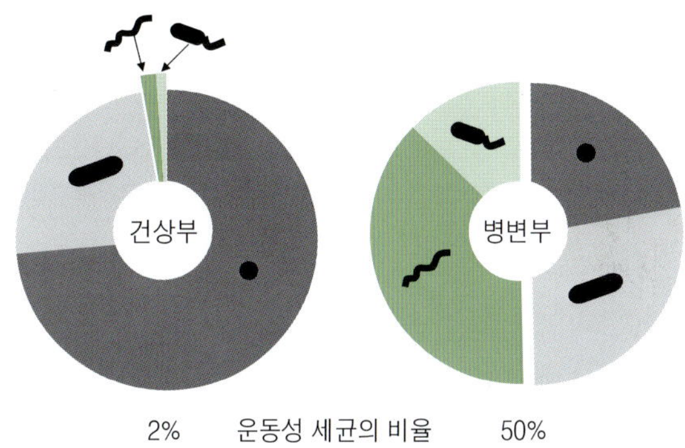

그림 8-6-3. 치태의 구성: 건상부와 병변부의 비교.

① 프레파라트를 현미경 스테이지에 설치하고 즉시 경검. 기본조작은 일반 광학현미경과 거의 같지만 모니터 관찰방법 등은 기종마다 다르므로 조작은 부속 설명서를 참조한다.

② 대물렌즈를 저배율(×10)로 하고 재물대를 이동시켜 관찰영역을 선택. 조절 다이얼로 초점을 대충 조정하고 최종 ×40으로 변환해 미세 조정한다.

③ 비디오카메라와 모니터를 비디오 케이블로 접속하고 현미경상을 모니터로 관찰한다.

4) 경검 결과의 설명

① 치태조절의 중요성: 치태는 세균 덩어리이며 치아우식증과 치주질환의 원인이 되는 것을 설명한다.

② 세균의 종류: Listgarten과 Hellden의 분류(표 8-6-1; 그림 8-6-2)를 참고하며 설명한다.

③ 치주상태와 치태 구성의 관련성: Listgarten과 Hellden의 건상부와 병변부의 치태 구성(그림 8-6-3)을 참고하며 설명한다.

④ 치주치료 시 세균총의 모니터링: 치료 후 운동성 균의 비율과 재발 관련성에 대해 설명한다.

4. 보조적 주의사항

- 범용 위상차 현미경과 14인치 모니터의 사용으로 구균은 직경 3mm 전후로 확대되어 보인다.
- 비운동성 세균 중에서도 치주병원성 균으로 간주되는 것이 있다는 것을 고려한다.
- 치주 염증이 진행된 경우는 세균 외에 백혈구가 보이는 경우도 있다.

(小島美樹)

참고문헌

1) Listgarten, M. A. & Helldén, L.: Relative distribution of bacteria at clinically healthy and periodontally diseased sites in humans. *J. Clin. Periodontol*, 5 : 115~132, 1978.

7 컴퓨터를 사용한 환자 정보의 정리

Point

환자 정보를 컴퓨터에 입력하고 관리하면 환자의 전체상, 진료의 결과를 파악하고 진료실의 능력 향상으로 이어진다.
〈임상역학을 진료실에 도입함으로서 얻을 수 있는 점〉
- 내원 환자의 질환 경향과 경과를 파악
- 위험 인자의 평가, 예방방법과 치료방법의 효과 판정
- 내원 환자층의 질환구조 파악
- 치과위생사별 치료성적 평가
- 진료실의 목표설정과 평가가 명확화

1. 데이터 관리 소프트 프로그램

1) 타액검사와 치주 질환검사의 데이터를 축적할 수 있는 소프트 프로그램의 예

- 위스테리아(일본 Health Ccare 치과연구회) – 매우 저렴하며 파일메이커로 기동
- WAC WAC(주식회사 토비크) – 비교적 저렴하며 치면 단위까지의 정보입력 가능
- Dental 7(주식회사 프라네트) – 비싸고 서포트가 있으며 화상관리가 본격적

2) 진료기록부 입력과 연동하는 새로운 소프트 프로그램의 가능성

- Oral Frontier(주식회사 모니터) 전자 진료기록부를 사용하는 경우 그 정보가 데이터 관리 소프트 프로그램 항목에 연동하게 되면 입력이 한번으로 끝나며 수고를 생략할 수 있고 입력 실수도 없어진다. 진료내용의 효과를 임상역학적으로 조사하는 것이 보다 정확해질 것이다.

2. 데이터 분석

1) 치과의원 전체의 환자층 파악(그림 8-7-1)

내원환자의 성별, 연령별 분포, 잔존치 개수, DMFT 지수, 치주 질환 중증도, 흡연상태 등

2) 환자 단위의 정보정리(그림 8-7-2)

유지 · 관리 환자의 잔존치 개수와 DMFT 지수, 흡연과 치주 질환의 관계, 타액분비량과 약제 복용의 관계, 담당위생사별 유지 · 관리 비율 등

3) 구강 단위의 정보정리

타액검사의 결과분포와 DMFT 지수와의 관계, 치태 지수와 치주 질환의 관계 등

4) 치아 단위의 정보정리

발치 이유, 수복물의 재료와 방법의 차이에 따른 내구연수의 비교, 치주 질환의 예후인자의 예측성 등

5) 치면 단위의 정보정리

인접면 수복물의 내구연수, DMFS 지수, 치주 질환 깊이의 분포 등

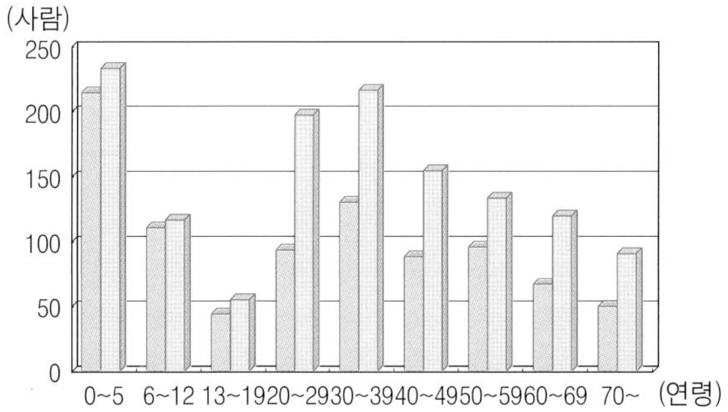

그림 8-7-1. 日吉치과진료소 초진환자의 남녀별 연령 분포(2000.1.1~2002.12.31) 2, 208명. 초진 환자의 남녀별 연령 분포. 회색이 남성, 붉은 색이 여성.

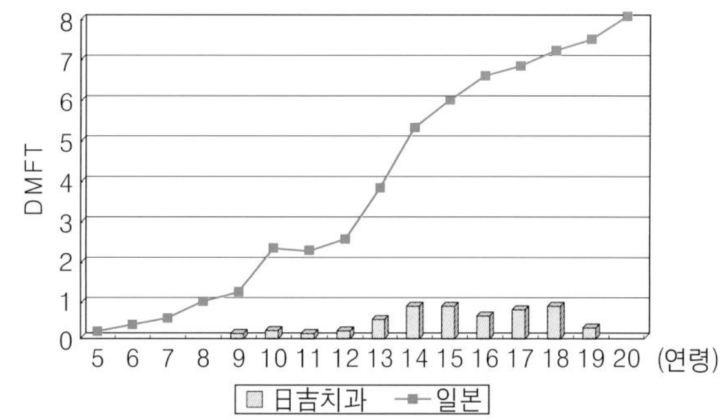

그림 8-7-2. "치아건강 노트" 소유자 1인당 평균 DMFT. 전술한 환자 중 치아건강 노트를 갖고 있는 의료수용도가 높은 환자의 연령별 1인당 평균 DMFT. 붉은 꺾은 선은 참고를 위해 일본 치과질환실태조사 치를 나타낸다. 일본에서는 연령을 추적할 때마다 DMFT가 증가하고 10대 후반에서는 1인당 6개 이상의 DMFT가 되고 있는데 日吉치과진료소의 이 그룹 환자는 10대 후반이 되어도 평균 DMFT가 상승하지 않았다.

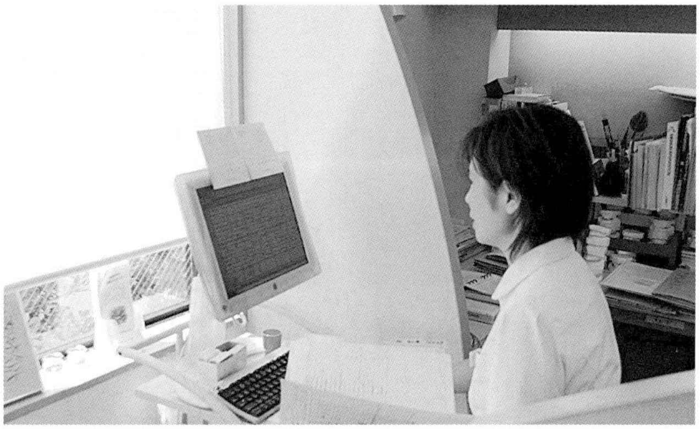

그림 8-7-3. 치과위생사가 진료기록부와 대조해 환자 데이터를 입력하고 있는 장면(日吉치과진료소).

3. 추가

- 반드시 백업한다(그림 8-7-3).
- 입력양식을 스태프간 통일한다.
- 환자의 개인정보가 새지 않도록 주의한다.

(熊谷 崇)

참고문헌
1) 千ヶ崎乙文：データ管理ソフトを斬る！. 日本ヘルスケア歯科研究会ニュースレター, 5 (2)：8~9, 2002.

8 EBM: 문헌검색과 응용

Point

눈앞의 환자가 갖고 있는 프로그램에 어떤 해결책이 있는가?

의료자가 개인 경험에 기초해 판단하는 것이 아니라 과학적 근거를 가능한 참고하고 환자의 희망을 따르는 해결책을 찾고 싶다.

본 항에서는 EBM에 대해 개설하고 필요한 근거를 어떻게 찾을지, 그리고 어떻게 해석하고 각 환자에게 대응할지에 착안점을 두고 기술하겠다.

[주의사항] EBM에 대해서는 인터넷 상에서 많은 정보를 입수할 수 있다. 그러나 모든 정보가 정확한 것은 아니며 정확하다고 해도 눈앞의 환자의 개체차를 해결하는 것은 아니다. 정보를 적용하려면 충분한 주의가 필요하다.

1. EBM을 위한 문헌검색

1) EBM과 EBD

EBM은 Evidence Based Medicine의 약자. 치과의학에서는 EBD(Evidence Based Dentistry), 간호학에서는 EBN(Evidence Based Nursing)이라 부르나 개념은 같다.

2) EBM이란

의료제공자측의 경험과 기술뿐만 아니라 지금까지 축적된 다양한 의료정보·연구결과를 참고하고 환자의 가치관과 기호도 판단기준으로 삼아 채택하면서 의료를 진행해 가는 방법을 EBM이라 부른다. EBM은 이들 판단 수속을 가능한 한 명확하게 하고 동료와 환자, 사회가 쉽게 공유할 수 있도록 제시되고 있는 점, 의료정보·임상 연구결과의 활용 방식에 관해 일정한 수순을 제안하는 것이 특징이다1).

3) EBM의 기본구성

의료의 유효성을 평가하는 임상역학, 불확실한 조건에서 최적의 해석을 발견하기 위한 임상판단학 및 제한된 자원으로 최대한 개선하기 위한 임상경제학이 삼대요소이다. 이와 함께 복수의 무작위시험을 통합하기 위한 meta-analysis라는 수법을 이용하고 일상임상의 지침을 결정하기 위한 clinical guideline이 만들어져 있다. 또한 객관적인 의료정보를 효율적으로 수집하기 위해 일상임상의 수순을 정리한 critical path, 진료기록을 전자적으로 다루는 시스템, 그것들을 상호 교환하기 위한 의료정보의 표준화가 필요하다.

4) 검색과 해석과 판단

축적된 의료정보를 검색하는 능력뿐만 아니라 그 정보의 신뢰성을 확인하는 능력, 그 정보의 가치를 판단할 수 있는 능력이 필요하다.

2. 문헌검색 결과의 사용법

1) 정보의 check 요점[1)]

(1) 정보는 신뢰할 수 있는가?: 정보의 기초가 된 연구방법은 다양한 견해와 누락을 피할 수 있도록 주의 깊게 계획되었는지. 또한 실제 대상으로 한 환자와 그 추적상태에도 주의가 필요하다.

(2) 정보가 의미하는 것은 무엇인가?: 임상에서 의미가 있는지를, 치료효과의 크기와 진단 시 민감도와 특이도, 또는 예후 판정에

서의 영향 등, 목적을 좁혀 판단한다. 또한 통계학적 신뢰구간에서의 애매성도 알 수 있다.

(3) 그 정보는 유익한가?: 자신의 상황에 맞는지, 의원에서 실행할 수 있는지, 환자와 가족도 그것을 바라는지, 사회도 그것을 용인하는지 등을 판단한다.

2) 문헌 확인의 구체적인 예

치료, 진단, 예후, 병인/부작용, 총설(systematic review)로 나눠 각각 판단한다. 가령 치료에 관한 문헌에서 대상 환자는 치료군과 대조군에 무작위로 나뉘어져 있는가? 추적조사 중에 탈락증례는 적은지? 환자, 의사, 연구자 중에 환자의 치료내용을 숨기고 있지 않은지(맹검화) 등을 확인 기준으로 한다. 상세한 내용은 그림 8-8-1에 열거한 CASP의 홈페이지를 참조.

그림 8-8-2에는 구강에 관한 EBM과 그에 관한 문헌을 수집해 놓은 웰즈대학의 홈페이지를 소개하였다. 또한 표 8-8-1에는 문헌검색에 관한 링크 등을 모은 홈페이지의 주소를 정리하였다.

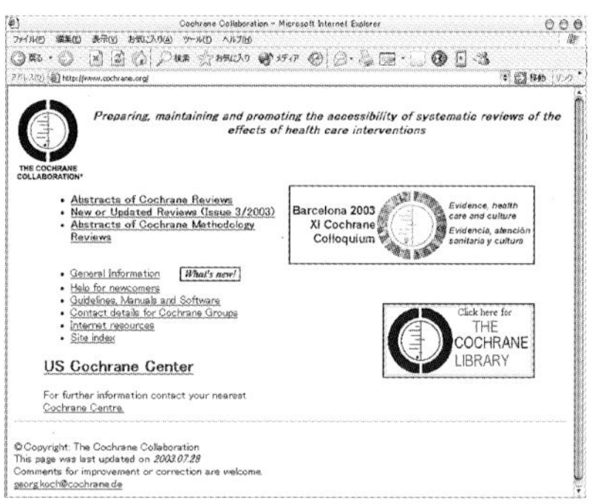

그림 8-8-1. EBM의 홈페이지.

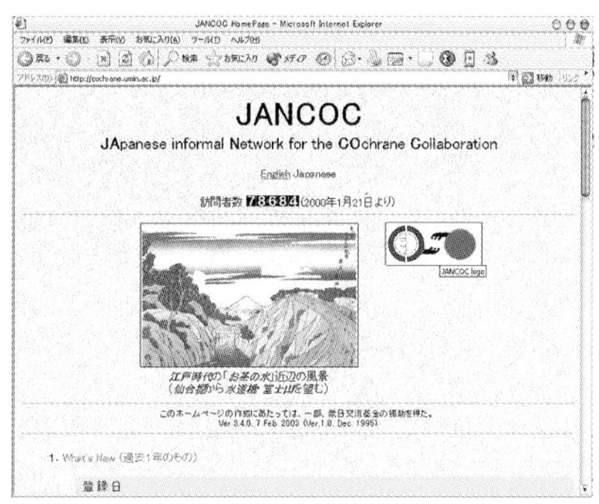

그림 8-8-2. 일본 COCHRANE 홈페이지.

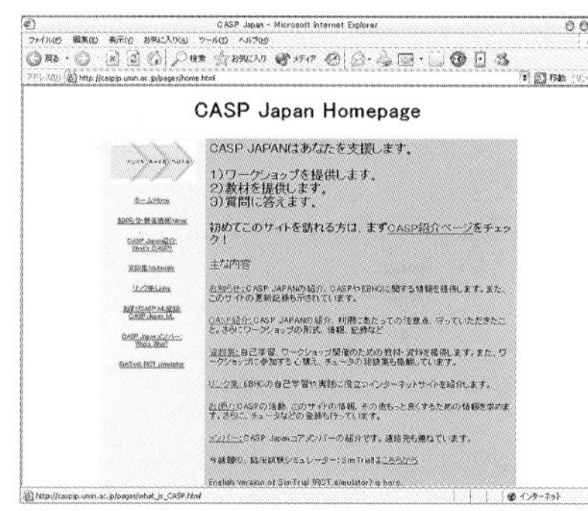

그림 8-8-3. 문헌 확인방법에 대한 홈페이지.

표 8-8-1. 관련 홈페이지

EBM의 홈페이지
http: //www.cochrane.org/
일본 내 모임
http: //cochrane.umin.ac.jp/
http: //caspjp.umin.ac.jp/pages/home.html
검색방법의 예
http: //www.medical-tribune.co.jp/benri/ebm/ebm1.htm
구강관련 검색사이트 예
http: //www.healthy.pair.com/
http: //hebw.uwcm.ac.uk/oralhealth/index.html

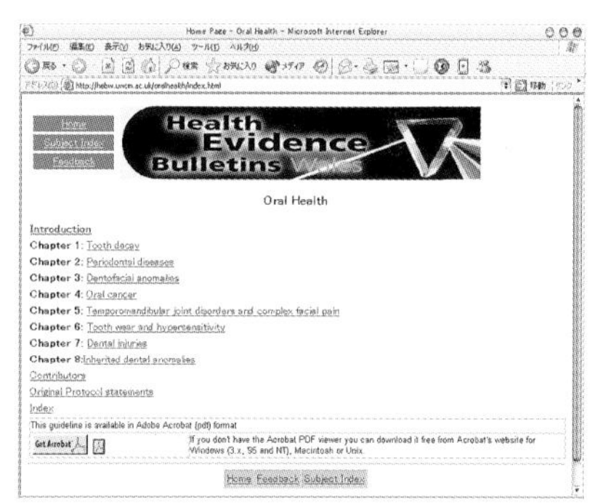

그림 8-8-4. 구강에 관한 EBM을 정리한 홈페이지.

(玉川裕夫)

참고문헌

1) http://www.cochrane.org/

9 예방 중심의 진료실 실례1

Data

角町치과의원 원장 角町正勝

스태프 구성 치과의사 1명 · 치과위생사 5명 · 접수 3명

1일 평균 내원환자수 30명(1일 정기구강검진 환자의 평균 비율 30%)

1. 진료실의 이념

구강의 건강을 치아우식증과 치주 질환 등의 질병예방에서 먹을 수 없는 구강 장애의 대응까지 포함하며 구강 기능과 신체의 능력 등을 파악하고 생활 전반에 이르는 임상의 전개를 추구한다.

2. 현재 진료실의 운영방법

건강교육을 중심으로 한 관리체제가 되고 있다(그림 8-9-1).

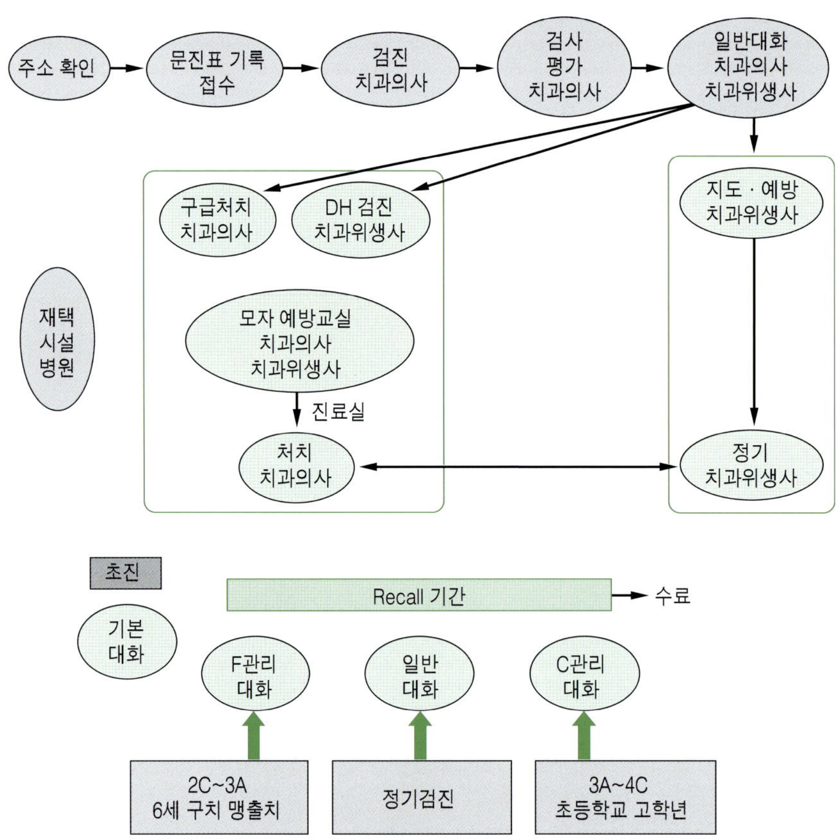

그림 8-9-1. 진찰과정.

3. 예방 중심의 진료실을 운영하는 데 있어서 어려운점

1) 기록보존에 관한 건

- 예방 중심의 진료실을 운영할 때 장기에 걸친 환자의 기록을 보존하는 데 어려운점이 있다(본인의 진료실에도 30년 된 진료기록부가 산처럼 공간을 차지하고 있다).
- 앞으로는 IT 기술을 구사해 진료정보의 관리 시스템을 마련할 필요가 있다.

2) 정기구강검진 system에 관한 건

- 예방 중심의 진료는 적절한 보건교육을 통해 지속적인 관리의 중요성을 수용하도록 할 필요가 있다.
- 본인 진료실은 소아가 중심이 되므로 제3대구치의 조절 종료까지가 관리기간이였다. 그러나 어린이가 성장하는 과정 속에서 평생 관리가 요구되며 예방에서 수복까지 평생을 통해 서비스를 제공하는 새로운 시스템이 필요하다.

3) 스태프에 관한 건

- 장기 관리 속에서 진료정보의 관리와 가공이 가능한 스태프, 환자를 지도할 수 있는 스태프의 육성이 필요하다.
- 진료실에서 치과위생사의 존재는 반드시 필요한 요건이며, 인력 육성을 위해서는 원내 연수를 진행하는 시스템이 필요하다. 그러나 인재의 질을 확보하는 데 상당한 어려움이 있다.

4) 관리비용에 관한 건

- 예방 중심 진료의 질적인 운영에는 비용의 문제가 발생한다. 예방 비용이 보험진료에서 인정되지 않기 때문이다.
- 최근 소아기의 치아우식증 예방관리와 치주 질환 관리 시스템 등을 보험 내에서 대응할 수 있도록 진행되고 있지만 객관적인 평가 시스템에 부담이 되므로 예방 비용 설정 등에 큰 문제가 남아 있다.

4. 앞으로 예방 중심의 진료실을 만들기 위한 조언

- 지금까지는 치과의 질병구조가 단순했고 주민의식이 어린이 구강건강에 집중되어 있어 중등도의 치아우식증이 있는 아이들의 치아 관리를 중심으로, 치과 처치가 진행되었다. 이것은 소아 치아우식증의 예방이 고도 성장기의, 출생률이 높았던 일본의 시대적인 요구였기 때문이다.
- 어린이의 성장에 따른 사회구조의 변화는 치과계를 향한 사회의 요구에도 변화를 주고 있다. 그것은 치아의 예방을 넘어 건강한 구강의 육성과 구강 장애 예방이라는 문제에 대한 대응이다. 평생을 통해 풍요로운 식생활을 지탱하는 구강건강을 진료실에서 지속적으로 유지시켜 주는 지원체제를 만드는 것이 중요하며, 즉 치과 주치의가 되어야 한다.
- 2001년에는 WHO가 감염증 대책으로 질병예방과 함께 장애에 대한 수복의 대응의 필요성을 설명하고 있다.
- 앞으로 예방 중심의 진료실을 만들려면 치아우식증과 치주 질환 등의 예방에 그치는 것이 아니라 지속적으로 구강 기능의 건강을 지지하는 진료체제가 필요하다.

(角町正勝)

10 예방 중심의 진료실 실례2

Data

谷口치과의원 원장 谷口威夫

스태프 구성 치과의사 2명 · 치과위생사 5명 · 접수 1명

1일 평균 내원 환자수 35명(1일 정기구강검진 환자의 평균 비율 50%)

1. 진료실의 이념

① 환자 스스로 건강을 관리하는 힘을 이끌어낸다.

② 후손에 대해 책임을 질 수 있는 치과의료를 한다.

③ '제거하지 않는다', '자르지 않는다', '깎지 않는다'

④ 조금이라도 자연에 가깝다고 생각하는 길을 선택한다.

⑤ 구강을 종합적으로 본다.

2. 현재의 진료실 운영방법

1) 주소의 해결

무엇보다 주소를 신속하게 해결하는 것이 환자의 신뢰를 얻는 데 가장 중요하다.

- 주소, 현병력을 경청한다. 환자 입장이 되어 경청하고 어떤 이야기에도 귀를 기울여 공감과 이해를 보인다.
- 주소는 가능한 한 그 날 해결한다.

2) 오리엔테이션

주소가 해결되면 환자는 감사하는 마음을 갖는다. 그 때 환자에게 본원의 시스템을 설명하고 이해를 구한다.

3) 검사 · 진단과 설명

- 시스템의 이해를 구한 후 검사를 한다.
- 검사 결과를 보여주고 꼼꼼하게 설명한다.
- '치아를 평생 중요하게 생각' 하도록 한다. 치과의원의 역할은 그 다음이다.
- 질환의 성립을 그림을 그려 설명한다.
- 원인 제거의 중요성, 의원측이 가능한 것과 환자가 해야 할 일을 설명한다.
- 치태조절의 중요성, 식생활의 중요성을 이해하도록 한다.
- 안심과 희망을 준다.

4) OHI(Oral Health Instruction)

진단해서 동기를 부여한 후 치과위생사가 요점을 정리한다. 치과위생사는 다음의 내용을 담당한다.

- 치태조절
- 식사지도
- 저작기능의 회복과 향상
- 구강건조증 치료
- SRP
- 치은의 건강유지
- 금연지원
- 구취치료

5) 치료

치주 질환이면 낭을 얕게 하고 염증을 조절한다.→의사는 치료를 해야 한다.

- 치유되는 것은 환자. 환자의 치유능력(자연치유력)을 이끌어낸다.
- 치유될 계기를 만든다(=SRP). • 교합성 외상을 제거한다.

6) 기능의 회복

염증이 치료되면 기능이 회복되고 진료는 종결된다.

- 저작기능을 아는 척도를 갖는다(교합력 측정기, 저작능력표에 의한 평가).
- 저작훈련: 저작기능이 회복되지 않으면 저작훈련을 하고 기능 회복에 노력한다.

7) 재발예방=유지 · 관리

- 염증 조절: 가장 중요
- 교합 시 힘의 조절: 이것이 없이는 치주 질환의 유지 · 관리는 말할 수 없다.
  ① 이갈이의 조절
  ② 교합조정

3. 예방 중심의 진료실을 운영하는 데 있어서 어려운점

1) 환자의 이해를 구하는 데 어려움

- 환자는 예방을 목적으로 치과의원을 내원하는 것이 아니라는 것을 기억한다.
- 개업의가 하는 행위는 먼저 치료: 치료로서의 치태조절과 재발예방으로서의 치태조절을 혼동하지 않는다.
- 실제 예방은 자비에 의한 부분이 많다. 그것을 환자에게 이해시키는 것이 최대의 난제이다.
- 치료 시스템이 확실하게 세워졌을 때 비로소 환자는 재발예방(유지 · 관리)의 중요성에 눈을 뜬다(치료 없이 예방은 없다).

2) 스태프 교육의 어려움

- 스태프가 갖추어야 할 조건
  ① 스태프의 사이가 좋고 즐겁다 .
  ② 일하는 보람이 있고 자긍심이 있다.
  ③ 근무조건이 좋다.

3) 경영상의 어려움

문제는 경영이다. 현행 건강보험제도는 질병보험이므로 예방은 보험에 속하지 않는다. 그러나 최근 치주 질환을 비롯해 술후관리(유지 · 관리) 치료로 재발방지적인 행위에 보험이 적용되는 경향이 있으므로 앞으로는 기대할 수 있다. 지금 시스템을 만들어 놓으면 좋다.

① 정기구강검진 system의 확립 – 초진 시부터 정기구강검진의 필요성을 이해시킨다.
② 치과위생사의 활용 – 예방은 모두 치과위생사에게 맡긴다.

4. 앞으로 예방 중심의 진료실을 만들기 위한 조언

1) 설비투자를 최소화

- 대금을 갚는 데 쫓기다 보면 예방은 생각할 수 없게 된다. 경영에 여유를 갖기 위해서는 설비투자를 최소화한다.

2) 스태프의 활용

치과위생사 2명은 필요 사항. 3년의 기간은 투자라고 생각하고 치과위생사의 생산성(채산)에 그다지 연연해하지 않는다.

3) 환자에게 설명

모든 환자에게 재발예방의 중요성을 호소한다. 그에 필요한 시간을 아까워하지 않는다. 3년은 씨를 뿌리는 기간이다. 지역에서 '예방을 중시하는 치과의원' 이라는 이미지를 얻는다.

(谷口威夫)

11 치주 질환의 지속관리가 중심이 되는 진료실 실례3

Data

PMJ 치과진료소 원장 黒瀬眞由美

스태프 구성 치과의사 1명 · 치과위생사 3~4명 · 치과조수 0명 · 접수 0명

1일 평균 내원 환자수 35~40명(이중 치주 질환의 지속관리 환자의 비율은 약 60%)

1. 진료실의 이념

- 치과의원을 내원하는 환자의 대부분은 치주와 관련된 치료를 필요로 한다. 내원 환자의 치주질환을 간과하지 않는 것이 필요하다. 소수의 환자에게 집중적인 치주치료를 하는 것이 아니라 보다 많은 사람이 건강해질 수 있도록 노력한다.
- 치주 질환에 대해서는 '지도' 가 아니라 '전문가 칫솔질'을 시술한다. 특히 전문가 칫솔질에 의한 쾌적함이 자가관리와 전문가 처치로의 동기부여가 되며 전문가 칫솔질 자체가 치료효과를 올린다.
- 진료의자 4대 중 3대는 치과위생사 전용이며 치주 질환 치료와 지속관리에 사용하고 있다. 치아우식증의 발생을 감소시켜 치아의 건강관리만을 위해 내원하는 날이 실현되기를 목표하고 있다.

2. 치주 질환의 지속관리의 실제 −전문가 칫솔질 주체의 PTC(전문가 칫솔질)

본원을 내원하는 환자도 초진 시 주소는 치주 질환 이외의 것(충치, 치수염)이 대부분을 차지하고 있다. 먼저 주소에 대해 처치를 하는데 초진 시보다 앞으로 치아우식증을 발생시키지 않는 방법을 설명하고 동시에 치은의 염증과 치석 침착에 대해서도 지적하면서 설명하고 치아 · 구강세정도 실시하도록 이야기한다. 주소에 대한 처치가 일단 종료된 시점에서 치과위생사는 1시간 예약을 두고 professional tooth cleaning(이하 PTC)을 개시한다(PTC를 권한 환자는 거의 100% 동의하고 내원한다). 이후는 PTC와 그 외 처치를 병행한다(그림 8-11-1).

PTC는 전문가 칫솔질을 중시하고 있다(그림 8-11-2). 치과의사 · 치과위생사는 치주 질환에 관해 '전문 세정인' 이다. 철저하게 세정하고 쾌적한 구강환경을 만든다. 그 쾌적함이 장기에 걸쳐 치주 질환을 지속관리하는 데 열쇠라고 생각한다.

1) 전문가 칫솔질의 목적

(1) 자가관리로의 동기부여

전문가 칫솔질 후 쾌적함을 경험함으로서 스스로 해보겠다는 마음이 생긴다고 생각한다.

(2) 전문가 처치에 대한 동기부여

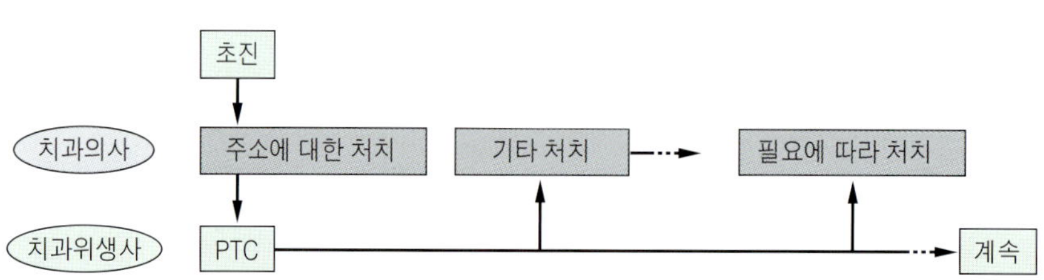

그림 8-11-1. 진찰과정.

자가관리가 매우 능숙한 환자라도 자신의 칫솔질만으로는 부족한 부위가 있다. 일단 증상이 개선되어도 몇 년 후 재내원했을 때 다시 악화되는 경우가 있다. 양호한 상태를 유지하기 위해서는 정기적으로 PTC를 받을 필요가 있다. 전문가 칫솔질 등에 의한 쾌적함이 정기 내원의 동기부여가 되기도 한다.

(3) 치료효과

치주 질환에 대한 칫솔질의 역할은 치태제거와 치은에 대한 적절한 마사지이다. 치과의사 · 치과위생사에 의한 효과가 높은 칫솔질을 통해 염증증상이 조기에 개선되고 보다 좋은 유지 · 관리를 얻을 수 있다.

2) 전문가 칫솔질 방법: 'toothpick method'

술자가 칫솔질할 때에는 ① 좋은 느낌을 갖게 한다. ② 치료효과를 올린다. 이 두가지 점에 역점을 둔다. 본원에서는 두줄모(二列 植毛)의 칫솔을 사용해 'toothpick method' 으로 전문가 칫솔질을 실천하고 있다. 치간부는 칫솔이 가장 도달하기 어려운 부위이며 치은의 염증은 치간유두부에서 시작된다고 한다. 'toothpick method' 은 칫솔모 끝을 치아와 치아 사이에 넣어 치간부 치태를 밀어내고 치간부를 마사지하는 방법이다.

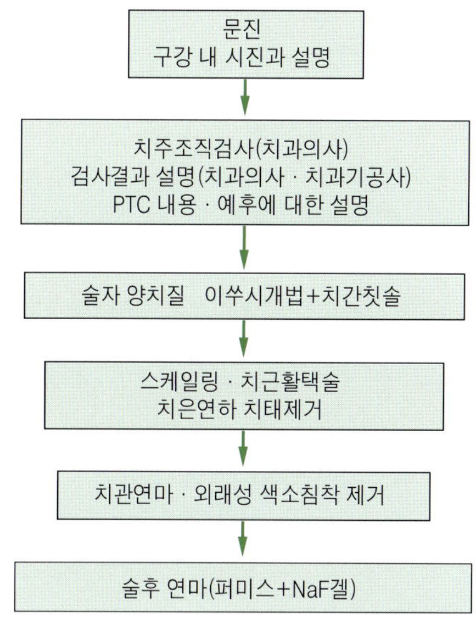

그림 8-11-2. 전문가 칫솔질 주체의 PTC.

3) '칫솔질 지도' 보다 '전문가 칫솔질' 을

소위 '칫솔질 지도' 는 하지 않는다. 처음에는 칫솔의 접촉방식과 치간부 칫솔모가 들어가는 방법을 설명한다. 그 후에는 내원 시에 전문가 칫솔질을 매번 체험하도록 해 칫솔질 방법을 감각적으로 체험하도록 한다.

3. 채산성

1991, 1992년에 걸쳐 본원과 모 보건조합의 영수증을 모아 분석하였다. 그 결과 초진료와 재진료를 제외한 총점수에 대해 치주치료 관련점수가 차지하는 비율은 본원 67.2%, 대조군 17.0%였다. 한편 실일수 1일당 평균점수는 본원 494.1점, 대조군 529.4점이고 유의차는 없었다. 진료 시간은 치주치료가 더 길지만 반면 재료비와 기공료가 적은 것을 고려하면 채산성이 충분하다고 생각한다.

4. 과제와 전망

- 대부분 모든 내원 환자에 대해 한번은 PTC를 실시하고 있으며 치주 질환을 간과하지 않는다.
- 치주 질환을 지속관리해도 보철물의 변연과 치근면에 종종 새로운 치아우식증이 발견된다. 누구나 양호한 구강 내를 보존하기 위해서는 앞으로 불화물 공중위생적 응용이 확대되기를 바란다.

(黑瀬眞由美)

12 예방 중심의 진료실 실례4

Data

(醫)雄之會 츠키야마치과의원 원장 築山雄次

스태프 구성 치과의사 6명 · 치과위생사 14명 · 치과조수 2명 · 접수 4명

1일 평균 내원 환자수 95명(1일 정기구강검진 환자의 평균비율 30%, 1개월 평균비율)

1. 진료실의 이념

1) 삼자(三者) 만족

내원자 입장에서 좋은 것, 스태프 · 치과의사 입장에서 좋은 것, 지역사회 입장에서 좋은 것, 삼자의 만족을 지향한다(그림 8-12-1).

2) 0차 예방까지의 포괄적 의료의 실천

기존 1차 예방, 2차 예방, 3차 예방과 함께 건강증진과 행복을 목적하는 0차 예방까지 포괄한 의료의 실천(표 8-12-1).

3) Self management(자기연찬), man management(스태프 · 치과의사와 내원자의 의사소통), money management(경영)

이들 삼자의 균형을 지향한다(그림 8-12-2).

4) 건강증진을 전략으로

건강은 내원자 스스로 일상생활 속에서 관리 조절하는 것이며 의료인은 그것을 돕고 지원하는 의료를 실천한다.

5) QoL을 목표하는 건강 증진, 행복 증진

의료기술을 공급하기 전에 내원자의 기분과 주관을 중시하고 그것을 상호 이해해 함께 하는 속에서 진행한다.

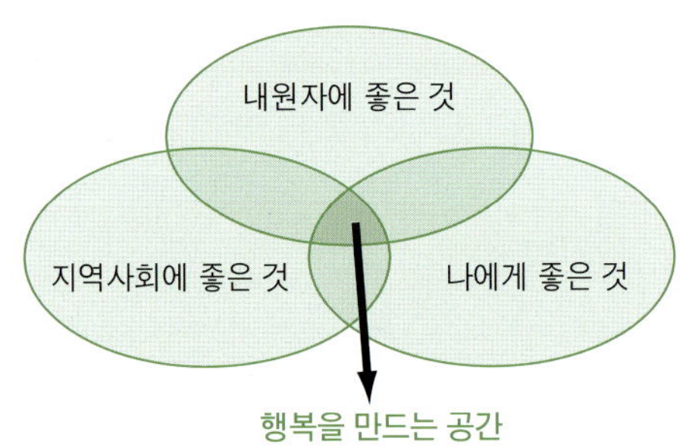

그림 8-12-1. 삼자 만족.

표 8-12-1. 새로운 포괄적 의료

이념·건강증진	3차 예방 사회복귀 · 일일 치료	병적대책
	2차 예방 조기발견, 병인 상호이해 · 병태정지	
	1차 예방 적극적인 예방	건강·행복대책
	0차예방 건강 · QoL · 행복을 지향한다	

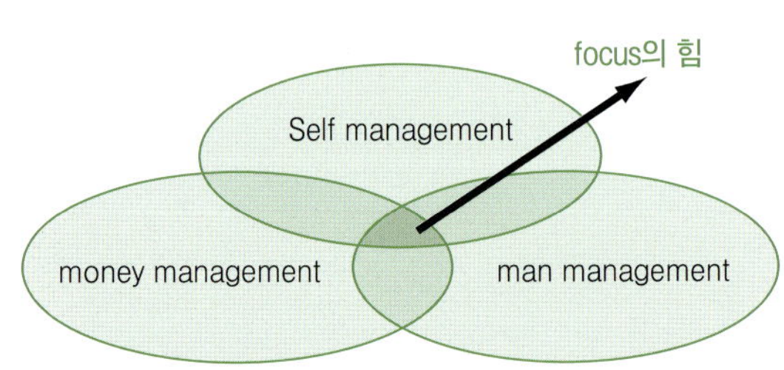

그림 8-12-2. Office의 힘.

2. 현재 진료실에서의 운영방법

〈진료실 내에서 진료과정〉

1) 내원 시 청취를 통해 그 사람의 주관을 파악한다.

치과의 경우 치료 시 반복 내원이 필요하므로 그 속에서 내원자는 '원하는 목적(goal)'을 깨닫고 서로 이해하기 위해 내원할 때마다 반복해서 의사소통을 취한다.

의사소통 기록은 진료기록부 이외의 별지에 기록하고 다른 치과의사, 스태프와 정보를 공유한다. 목표가 명확해지면 그러기 위해 필요한 것을 내원자가 실현하기 위해 '생활양식', '기분'을 서로 이해하고 목표를 향해 지원하고 진료를 진행한다.

2) 치료 종료 후에는 치료에서 예방 관리로 넘어가는 '정기구강검진 오리엔테이션'을 실시한다.

그 후 '정기 관리' 속에서 교육되고 또는 흔들리는 내원자의 기분과 행동을 이해하고 우리들과 접촉을 반복하는 속에서 단순한 질병의 예방으로 제한하지 않고 건강증진을 계속 지원한다.

당연히 원장 주체에서 내원자 주체로, 치과의사 주도에서 스태프 주체의 진료실 운영으로 바뀐다(그림 8-12-3).

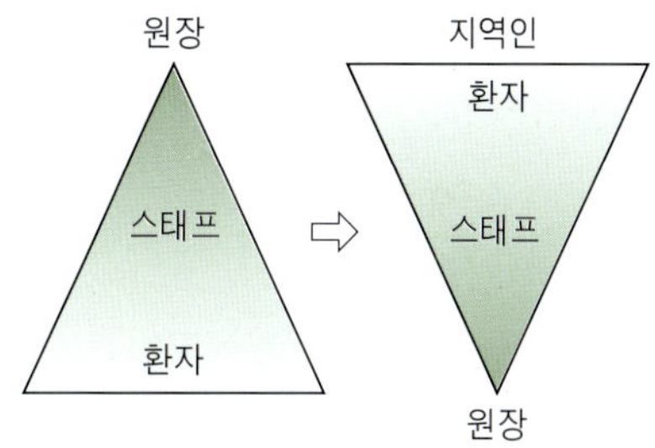

그림 8-12-3. Management의 변화.

3. 예방 중심의 진료실을 운영하는 데 있어서 애로점

1) 스태프 주치의에 의한 진료실 운영방법

치료 중심의 교육을 받아온 원장의 사고의 전환이 먼저 첫 번째 작업이다.

치료에 익숙한 원장의 '치료의 눈에서 예방으로 눈'으로의 전환, 그리고 '질병을 보는 눈에서 건강을 보는 눈'으로의 전환, 이것이 가장 어려운 작업이다.

예방과 건강증진을 실천할 때 검사 · 치료라는 시각을 갖고 파악하기 쉬운데 그것들은 어디까지나 지원 수단의 하나이며, 예방, 건강증진 모두 내원자의 생활양식, 그 사람의 '이야기' 위에 만들어졌다는 것을 중시하는 것이 좀처럼 쉽지 않은 작업이다.

다음은 지금까지 원장과 함께 치료를 실천해 온 스태프와 새롭게 예방을 향해 전진하는 작업이 기다리고 있다.

흔히 '스태프의 교육은 어떻게 하고 있는지'라는 질문을 받는데 "이렇게 하세요, 저렇게 하세요"라고 지시 지도하는 것이 교육은 아니라는 것은 분명하다.

이념을 확실하게 구축하는 데서 시작되는데 이것도 스태프가 참가하는 데서 작업(교육과 학습)은 시작된다. 즉, 목적이 명확해지면 각 론은 자연스럽게 형성되며 이후는 목표를 지향하는 스태프가 행동하기 좋은 환경과 지식 및 능력을 부여하면 된다. 그들도 업무 자체를 즐기게 되는 체험을 통해 교육되어 간다. 원내의 문제발견 · 해결능력은 그곳에 일하는 사람 속에 있다.

2) 현행 보험제도와의 절충

현행 건강보험은 기본적으로 질병보험이므로 예방에 미치지 못하는 측면도 있다. 예방 중심의 의원인 경우 내원자는 증가하고 스태프도 즐겁게 일할 수 있지만 반드시 경영적으로 쉬운 것은 아니다.

제도가 예방 의료를 방해하는 점을 부정할 수는 없지만 산업치과 경험이나 의료경제 관점에서도 예방의료 · 건강증진이 의료경제의 건전화를 유도하는 데 틀림없다고 확신한다.

(築山雄次)

찾아보기

■ 역자 약력 ■

권호근

연세대학교 치과대학 졸업

연세대학교 대학원 보건학 석사 및 박사

연세대학교 보건대학원 겸무교수

연세대학교 치과대학 예방치과학교실 주임교수

North Carolina 치과대학 방문교수

치과의료관리학회장

대한구강보건학회장

보건복지부 구강보건사업지원단장

예방치과 실천 핸드북

발행일 2009년 9월 10일
저 자 예방치과임상교육협의회
역 자 권 호 근
발행인 최 용 원
편 집 하 재 철
표 지 하 재 철
발행처 **대한나래출판사**
등 록 제6-0365호(1994. 12. 14)

주 소 서울특별시 동대문구 용두동 102-65
전 화 (02) 922-0840
팩 스 (02) 922-0841
이메일 dhpub@chol.com

ISBN 978-89-5741-156-8 정가 30,000원